全国医学院校高职高专系列教材

传染病护理学

主　　编　吕　冬　陆　春

副 主 编　邓梦秦　周兰英

编　　者　（以姓氏笔画为序）

邓梦秦（邵阳医学高等专科学校）

吕　冬（邵阳医学高等专科学校）

宋小花（邵阳医学高等专科学校）

陆　春（柳州医学高等专科学校）

陈红涛（邵阳医学高等专科学校）

周　全（湖南环境生物职业技术学院）

周立平（常德职业技术学院）

周兰英（怀化医学高等专科学校）

高金利（青海卫生职业技术学院）

韩锋玉（大庆医学高等专科学校）

曾海金（柳州医学高等专科学校）

编写秘书　宋小花（邵阳医学高等专科学校）

北京大学医学出版社

CHUANRANBING HULIXUE

图书在版编目（CIP）数据

传染病护理学/吕冬，陆春主编. —北京：
北京大学医学出版社，2010.12（2015.1 重印）
（全国医学院校高职高专系列教材）
ISBN 978-7-5659-0017-4

Ⅰ.①传… Ⅱ.①吕…②陆… Ⅲ.①传染病—护理—高等学校：技术学校—教材 Ⅳ.①R473.5

中国版本图书馆 CIP 数据核字（2010）第 236682 号

传染病护理学

主　　编：吕　冬　陆　春
出版发行：北京大学医学出版社（电话：010-82802230）
地　　址：（100191）北京市海淀区学院路 38 号　北京大学医学部院内
网　　址：http://www.pumpress.com.cn
E - mail：booksale@bjmu.edu.cn
印　　刷：北京朝阳新艺印刷有限公司
经　　销：新华书店
责任编辑：吕晓凤　　**责任校对**：金彤文　　**责任印制**：张京生
开　　本：787mm×1092mm　1/16　　**印张**：14.5　　**插页**：1　　**字数**：363 千字
版　　次：2010 年 12 月第 1 版　2015 年 1 月第 4 次印刷
书　　号：ISBN 978-7-5659-0017-4
定　　价：25.00 元

全国医学院校高职高专系列教材编审委员会
组成名单

序

医药卫生类高职高专教育是我国高等医学教育体系的重要组成部分。目前我国正在积极推进医药卫生体制改革，力争用几年时间基本建成覆盖全国城乡的基本医疗卫生制度，初步实现人人享有基本医疗卫生服务的目标。因此，对基层卫生服务人才的需求在大量增加，同时对其素质要求也在提高。卫生部针对基层人才严重缺乏的问题，指出当前和今后一段时间内还需要培养高等专科水平的医学人才，充实基层卫生服务技术人才队伍。

在新一轮医药卫生体制改革逐步推进的大背景下，为配合教育部“十二五”国家级规划教材建设，中国高等教育学会医学教育专业委员会与北京大学医学出版社共同发起成立全国医学院校高职高专系列教材编审委员会，组织二十余所医学院校启动了全国医学院校高职高专系列教材的编写、出版工作。本系列教材包括 4 个子系列，即基础课程（14 种）、临床专业课程（10 种）、全科医学专业课程（5 种）和护理专业课程（11 种），有些教材还编写了配套实验指导与学习指导。

这套教材编写的指导思想是：符合人才培养规律，体现教学改革成果，确保教材质量。各教材在编写中把握了以下原则：①根据专业培养目标、就业需要及本课程在教学计划中的地位、作用和规定学时数确定编写大纲及内容的深度、广度、重点和字数。②着重于基础理论、基本知识和基本技能的叙述。基础课教材要体现专业特色，要为专业课服务。③保证内容的科学性、启发性、逻辑性、先进性和适用性。应做到概念清楚，定义准确，理论有据，名词术语准确统一；启发学生理解、分析问题，有利于提高学生的学习兴趣和培养他们的钻研探索精神。④恰当处理相关课程内容之间的交叉与衔接，以避免知识点的不必要重复。⑤内容涵盖执业助理医师或护士执业资格考试最新版考试大纲的要求，以利于学生应考和就业。

这套教材的编写、出版和使用，离不开二十余所医学院校领导和教务部门的支持，凝聚了各教材编写组老师们的辛勤劳动和汗水。这套教材的出版时值国家“十二五”规划开局之年，我们会积极努力申报，争取有更多教材入选“十二五”国家级规划教材，为医药卫生类高职高专教育的改革和发展贡献力量！

王德炳

2010 年 12 月

前言

本教材是在北京大学医学出版社统一组织下，按照教育部规定的护理专业高职高专教育培养目标及教学大纲要求编写的。

本教材包括总论和各论共8个章节。总论部分阐述了传染病的基本概念、特征及预防措施等，并按照护理程序详细介绍了传染病常见症状和体征的护理。各论部分根据当前传染病的流行发展现状，系统阐述了《中华人民共和国传染病防治法》所规定的常见和较常见传染病。

为适应目前护理模式和教学模式的转变，配合当前全国执业护士考试的改革，本教材在内容和编写形式上都作了较大的改革和创新，力求本教材的系统性、实用性和先进性。一是新增了性传播疾病、手足口病、莱姆病等；二是教材内容严格按照全国执业护士考试大纲要求，坚持以传染病临床护理工作为出发点，紧密联系临床实际，突出实用型护理人才的培养目标；三是每个章节前后均新增了学习目标、小结和思考题，并在重点章节后附有病例分析题，旨在培养学生临床思维、分析解决问题的能力。

由于篇幅所限，只在总论部分“传染病常见症状和体征的护理”按照护理程序编写，以反映整体护理模式；各论部分疾病只写出护理诊断和护理措施，授课教师和学生可根据总论灵活运用护理程序进行教学和对传染病患者进行整体护理。

参加本教材编写的编委均为长期从事传染病临床护理实践、教学、科研的中青年学术骨干，均具备丰富的临床护理实践经验和教学经验，并在编写过程中坚持贯彻“三基（基本理论、基本知识、基本技能）”的原则，确保了本教材的科学性和严谨性。本书可供高职高专护理学生、助产专业学生和专科层次的成人教育作为教材使用，也可作为临床护理人员的自学参考书。

由于编者水平有限，缺点及疏漏在所难免，恳请读者在使用本教材的过程中提出宝贵意见和建议。

吕冬　陆春

2010年11月

前言

目　录

第一章　总论 ………………………………… 1
第一节　绪言 ………………………………… 1
第二节　感染与免疫 ………………………… 1
一、感染的概念 ……………………………… 1
二、感染过程的各种表现 …………………… 2
三、感染过程中病原体的致病作用 ………… 3
四、感染过程中机体免疫应答的作用 ……… 3
第三节　传染病的流行过程与影响因素 …… 4
一、传染病流行过程的基本条件 …………… 4
二、影响流行过程的因素 …………………… 5
第四节　传染病的特征 ……………………… 6
一、基本特征 ………………………………… 6
二、临床特点 ………………………………… 7
第五节　传染病的诊断与治疗原则 ………… 9
一、传染病的诊断 …………………………… 9
二、传染病的治疗原则 ……………………… 11
第六节　传染病的预防 ……………………… 11
一、管理传染源 ……………………………… 12
二、切断传播途径 …………………………… 13
三、保护易感人群 …………………………… 13
第七节　传染病的护理 ……………………… 13
一、传染病护理工作特点 …………………… 13
二、传染病的隔离 …………………………… 14
三、传染病的消毒 …………………………… 18
四、传染病常见症状的护理 ………………… 19
第二章　病毒感染性疾病患者的护理 … 24
第一节　病毒性肝炎 ………………………… 24
第二节　流行性感冒 ………………………… 36
第三节　人禽流感 …………………………… 40
第四节　传染性非典型肺炎 ………………… 43
第五节　麻疹 ………………………………… 48
附：风疹 ……………………………………… 52
第六节　水痘 ………………………………… 53
第七节　流行性腮腺炎 ……………………… 56
第八节　流行性乙型脑炎 …………………… 59
第九节　肾综合征出血热 …………………… 66
第十节　狂犬病 ……………………………… 72
第十一节　登革热 …………………………… 76
第十二节　手足口病 ………………………… 80
第十三节　脊髓灰质炎 ……………………… 84
第三章　细菌感染性疾病患者的护理 … 90
第一节　细菌性痢疾 ………………………… 90
第二节　伤寒、副伤寒 ……………………… 95
一、伤寒 ……………………………………… 95
二、副伤寒 …………………………………… 100
第三节　细菌性食物中毒 …………………… 101
一、胃肠型食物中毒 ………………………… 101
二、神经型食物中毒 ………………………… 104
第四节　霍乱 ………………………………… 107
第五节　流行性脑脊髓膜炎 ………………… 112
第六节　猩红热 ……………………………… 118
第七节　白喉 ………………………………… 122
第八节　百日咳 ……………………………… 125
第九节　鼠疫 ………………………………… 129
第十节　炭疽 ………………………………… 133
第十一节　布氏杆菌病 ……………………… 136
第四章　性传播疾病患者的护理 ……… 141
第一节　艾滋病 ……………………………… 141
第二节　淋病 ………………………………… 146
第三节　梅毒 ………………………………… 149
第四节　尖锐湿疣 …………………………… 153
第五章　立克次体感染性疾病患者的护理 … 156
第一节　流行性斑疹伤寒 …………………… 156
第二节　地方性斑疹伤寒 …………………… 159

第六章 螺旋体感染性疾病患者的护理…… 161
第一节 钩端螺旋体病…… 161
第二节 莱姆病…… 165
第七章 原虫感染性疾病患者的护理 … 170
第一节 阿米巴病…… 170
一、阿米巴痢疾…… 170
二、阿米巴肝病…… 174
第二节 疟疾…… 176
第八章 蠕虫感染性疾病患者的护理 … 181
第一节 日本血吸虫病…… 181
第二节 棘球蚴病…… 186
一、细粒棘球蚴病…… 186
二、泡型棘球蚴病…… 189
第三节 丝虫病…… 190
第四节 钩虫病…… 194
第五节 肠绦虫病…… 197
第六节 囊虫病…… 199
附录 1 中华人民共和国传染病防治法 …… 204
附录 2 传染病潜伏期、隔离期及接触者观察期 …… 213
附录 3 扩大国家免疫规划疫苗免疫程序 …… 216
参考文献…… 218
中英文专业词汇对照索引…… 219
彩图…… 221

第一章　总　论

学习目标

1. 掌握传染病感染过程的五种不同表现的特点；传染病流行过程的三个基本条件；传染病的基本特征；传染源的管理方法及传染病常见症状的护理。

2. 熟悉传染病的临床特征；保护易感人群的措施；传染病消毒、隔离的要求和方法。

3. 了解传染病流行过程的影响因素；传染病诊断、治疗原则及护理工作的特点。

第一节　绪　言

传染病（communicable disease）是由各种病原微生物（细菌、病毒、朊毒体、立克次体、螺旋体、支原体、衣原体）和寄生虫（原虫、蠕虫、医学昆虫）感染人体后所引起的一组具有传染性、在一定条件下可造成流行的疾病。感染性疾病是由病原体感染所致的疾病，传染病属于感染性疾病，但并非所有感染性疾病均具有传染性，其中具有传染性的感染性疾病才称为传染病。

传染病是对人类健康危害极大的一组疾病，从人类历史直至今日，传染病给人类带来巨大灾难。虽然我们对传染病的控制取得了巨大的成就，传染病已不再是威胁人类健康的首位疾病，但许多传染病，如病毒性肝炎、流行性出血热和感染性腹泻等仍然广泛存在。已被消灭的传染病仍有死灰复燃的可能。此外，环境和人们生活方式的变化以及滥用抗生素又会导致一些新的传染病出现，如艾滋病、传染性非典型肺炎（严重急性呼吸综合征）、人感染高致病性禽流感等，最近还出现了多重耐药性的所谓“超级细菌”（NDM-1），这些传染病对人类的危害极为严重。因此，我们必须加强对传染病的管理与研究，并制订针对传染病管理的长期规划和应对突发公共卫生事件的预案，最大限度地保障人民群众的身心健康。

传染病护理学是研究传染病临床护理的理论与实践相结合的一门学科，在传染病防治工作中具有不可缺少的、重要的指导作用。因此护理专业的学生必须学习、掌握传染病的相关知识，如病原学、流行病学、临床表现、预防、消毒、隔离知识及护理等，以便做好传染病患者的整体护理并控制传染病的传播，同时还应积极开展社区健康教育，使广大群众掌握传染病的防治知识，为最终控制、消灭传染病做出贡献。

第二节　感染与免疫

一、感染的概念

感染（infection）是病原体侵入人体，与人体之间相互作用、相互斗争的过程，亦称为传染或传染过程。构成感染的三个必备因素是病原体、人体和相互作用的环境。在生物进化过程中，有些微生物或寄生虫与人体宿主之间达到了相互适应、互不损害对方的共生状态，如肠道中的大肠埃希菌。但这种平衡是相对的，当宿主在某些因素作用下平衡被破坏，则可产生机会性感染，人体出现疾病状态。

大多数病原体与人体之间是不适应的，因而双方相互作用，相互斗争。由于病原体、人体和环境因素相互作用的复杂关系，传染过程的表现也有许多不同形式。

二、感染过程的各种表现

病原体通过各种途径进入人体，就开始了感染过程。因病原体的致病力和机体的免疫功能不同，同时还受到外界干预因素（如受凉、劳累、放射治疗、抗生素的应用等）的影响，可产生五种不同的转归结局：

（一）病原体被清除

病原体进入人体后，可被人体非特异性免疫屏障所清除（如胃液对霍乱弧菌的清除作用）；也可被人体的特异性免疫所清除，包括特异性被动免疫（如来自母体或人工注射的抗体）和主动免疫（通过预防接种或感染后获得的免疫）。人体不产生病理变化，也无临床症状。

（二）隐性感染

又称亚临床感染，是指病原体侵入人体后，仅引起机体发生特异性免疫应答，而不引起或只引起轻微的组织损伤，在临床上不出现任何症状、体征，甚至无明显的生化改变，只有通过免疫学检查才能发现。在大多数传染病中，隐性感染最常见，如流行性乙型脑炎、脊髓灰质炎等。隐性感染过程结束后，大多数人体内病原体被清除，获得不同程度的特异性免疫。少数人转变为病原携带状态，体内病原体仍持续存在，称为无症状携带者，如伤寒杆菌、乙型肝炎病毒感染等。

（三）显性感染

又称临床感染，是指病原体侵入人体后，不但引起机体免疫应答，而且通过病原体本身的作用和（或）机体的变态反应，导致组织损伤和功能异常，引起病理改变，出现临床表现而发病。在大多数传染病中，显性感染仅占全部受感染者的一小部分。但在少数传染病（如麻疹、传染性非典型肺炎）中，显性感染是其主要表现形式。显性感染过程结束后，病原体被清除，感染者可获得稳定而持久的免疫力（如麻疹、伤寒等）。但有些传染病感染后的免疫力并不牢固，容易再受感染发病（如流行性感冒、细菌性痢疾等）。也有少数显性感染者可转变为慢性病原携带者。

（四）病原携带状态

病原体在人体内生长、繁殖，并不断排出体外，但人体并不出现疾病的临床表现，称为病原携带状态。按病原体种类不同可分为带病毒者、带菌者与带虫者等。发生在显性感染临床症状出现之前的称为潜伏期携带者。按其携带病原体持续时间在 3 个月以下或以上而分为急性或慢性携带者。对乙型肝炎病毒感染，超过 6 个月才算慢性携带者。由于病原携带者持续排出病原体而不表现临床症状，不易被人们注意，故成为许多传染病的重要传染源，如伤寒、细菌性痢疾、霍乱、乙型病毒性肝炎等。但是并非所有的传染病都有慢性病原携带者，如麻疹、流行性感冒等，慢性病原携带者极为罕见。

（五）潜伏性感染

病原体感染人体后寄生于某些部位，由于机体的免疫功能足以将病原体局限化而不出现临床症状，但又不足以将病原体清除，病原体可以长期潜伏在组织中，一旦机体免疫功能下降时，潜伏的病原体便乘机繁殖，引起显性感染。常见的潜伏性感染有单纯疱疹、带状疱疹、疟疾等。潜伏性感染期间，病原体一般不排出体外，这是与病原携带状态不同之处。

上述感染的五种表现形式在一定条件下可以相互转化，并在不同传染病中各有侧重，一般认为隐性感染最多见，病原携带状态次之，显性感染所占比例最低，但一旦出现最易于识别。

三、感染过程中病原体的致病作用

病原体侵入人体后能否引起疾病，与病原体的致病能力及人体的免疫功能这两个因素有关。病原体的致病力主要包括：

（一）侵袭力

是指病原体侵入机体并在机体内扩散的能力。有些病原体可直接侵入人体如钩端螺旋体、钩虫丝状蚴等；有些病原体需要先黏附于肠黏膜表面才能定植下来分泌肠毒素，如霍乱弧菌；有些病原体侵袭力较弱，需经伤口进入人体，如破伤风杆菌、狂犬病病毒等。

（二）毒力

毒力由毒素和其他毒力因子组成。毒素包括外毒素和内毒素。前者以白喉杆菌、破伤风杆菌和霍乱弧菌为代表，后者以伤寒杆菌、菌痢杆菌为代表。外毒素通过与靶细胞受体结合，进入细胞内发挥作用。内毒素通过激活单核-吞噬细胞，释放细胞因子起作用，其他毒力因子如溶组织内阿米巴的溶组织能力、钩端螺旋体的穿透能力、痢疾志贺菌的侵袭能力等。

（三）数量

在同一种传染病中，入侵病原体的数量与致病能力一般成正比关系，在不同的传染病中，能引起显性感染的最低病原体数量差别可以很大，如同为经口途径感染，10 个志贺菌即可引起痢疾发病，而伤寒杆菌则需 10 万个菌体。

（四）变异性

病原体可因环境改变、遗传、药物作用等影响而发生变异。一般而言，在宿主之间反复传播可使致病力增强，如肺鼠疫；在人工培养多次传代的环境下，病原体的致病力则可减弱，如卡介苗的制备。

四、感染过程中机体免疫应答的作用

机体的免疫应答对感染过程的表现和转归起着重要的作用。免疫应答分保护性免疫应答和变态反应两大类。我们把有利于机体抵抗病原体入侵与破坏的免疫反应称为保护性免疫；把促进病理生理过程及组织损伤的免疫反应称为变态反应。保护性免疫反应又分为非特异性与特异性免疫反应。变态反应均为特异性免疫反应。

（一）非特异性免疫

又称先天性免疫或自然免疫，其在抵御感染的过程中首先发挥作用，是人体对入侵的各种病原体及其他异物的一种清除机制。

1. 天然屏障　包括外部屏障和内部屏障。外部屏障包括皮肤、黏膜及其分泌物，如溶菌酶、气管黏膜上的纤毛；内部屏障如血脑屏障及胎盘屏障等。

2. 吞噬作用 单核-吞噬细胞系统包括血液中游走的大单核细胞，肝、脾、骨髓及淋巴结中固定的吞噬细胞及各种粒细胞，均具有非特异性吞噬功能，可清除体液中的颗粒状病原体。

3. 体液因子 包括存在于体液中的补体、溶菌酶、纤连蛋白和各种细胞因子。与非特异性免疫应答有关的细胞因子有白细胞介素、肿瘤坏死因子、γ-干扰素及粒细胞-吞噬细胞集落刺激因子等。这些因子能直接或通过免疫调节作用而清除病原体。

（二）特异性免疫

又称获得性免疫，是人体接触某种抗原后产生的仅针对此种抗原的免疫反应。由于不同病原体所具有的抗原绝大多数是不同的，故特异性免疫通常只针对一种病原体。感染和疫苗接种均能产生特异性免疫，其通过细胞免疫和体液免疫的相互作用而产生免疫应答，分别由T淋巴细胞与B淋巴细胞来介导。

1. 细胞免疫 主要通过T淋巴细胞完成。抗原进入机体，刺激T淋巴细胞致敏，致敏的T细胞与相应抗原再次相遇时，发生分化、增生，通过细胞毒性作用和释放多种淋巴因子来杀伤病原体及其所寄生的细胞。在对细胞内寄生的病原体（如伤寒杆菌、立克次体、结核分枝杆菌、疱疹病毒等）的感染中起重要作用。此外，T淋巴细胞还有调节体液免疫的功能。

2. 体液免疫 是B淋巴细胞在抗原刺激下产生的一种特异性免疫。致敏的B淋巴细胞受抗原刺激后，转化为浆细胞并产生能与相应抗原结合的抗体，即免疫球蛋白（immunoglobulin，Ig）。抗体主要作用于细胞外的微生物，其在化学结构上可分为5类，即IgM、IgG、IgA、IgD、IgE，各具不同功能。在感染过程中IgM最早出现，但持续时间较短，是近期感染的标志，在疾病的早期诊断中具有十分重要的意义。IgG在感染后临近恢复期时出现，持续时间较长。IgA主要是呼吸道和消化道黏膜上的局部抗体。IgE则主要作用于原虫和蠕虫。

第三节 传染病的流行过程与影响因素

传染病的流行过程是指传染病在人群中发生、发展和转归的过程。传染源、传播途径和人群易感性是传染病发生流行的三个基本环节，缺一不可，并同时受到社会因素和自然因素的影响。在预防、控制和消除传染病的发生与流行中，切断其中任何一个环节，即可杜绝传染病的发生与流行。

一、传染病流行过程的基本条件

（一）传染源

传染源是指病原体已在体内生长、繁殖并能将其排出体外的人和动物。我们将传染源排放病原体所能波及的范围称为疫源地。通常把小的疫源地称为疫点，将疫点相互连接融合形成大的疫源地称为疫区。

传染源包括以下几个方面：

1. 患者 是重要的传染源，包括急性期和慢性期患者。急性期患者可通过某些症状（如咳嗽、腹泻等）排出病原体而促进病原体的播散；慢性期患者可长期排出病原体；轻型患者数量多且症状轻而不易被发现，故作为传染源意义更大。

2. 隐性感染者　在某些传染病中，隐性感染者是重要的传染源，如脊髓灰质炎患者。

3. 病原携带者　慢性病原携带者不显出症状而长期排出病原体，在某些传染病中有重要的流行病学意义，如伤寒、细菌性痢疾等。

4. 受感染的动物　有些动物传染病可传染给人，如狂犬病、鼠疫等，称为动物源性传染病，又称人畜（包括家畜及野生动物）共患病或自然疫源性疾病。即受感染的动物作为传染源传染给人。人被感染此种疾病后，一般不作为传染源传染给他人。但肺鼠疫或肺炭疽患者例外，极易传染他人。

（二）传播途径

传播途径是指病原体由传染源排出后，经过一定的方式或渠道，到达另一个易感者体内，这种方式或渠道称为传播途径。各种传染病均有其各自的传播途径，包括如下几种：

1. 呼吸道传播　病原体存在于空气中的飞沫或气溶胶中，易感者吸入时获得感染，如流行性感冒、麻疹、白喉、肺结核及传染性非典型性肺炎等。

2. 消化道传播　病原体污染食物、水源或食具，易感者于进食时获得感染，如伤寒、痢疾及霍乱等。

3. 接触传播　易感者与被传染源污染的水或土壤接触时获得感染，如血吸虫病、钩端螺旋体病等。日常生活的密切接触也有可能获得感染，如白喉、麻疹及流行性感冒等。

4. 虫媒传播　主要是通过吸血节肢动物（如蚊虫、跳蚤、白蛉等）叮咬传播，如疟疾、斑疹伤寒及莱姆病等。

5. 血液、体液和血制品传播　可通过输血、血制品以及性行为而传播，如乙型病毒性肝炎、丙型病毒性肝炎及艾滋病等。

6. 母婴传播　某些传染病，在母亲妊娠期间，病原体可通过胎盘感染胎儿，引起宫内感染，或新生儿通过产道时以及出生后在与母亲密切接触或哺乳中受到感染，称为母婴传播，如艾滋病、乙型病毒性肝炎等。

（三）人群易感性

对某种传染病缺乏特异性免疫力的人称为易感者，易感者在某一特定人群中的比例决定该人群的易感性。当易感者在人群中达到一定比例，又有传染源和合适的传播途径时，则很容易引起传染病的流行。普遍进行有针对性的预防接种而获得主动免疫可降低人群对相应传染病的易感性，对控制该传染病的流行起一定作用。

二、影响流行过程的因素

（一）自然因素

自然因素是指自然环境中的各种因素，主要是地理、气候及生态条件等，对传染病流行过程的发生和发展有重要的影响。自然因素可通过降低机体的非特异性免疫力而促进流行过程的发展，如冬季寒冷、干燥，可减弱呼吸道黏膜抵抗力，使呼吸道传染病多发生于冬春季节；炎热的夏季使人体胃酸分泌减少，而有利于消化道传染病的发生与流行。地理条件可有利于某些传染病的中间宿主或传播媒介的生长，使传染病呈地区性分布，如南方江、河、湖众多，水草丛生，有利于钉螺的滋生，易发生血吸虫病。某些自然生态环境为传染病在野生动物之间传播创造了良好条件，如鼠疫、恙虫病、钩端螺旋体病等，人类进入这些地区时可受感染，这种病所在的地区称为自然疫源地。

（二）社会因素

社会因素包括社会制度、经济状况和生活条件、卫生设施及文化水平等，对传染病的流行过程起决定性的影响。新中国成立以来，我国贯彻执行预防为主的卫生工作方针，大力开展灭蚊蝇、灭鼠、灭钉螺及改善饮食、饮水卫生等工作，并执行儿童计划免疫等，为控制各种传染病的流行发挥了决定性作用。近几年，特别是在多次特大自然灾害发生以后，在党的领导下，灾区军民团结奋斗，打破了“大灾之后必有大疫”的规律，更显示了社会因素的巨大作用。

第四节　传染病的特征

一、基本特征

传染病的四个基本特征是传染病与其他疾病的主要区别，但这些特征要综合考虑，不能孤立只考虑某一点。

（一）有病原体

每种传染病都是由特异性的病原体引起，包括微生物或寄生虫。在诊断中如能检出病原体，则是该病的重要确诊依据。有一些传染病的病原体未被证实，仍有待进一步研究。

（二）有传染性

传染性是传染病与其他感染性疾病的主要区别，如流行性脑脊髓膜炎和耳源性脑膜炎都表现为化脓性脑膜炎，但前者因有传染性而归类于传染病。不同传染病的传染性大小不同。传染病患者向体外排放病原体的时期称为传染期，不同传染病传染期长短不一，但每种传染病的传染期都相对固定，是隔离患者的主要依据。

（三）有流行病学特征

传染病的流行必须具备传染源、传播途径和人群易感性这三个基本条件，流行过程在自然因素和社会因素的影响下，表现出各种特征。

1. 有流行性　传染病可在人群中流行，根据发生病例数的多少不同可将流行强度分为散发、流行和大流行、暴发四个等级。当某传染病在某地的发病率仍处于常年水平时称为散发；当某传染病的发病率显著高于该病近年来的一般水平时称为流行。大流行是指某传染病在一定的时间内迅速传播，波及全国各地，甚至超出国界或洲界。暴发是指传染病的病例发病时间的分布高度集中于一个短时间之内。

2. 有地方性　由于社会因素和自然因素的不同，某些传染病仅局限于一定的地区内发生，表现有地方性的特点，如血吸虫病的发生必须要有钉螺生存，故只发生在长江沿岸及其以南地区。

3. 有季节性　有的传染病的发生及流行受季节的影响，如流行性乙型脑炎，其发病与蚊虫的孳生活动有关，故在北方地区只发生在夏、秋季的7、8、9三个月，有严格的季节性。

（四）有感染后免疫性

人感染病原体后，无论是显性或隐性感染，均能产生针对病原体及其产物（如毒素）的特异性免疫，此免疫属于主动免疫。通过血清中特异性抗体（抗毒素、中和抗体等）的检测可知其是否具有免疫力。由于病原体的种类不同，不同传染病感染后所获免疫的持续时间的长短有很大差异。大多数病毒性传染病感染后免疫维持时间长，可保持终身，而极少第二次发病，如脊髓灰质炎、流行性乙型脑炎及麻疹等。细菌、螺旋体、原虫性传染病感染后免疫持续时间短，可反复感染发病，如细菌性痢疾、阿米巴病等。但蠕虫病感染后通常不产生保护性免疫，更易反复感染及重复发病，如血吸虫病及蛔虫病等。

二、临床特点

（一）病程发展具有阶段性

急性传染病的发生、发展和转归多有一定的阶段性，一般可分为以下四个时期：

1. 潜伏期　从病原体侵入人体起，至开始出现临床症状止的整个时期，称为潜伏期。一般认为潜伏期相当于病原体侵入人体后在机体内繁殖、转移、定位引起组织损伤和功能改变，导致临床症状出现之前的整个过程。因此潜伏期的长短一般与病原体感染的量或其毒力的强弱成反比。各种传染病的潜伏期长短不一，但一般都有一个相对不变的限定时间（最长、最短）。潜伏期是确定传染病检疫期及密切接触者医学观察的重要依据，对一些传染病的诊断也有一定参考意义。

2. 前驱期　从起病至症状明显开始为止的时期称为前驱期。该期症状通常缺乏特异性，可表现为发热、头痛、乏力、肌肉酸痛、食欲不振等，为许多传染病所共有。前驱期一般时间较短，持续 1～3 日，起病急骤者可无前驱期表现，但此时患者已有较强的传染性，如结合流行病学资料在此期能明确诊断，加强对传染源的治疗与管理，可很大程度地减少传染病传播的危险。

3. 症状明显期　疾病的高峰期，在此期不同传染病出现各自所具有的特征性症状、体征，病情由轻转重，到达顶峰，然后随机体免疫力的产生，病原体被抑制并逐渐清除，病情减轻进入恢复期。但有些传染病的大部分患者可直接转入恢复期，不出现本期表现，临床上称顿挫型，如脊髓灰质炎、流行性乙型脑炎等，仅少部分转入症状明显期。

4. 恢复期　患者机体免疫力增长至一定程度，体内病理生理过程基本终止，症状及体征基本消失，临床上称为恢复期。在此期间体内可能还残余病理改变（如伤寒）或生化改变（如病毒性肝炎），病原体还没有完全消除（如霍乱、痢疾），许多患者的传染性还要持续一段时间，但食欲和体力等均逐渐恢复，血清中的抗体效价亦逐渐上升至最高水平。

有些传染病患者进入恢复期后，已稳定退热一段时间，但潜伏于组织内的病原体再度繁殖至一定程度，使初发病的症状再次出现，称为复发，见于伤寒、疟疾、菌痢等疾病。当病情进入缓解期后，患者临床症状和体征逐渐减轻，但体温尚未完全恢复至正常时，发热等初发症状再度出现，称为再燃。也有些传染病患者在恢复期结束后，机体功能仍长期未能复常的情形，称为后遗症，多见于中枢神经系统传染病，如脊髓灰质炎、流行性乙型脑炎。

（二）常见症状及体征

各种传染病临床表现各异，但常表现出一些共同的症状、体征，如发热、皮疹、黄疸及除发热以外的毒血症症状如头痛、全身不适、疲乏、关节肌肉疼痛、食欲减退及恶心等，严重者可出现意识障碍、呼吸衰竭及感染性休克。由于传染病的特殊性，患者还常常产生心理障碍，出现焦虑、抑郁等症状。由于病原体及其代谢产物的作用，也可出现单核-吞噬细胞系统充血、增生反应，临床上表现为肝、脾和淋巴结肿大。

1. 发热　大多数传染病都可引起发热，不同传染病的发热有不同的特点，其热型、热程、发热过程均不同。

（1）热型 常见热型有：①稽留热，多见于伤寒、斑疹伤寒等；②弛张热，多见于伤寒缓解期、流行性出血热等；③间歇热，多见于疟疾等；④回归热，多见于回归热、布氏杆菌病等；⑤不规则热，见于流行性感冒等。

（2）热程 不同传染病发热热程也不同，可用之区分。如流行性脑脊髓膜炎、急性细菌性痢疾，治疗后可迅速退热，故热程较短；伤寒热程为2～3周，黑热病热程较长，可达数月。

（3）发热过程 传染病的发热过程可分为三个阶段：①体温上升期：体温骤然上升至39℃以上，常伴有寒战、全身不适、肌肉酸痛，见于疟疾、登革热等；也可缓慢上升，呈阶梯曲线，见于伤寒、细菌性痢疾等。②高热持续期：体温上升至一定高度，然后持续数天至数周。患者常自觉灼热、皮肤潮红、呼吸加快。③体温下降期：体温可缓慢下降，几天后降至正常，如伤寒；也可在1天内降至正常，如间日疟，此时多伴有大汗。

2. 腹泻 腹泻是某些传染病的主要症状，如霍乱、细菌性或阿米巴性痢疾、沙门菌属感染等；也可在某些传染病的病程中出现，如伤寒、艾滋病、血吸虫病等。不同传染病腹泻的表现有所不同。如霍乱为急性起病，先泻后吐，大便次数多，每次排泄量大，典型大便呈米泔水样，不伴有发热及腹痛；但细菌性痢疾的典型表现为腹泻、脓血便，伴有发热及里急后重感。

3. 发疹 许多传染病在发热的同时伴有皮疹，称为发疹传染病。发疹时可出现皮疹，分为外疹和内疹（黏膜疹）两大类。常见的发疹性传染病有水痘、猩红热、麻疹、斑疹伤寒、流行性出血热、流行性脑脊髓膜炎等。不同的发疹性传染病其皮疹的形态、出现时间、先后顺序及分布部位均有所不同。

（1）皮疹的形态可分为四大类：

①斑丘疹：为红色充血性，与皮肤表面相平或略高于皮肤表面，见于麻疹、伤寒、猩红热等。

②出血疹：为点状或片状的皮下出血，压之不退色，见于流行性脑脊髓膜炎、流行性出血热等。

③疱疹：多见于水痘、带状疱疹等病毒性传染病，亦可见于立克次体病及金黄色葡萄球菌败血症等。若疱疹液呈脓性则称为脓疱疹。

④荨麻疹：多见于急性血吸虫病、病毒性肝炎等。

（2）出疹时间：水痘多于病程的第一日出疹，猩红热多于第二日，麻疹多于第三日，斑疹伤寒多于第五日，伤寒多于第六日出疹等。

（3）出疹的顺序、部位：麻疹自耳后、面部先出疹，然后向躯干、四肢蔓延，并伴有口腔黏膜疹（Koplik斑）；水痘的皮疹多集中于躯干而呈向心性分布；伤寒皮疹数量少，分布在胸腹部。

4. 意识障碍 意识障碍是高级神经系统功能紊乱所产生的严重症状之一。主要表现有意识模糊、嗜睡、定向力丧失、烦躁不安、言语杂乱、昏睡直至昏迷。流行性乙型脑炎、流行性脑脊髓膜炎、中毒性菌痢、伤寒、重型肝炎、脑型疟疾等传染病的病程中均可出现意识障碍。

5. 焦虑 焦虑是传染病患者常见的心理反应之一，所患传染病是导致患者焦虑的常见原因。因为在传染病院（科）中必须采取消毒、隔离措施，限制活动及探视，患者常常不能理解、不能适应，就会产生束缚感、孤独感以及被遗弃感，甚至产生反感情绪。另外，由于起病急、病情重，以及对疾病的治疗不了解，对预后的担忧也可产生焦虑。慢性传染病患者，特别是慢性肝炎患者，长期遭受疾病折磨，多方求治，效果不佳，会对治疗失去信心，从而产生焦虑。同时，由于疾病对工作、学习、婚姻、家庭造成的影响，以及支付医疗费用造成的经济压力等均可导致患者产生焦虑。

焦虑可引起生理和行为的改变，如心率增快、呼吸加快、血压升高、面色潮红或苍白、出汗、失眠、尿频、坐立不安、注意力不集中、情绪激动等。根据焦虑的强度、适应程度、持续时间和体征可将焦虑分为轻度、中度、重度和极重度。不良消极的焦虑情绪不利于疾病的恢复，甚至加重病情，影响预后。

（三）临床类型

根据传染病临床过程的长短可分为急性、亚急性、慢性型；按病情轻重可分为轻型、典型（也称为中型或普通型）、重型、暴发型。

第五节　传染病的诊断与治疗原则

一、传染病的诊断

早期正确的诊断，不仅可以使传染病患者得到及时有效的隔离治疗，更重要的是能及时发现传染源，及早报告并采取隔离、消毒等预防控制措施，防止传染病的传播。传染病的诊断应综合分析下列三方面的资料：

（一）临床资料

临床表现是进行临床诊断的主要依据。全面、准确、详尽地询问病史，进行系统、细致的身体评估，是获取临床资料的主要方法，特别注意不要忽略有诊断意义的特征性临床症状和体征，如麻疹的口腔黏膜斑和皮疹、钩端螺旋体的腓肠肌压痛、伤寒的稽留热和玫瑰疹、白喉的口腔假膜等。

（二）流行病学资料

流行病学资料在传染病的诊断中占有重要地位，包括性别、年龄、籍贯、职业、生活习惯、旅居地区、发病季节、旅行史、既往史、接触史及预防接种史等。当地或同一集体中传染病发生情况也有助于诊断。

（三）辅助检查（实验室及其他检查）

实验室检查对传染病的诊断具有非常重要的意义，尤其是病原学检查，是确诊的重要依据。血清免疫学检查也是确诊某些传染病的重要条件。其他实验室及影像学检查，对许多传染病的诊断可提供帮助。

1. 一般实验室检查　包括血液、尿液、粪便常规检查和生化检查。

（1）血常规检查　白细胞计数及分类的用途最广，对传染病诊断有一定价值。化脓性细菌感染血白细胞总数及中性粒细胞均明显升高，如流行性脑脊髓膜炎及猩红热等；革兰阴性杆菌及病毒性感染白细胞计数正常或降低，如伤寒、流行性感冒、病毒性肝炎等。但也有例外，如流行性乙型脑炎、狂犬病患者，均属病毒感染，可有白细胞总数增高；疟疾、黑热病等原虫感染时白细胞总数常减少；钩虫病、血吸虫病等蠕虫感染时嗜酸性粒细胞增多，而嗜酸性粒细胞减少则见于伤寒。

（2）尿常规　尿中可检出大量蛋白、细胞或管型有助于肾综合征出血热及钩端螺旋体病的诊断。

（3）大便常规 有助于感染性腹泻和蠕虫感染的诊断。如细菌性痢疾患者大便中有黏液、脓血，并可检出红细胞、白细胞及吞噬细胞；蠕虫病患者可检出虫卵。

（4）生化检查 肝功能检查有助于病毒性肝炎的诊断。另外，脑脊液蛋白、糖及氯化物含量的不同，可区别不同病原的中枢神经系统感染。

2. 病原学检查 是传染病的确诊依据。

（1）直接检出病原体 许多传染病可通过肉眼或显微镜观察，直接检出病原体而确诊。如肉眼可见粪便中的绦虫节片而确诊绦虫病；血悬滴检出微丝蚴确诊丝虫病；皮肤瘀点及脑脊液涂片染色检出脑膜炎双球菌可诊断流行性脑脊髓膜炎；粪便涂片可检出寄生虫虫卵及溶组织内阿米巴原虫等。

（2）病原体分离 细菌、螺旋体和真菌等通常可用人工培养基分离培养，如伤寒杆菌、痢疾杆菌、钩端螺旋体、隐球菌等，是临床常用的诊断方法。病原体检测标本可选用血液、尿、粪便、皮疹、痰、脑脊液、骨髓等，所采集标本必须新鲜，避免污染，而且采集标本应尽量在病程的早期及应用抗微生物药物治疗前进行。

（3）分子生物学检测 检测方法包括：核酸分子杂交、聚合酶链反应（PCR）等。该方法是通过检测病原体特异性 DNA/RNA 对传染病进行诊断，是对传染病诊断的一次重大革新，具有早期确诊价值。

3. 免疫学检测 应用已知的病原体抗原或抗体检测血清或体液中的相应抗体或抗原，是最常用的免疫学检测方法。如能进一步鉴定抗体属于 IgM 或 IgG，则对近期感染或既往感染有鉴别诊断意义。此外，免疫学检测还可用于判断受检者的免疫功能是否正常。

（1）特异性抗体检测 多用于血清学检测。特异性抗体检测阳性率较高，尤其在恢复期多为阳性。特异性 IgM 抗体出现最早，且在血中存留时间短，其阳性是现症或近期感染的标志，可用作早期特异性诊断。特异性总抗体或 IgG 抗体，在传染病急性期血清中往往尚未出现或滴度很低，在疾病后期或恢复期才显著升高，因此在急性期及恢复期双份血清检测抗体由阴性转为阳性或滴度升高 4 倍以上往往才具诊断价值。所以其一般用于回顾性诊断或流行病学调查，而不作为早期诊断方法。

特异性抗体检测方法很多，包括凝集反应、补体结合反应、酶联免疫吸附试验（ELISA）、放射免疫测定（RIA）等。

（2）特异性抗原检测 病毒特异性抗原检测可以为病原体的存在提供直接证据，其较特异性抗体检测更具诊断意义。目前多用于检测病原体不能分离培养的疾病。如乙型肝炎表面抗原（HBsAg）阳性提示现有乙型肝炎病毒感染，e 抗原（HBeAg）阳性表示有病毒活动复制。目前常用方法为 ELISA 法及 RIA 法。

（3）免疫标记技术 如酶标记技术、免疫荧光技术、印迹术等，均可为传染病的诊断提供依据。

（4）皮肤试验 用特异性抗原做皮内试验，局部出现明显阳性反应者提示有该病感染。

（5）免疫球蛋白检测 用来判断体液免疫功能。免疫功能缺陷者可降低，但慢性肝炎患者可升高。T 淋巴细胞亚群检测，可了解细胞免疫功能状态，常用于艾滋病的诊断。

4. 其他检查

（1）影像学检查 X 线检查常用于诊断并殖吸虫病；计算机断层扫描（CT）及磁共振成像（MRI）检查常用于诊断脑囊虫病。

（2）B 型超声波检查　用于诊断肝硬化、肝脓肿等。

（3）内镜检查　如纤维结肠镜常用于诊断慢性腹泻、血吸虫病等。

（4）活体组织检查　对某些传染病确定诊断也有重要的意义，如慢性肝炎等。

二、传染病的治疗原则

传染病治疗的目的不仅在于治愈患者，还应控制传染源，防止传染病进一步传播。应采取综合治疗的原则，同时加强护理并做好隔离、消毒工作。

（一）一般治疗

一般治疗包括隔离、护理、心理治疗和支持疗法。应根据不同疾病的过程给予适当的营养物质，保证足够的热量，维持水、电解质、酸碱平衡，以增强患者体质，提高机体的防御能力和免疫功能。

（二）病原治疗

病原治疗又称特异性治疗，是针对病原体的治疗措施。既可以清除病原体、控制病情发展、治愈患者，又能控制和消除传染源，是治疗传染病的关键措施。常用药物包括：

1. 抗生素　抗生素在传染病的治疗中应用最为广泛，尤其是对细菌性传染病有显著疗效。但临床应用时应严格掌握适应证、禁忌证，并且注意用量要适当、疗程要适宜，切忌滥用，同时应密切注意观察药物的疗效和不良反应。

2. 化学制剂　可用于治疗细菌性感染及寄生虫病，如诺氟沙星治疗肠道细菌感染、吡喹酮治疗血吸虫病等。抗病毒治疗疗效尚不理想。

3. 抗毒素　抗毒素属于血清免疫制剂，是应用细菌毒素免疫动物而获得的，注射后可中和患者血液和组织内毒素以达到治疗的目的，如白喉和破伤风抗毒素。但因其可引起人体变态反应，因此在使用前要特别注意详细询问过敏史和做好皮肤过敏试验，同时做好抢救过敏性休克的准备。

（三）对症治疗

对症治疗不但可以减轻患者症状，而且还能通过调整患者各系统的功能，达到减少机体消耗、保护重要器官功能，使损伤减少到最低限度的目的。如高热时采取降温措施、抽搐时采取镇静措施、颅内压升高时采取脱水疗法、心力衰竭时采取强心措施、严重毒血症时应用肾上腺皮质激素等，帮助患者度过危险期，促进早日康复。

（四）康复治疗

某些传染病，如脊髓灰质炎、脑炎和脑膜炎等可引起某些后遗症，需要采取针灸治疗、理疗、高压氧等康复治疗措施，以促进机体恢复。

（五）中医治疗

中医中药对调整患者各系统的功能起着相当重要的作用，某些中药如黄连、板蓝根等还有抗微生物的作用。

第六节　传染病的预防

传染病的预防是传染病工作者的一项长期而艰巨的任务，做好预防工作可减少传染病的发生及流行，甚至可达到控制和消灭传染病的目的。预防工作应针对传染病流行的三个基本环节采取综合性措施，并根据各种传染病的特点，针对传播流行的主要环节采取相应措施。

一、管理传染源

（一）对传染病患者的管理

传染病患者要做到早发现、早诊断、早报告、早隔离、早治疗，并应注意彻底治疗患者（包括病原学检查阴转者），及时做好消毒、隔离工作。

严格执行传染病报告制度，每一位医务工作者都应具有疫情观念和高度的社会责任感，对疑似及确诊的传染病患者，均应按 2004 年 12 月 1 日起施行《中华人民共和国传染病防治法》的规定迅速、全面而准确地进行上报，这是每位医疗、防疫人员应尽的职责。

根据《中华人民共和国传染病防治法》（参见附录 1）及其实施细则，将法定传染病分为 3 类，共 39 种：

甲类：共 2 种，包括鼠疫、霍乱，为强制管理传染病，要求城镇发现后 2 小时内上报，农村不超过 6 小时。

乙类：共 26 种，包括传染性非典型肺炎（严重急性呼吸综合征）、艾滋病、病毒性肝炎、脊髓灰质炎、人感染高致病性禽流感、甲型 H_1N_1 流感、麻疹、流行性出血热、狂犬病、流行性乙型脑炎、登革热、炭疽、细菌性和阿米巴性痢疾、肺结核、伤寒和副伤寒、流行性脑脊髓膜炎、百日咳、白喉、新生儿破伤风、猩红热、布鲁菌病、淋病、梅毒、钩端螺旋体病、血吸虫病、疟疾，为严格管理传染病，要求城镇发现后 12 小时内上报，农村不超过 24 小时。

丙类：共 11 种，包括流行性感冒、流行性腮腺炎、风疹、急性出血性结膜炎、麻风病、流行性和地方性斑疹伤寒、黑热病、包虫病、丝虫病，除霍乱、细菌性和阿米巴性痢疾、伤寒和副伤寒以外的感染性腹泻病、手足口病，为监测管理传染病，要求于发现后 24 小时内上报。

甲类传染病和乙类传染病中的传染性非典型肺炎、炭疽中的肺炭疽和人感染高致病性禽流感、甲型 H_1N_1 流感应按照甲类传染病进行管理。其他乙类传染病和丙类传染病也应按照传染病防治法的要求进行隔离治疗。2008 年 5 月 2 日卫生部决定，将手足口病列入传染病防治法规定的丙类传染病中进行管理。突发原因不明的传染病及乙类传染病需要采取甲类传染病的预防、控制措施的，由国务院卫生行政部门及时报经国务院批准后予以公布、实施。

（二）对传染病密切接触者的管理

接触者是指在该病的最长潜伏期内，曾与传染源密切接触过的健康人。接触者可能受到感染而成为传染源，因此对传染病接触者应采取防疫措施，称为检疫。根据所接触传染病的传染性和危害程度不同，在检疫期内可采取医学观察、留验或卫生处置、预防接种和预防服药等。

（三）对病原携带者的管理

通过体检和病原学检查可发现病原携带者，应对其采取管理、治疗、随访观察等措施。尤其是对餐饮等服务行业及托幼机构工作人员应定期检查，发现病原携带者应给予治疗、教育、管理及观察，并调整工作岗位，尽可能减少传播机会。

（四）对动物传染源的管理

如属有经济价值的家禽、家畜，应尽可能加以隔离、治疗，必要时宰杀后加以消毒处理；如无经济价值或对人类危害较大的动物，则应以杀灭、焚烧或深埋等方法处理；对其他的健康的家禽、家畜可进行预防接种。

二、切断传播途径

切断传播途径是预防传染病的重要措施，尤其是对于消化道传染病、虫媒传染病和寄生虫病，更是起主导作用的预防措施。

（一）一般卫生措施

应根据传染病不同传播途径采取不同措施。对消化道传染病，应重点保护水源，加强饮水、饮食卫生，加强个人卫生及粪便管理，消灭苍蝇、蟑螂等；对呼吸道传染病，应加强通风、保持室内空气新鲜，必要时还可进行空气消毒，如为呼吸道传染病流行期间可减少外出或外出戴口罩等。另外，大力开展杀虫（蚊子、苍蝇、跳蚤、虱子等）、灭鼠等群众爱国卫生运动，对切断虫媒传染病的传播途径有着非常重要的意义。

（二）消毒

消毒是切断传播途径的重要措施。广义的消毒包括消灭传播媒介在内，狭义的消毒是指消灭污染环境的病原体而言。针对不同传染病可采用物理消毒法或化学消毒法。

三、保护易感人群

（一）提高非特异性免疫力

平时养成良好的卫生习惯、规律的生活方式，改善营养、加强体育锻炼等，都能增强人群对传染病的非特异性免疫力。保持愉快心情和良好心态对增强机体的非特异性免疫力同样具有重要作用。

（二）提高特异性免疫力

是指通过接种特异性抗原或抗体，使机体获得针对某种传染病的特异性免疫力，是预防传染病非常重要的措施。

1. 主动免疫　通过接种疫苗、菌苗或类毒素等抗原，机体可获得对病毒、细菌及毒素的特异性主动免疫。免疫力多在预防接种后1～4周内出现，但持续时间较长，可保持数月或数年，根据不同情况可在适当时间进行加强接种。

2. 被动免疫　接种抗毒素、特异性高效价免疫球蛋白、丙种球蛋白后，机体可获得特异性被动免疫。特异性被动免疫见效快，可在注射后立即出现，常用于治疗及对接触者的紧急预防（如狂犬病、乙型病毒性肝炎等），但免疫力持续时间短，仅2～3周。

（三）药物预防

在传染病流行区及流行季节，可通过预防服药来预防某些传染病，如疟疾疫区可口服乙胺嘧啶进行预防；流行性脑脊髓膜炎流行时，密切接触者可口服磺胺类药物进行预防。

第七节　传染病的护理

一、传染病护理工作特点

传染病的基本特征决定了其与其他疾病有很多不同之处，因此传染病患者的护理有其特殊性。特别是由于传染病具有传染性和流行性，在一定条件下可造成传播流行，所以对传染病患者的护理除了要求做好常规护理以外，还要严格做好消毒、隔离工作。传染病护理的工作特点是：

1. 严格执行消毒、隔离制度和管理方法　严格的消毒、隔离制度和管理方法是传染病护理工作的重点。因传染病院（科）是传染病患者集中的场所，易造成院内、外交叉感染，为了有效地控制传染病的传播，要求医务人员、患者及家属必须严格执行消毒、隔离制度。为了做好这一工作，传染病院（科）的工作人员必须了解各种病原体的性质、各种传染病流行过程的三个基本环节，掌握各种隔离技术和消毒方法。各种管理制度，如传染病院（科）的组织设施、探视及陪住制度等也要严格按照消毒、隔离的原则进行。

2. 密切观察病情变化　由于传染病大多发病急骤、病情危重、变化快、并发症多，故传染病院（科）护理人员应以高度责任感密切、细致、准确地观察病情，及时发现病情变化，配合医生分秒必争地采取抢救措施，挽救患者生命。

3. 传染病流行前应做好准备工作　由于某些传染病具有季节性特征（如流行性乙型脑炎多发生在夏、秋季节），每到流行高峰，患者数量增多，危重患者增加，故须在每次流行高峰前做好充分准备。

4. 护理工作范围广泛　传染病院（科）护理人员不仅要对传染病患者进行治疗和护理，还要指导患者、家属及其工作单位做好消毒、隔离工作，而且还要进行预防传染病的健康教育。

5. 护士是传染病责任报告人　传染病院（科）护理人员是传染病的责任报告人之一，应严格执行传染病报告制度。

二、传染病的隔离

（一）隔离的定义

隔离是将传染病患者（传染源）在传染期间安置在指定的地方，与健康人和非传染病患者分开，进行集中治疗和护理，以缩小污染范围，防止传染病传染和扩散。

（二）传染病科设施要求

1. 传染病科门诊的设置

（1）传染病科门诊应与普通门诊分开，并设单独的出入口、挂号收费处、药房、治疗室、化验室、观察室等，以便和普通门诊患者分开。

（2）传染病科门诊内应按传染病的种类、流行情况等分别设置诊室，如设置消化道传染病、呼吸道传染病等诊室，每个诊室为1个隔离单位，只能诊治1类传染病患者。对少见的传染病可不单设诊室，设共用诊室，使用后经消毒处理方可再用。

（3）可开设传染病咨询门诊，指导及解答患者及亲属提出的传染病有关基本知识。

2. 传染病房的设置

（1）综合性医院应争取设置传染病房以减少院内交叉感染及防止传染病传播。传染病房内有患者生活区与医护人员工作区两部分，由较宽的内走廊将之隔开（图1-1）。患者生活区面向开放式外走廊，其中包括病室、患者洗浴间、厕所，专供患者使用。所有的污染衣服、送检标本、尸体等均由外走廊送去。医护人员工作区包括卫生通过间、医护办公室、治疗室、贮藏室等，供工作人员使用。另外，配餐室、消毒室内均应分隔好清洁间及污染间，清洁间与内走廊相通，污染间与外走廊相通。每个病室均应附设缓冲间，供医护人员穿脱隔离衣、洗手、进出病室使用。每个病室与内走廊之间设置供递送药品和器材用的传递柜，柜门有里外两层，使用后要随时将柜门关闭，以保持内走廊少受污染。每个病室通向外走廊的窗下分别设置传递窗和污衣、标本存放柜。

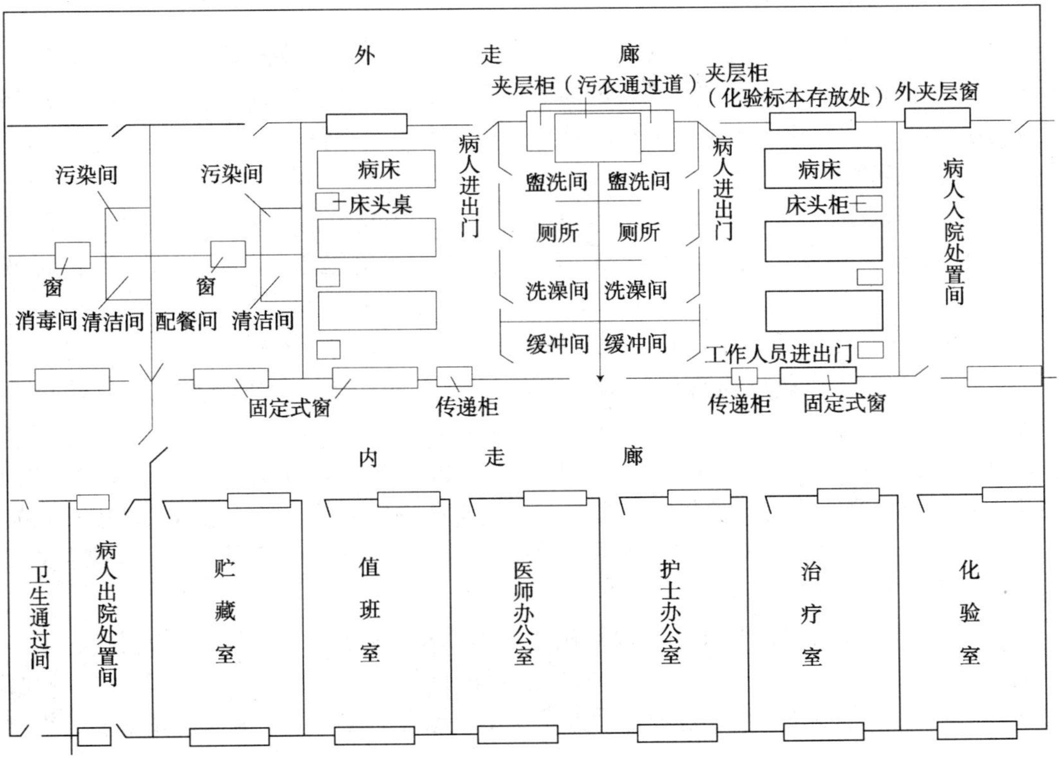

图 1-1　传染病房平面示意图

（2）传染病房内应设有消毒柜、紫外线灯、熏箱等消毒设备，并有污物处理、污水净化装置，以及完善的防蚊、蝇和空调设备。

3. 传染病房隔离单位设置

（1）以患者为单位划分　每 1 位患者都有独立的环境和用具，与其他患者进行隔离。

（2）以病种为单位划分　同种传染病患者，可住同一病室，但应与其他病种传染病患者隔离开。

（3）凡未确诊或发生混合感染或危重患者有强烈传染性时，应住单间隔离室。

4. 传染病房内的区域划分及隔离要求　根据污染程度及工作需要，将传染病房划分为清洁区、污染区和半污染区。

（1）清洁区：指未与传染病患者接触、未被病原微生物污染的区域。病区内为更衣室、会议室、值班室、配餐室及库房等，病区外为食堂、药房等。

隔离要求：①传染病患者和患者接触过的物品不得进入清洁区；②医护人员不得穿隔离衣、戴口罩、穿隔离鞋进入清洁区。

（2）污染区：指传染病患者直接或间接污染的区域，如病室、患者洗浴间、厕所、外走廊、污物处置室等。

隔离要求：①医护人员进入污染区时需按要求穿隔离衣、戴口罩、帽子、穿隔离鞋；②非单一病种的病房，医护人员需按不同病种穿隔离衣进入病室工作，离开病室时严格消毒双手；③污染区的一切用物必须经严格消毒后方可进入半污染区。

（3）半污染区：指有可能被病原微生物污染的区域，如内走廊、治疗室、医护办公室等。

隔离要求：①医护人员进入半污染区时一般不穿隔离衣，以减少交叉感染机会；②患者不得进入半污染区；③治疗室内已消毒的器械、药品及其他清洁物品要与污染的物品严格区分，分别放置；④由病室带出的物品应先消毒后放入室内一定位置。

（三）隔离管理制度

1. 凡传染病医院、综合性医院的传染病科（室）必须划分清洁区、半污染区及污染区，病室门口及病床要悬挂隔离标志，病室门口挂隔离衣、备有泡手的消毒液及洒有消毒液的脚垫。

2. 患者应在指定的各自范围内活动，不得擅自离开病区，不同病种患者不得互相接触、串门。如需去其他科室检查应由医护人员陪同，并采取相应的隔离措施，防止病原体扩散。

3. 医护人员必须严格遵守消毒隔离制度。进入隔离区必须穿隔离衣、戴口罩、帽子；穿隔离衣前，备齐所用物品，穿隔离衣后只能在规定范围内活动，不得进入清洁区；在病室内不能坐卧、倚靠墙壁、吸烟、进食等；双手接触患者或污染物后必须消毒；医护人员要定期体检并接受有关的预防注射或服药。

4. 按不同病种及传播途径使用医疗器械，如体温表、听诊器等，用完必须消毒。

5. 病室内污染物品必须先经过消毒后再进行清洁处理。任何物品不可直接接触地面，接触地面的物品视为污染，须经过消毒后方可使用。患者的排泄物、分泌物及吃剩的饭菜均需充分消毒后方可弃去。

6. 患者的检测标本需放于有盖的容器内并做好标记，所有检验标本应灭菌后再丢弃。

7. 严格执行探视、陪护制度。住院的传染病患者不准家属陪护；甲类传染病患者禁止探视，其他患者可定时在指定地点隔栏探视或电视探视；危重患者家属可在医护人员指导下，穿隔离衣、戴口罩、帽子进入病室探视或陪护。

8. 患者的传染性分泌物经培养三次结果均为阴性或确定已渡过隔离期，经医生开出医嘱可解除隔离。解除隔离出院时需经过沐浴更衣方可离开。患者出院、转科、死亡，均应进行终末消毒。病床、被褥、家具等须经彻底清洗、消毒后才能给他人使用。

（四）隔离种类

传染病除须严格执行以上隔离制度外还应在隔离期间按其病原体排除和传播途径，采取不同的隔离措施。

1. 严密隔离（黄色标志） 适用于经空气和接触传播的高度传染性及致死性传染病或传播途径不明的传染病，如鼠疫、霍乱、传染性非典型肺炎、人感染高致病性禽流感等。

（1）患者应住单人病室，门上标明“严密隔离”标记。门口设置用消毒液浇洒的脚垫，门把手包以消毒液浸湿的布套。

（2）病房内设备固定、专用，室内物品须经严格消毒处理后方可拿出。

（3）医护人员进入严密隔离病室，必须戴口罩、帽子、穿隔离衣和隔离鞋，必要时戴橡皮手套。

（4）患者的食具、便器、排泄物、分泌物应严格消毒处理。

（5）传染期内患者禁止离开病室，严禁开放门窗，禁止探视。

（6）病室每日须进行消毒，患者出院或死亡，其病室必须进行终末消毒。

2. 呼吸道隔离（蓝色标志）　适用于经空气和飞沫传播的各种呼吸道传染病，如麻疹、流行性脑脊髓膜炎、白喉、肺结核等。

（1）相同病种患者同住一室，床与床间距离为2米。

（2）接近患者时应戴口罩，必要时穿隔离衣。

（3）患者口鼻及呼吸道分泌物、与分泌物接触过的物品，如痰盂、餐具等使用后必须进行消毒处理。

（4）患者一般不准外出，外出检查或治疗时需戴口罩。

（5）病室用紫外线进行空气消毒，每日2次；通风每日不少于3次；地面擦洗每日2次。

3. 消化道隔离（棕色标志）　适用于经粪-口途径传播的消化道传染病，如细菌性痢疾、伤寒等。

（1）不同病种最好能分室居住，如条件有限时，也可同居一室，但需做好床边隔离，并悬挂“床边隔离”标志。患者的活动范围限床边周围，不准互相接触或交换物品。

（2）患者的食具和便器要专用，用后要消毒。患者的呕吐物、排泄物和剩余食物均应进行消毒。

（3）护理人员在密切接触患者时要穿隔离衣，护理不同病种患者时应更换隔离衣。护理工作结束要严格消毒双手。

（4）病房设纱窗、纱门，保持无蝇、无蟑螂。

4. 虫媒隔离　在基层医院仍需强调虫媒隔离，适用于以昆虫作媒介的传染病，如流行性乙型脑炎、疟疾等。

（1）病室应设有防蚊设备，经常检查纱门、纱窗是否完好，并应喷洒灭蚊药物。

（2）由虱子传播的疾病，患者入院时要做好灭虱工作及卫生管理工作。

5. 接触隔离（橙色标志）　适用于病原体直接或间接的接触皮肤或黏膜而引起的传染病，如破伤风、狂犬病等。

（1）不同病种应分室收住。

（2）密切接触患者应戴口罩、帽子、穿隔离衣，护理不同患者时须更换隔离衣并洗手。

（3）为患者进行护理及换药时应戴橡皮手套，已被污染的用具和敷料应严密消毒或焚烧。

（4）凡患者接触过的一切污染物品，如被单、衣物等，应严格灭菌后才可做清洁处理。

6. 血液和（或）体液隔离（红色标志）　适用于病原体由血液、体液及血制品传播的传染病，如乙型肝炎、丙型肝炎、梅毒、艾滋病等。

（1）同病种患者可同居一室。

（2）接触患者的血液、体液时需戴手套，必要时戴护目镜，当血液、体液有可能污染工作服时，应穿隔离衣。

（3）医疗器械应进行严格消毒，有条件时可用一次性用品。

（4）被患者的血液或体液污染的物品，应装袋、标记，并送焚烧或消毒灭菌处理。

（5）当接触患者血液或体液后应立即洗手，方可诊治或护理其他患者。

三、传染病的消毒

（一）消毒的目的

消毒是指用物理或化学方法消除或杀灭外环境和媒介物上除芽孢以外的所有病原微生物的过程。其目的是消除或杀灭由传染源排到外界环境中的病原体，从而切断传播途径，控制传染病的传播。

（二）消毒的种类

1. 疫源地消毒　是指对有传染源存在或曾经有过传染源的地点所进行的消毒。按时间又可分为随时消毒和终末消毒。

（1）随时消毒　随时对传染源的排泄物、分泌物以及被污染的物品进行消毒，以便及时杀灭从传染源排出的病原体，防止传播。

（2）终末消毒　是指传染源已离开疫源地所进行的最后一次彻底的消毒措施，以便杀灭残留在疫源地内各种物体上的病原体。如患者出院、转科或死亡后，对其所住的病室和用物等进行的消毒。

2. 预防性消毒　对疑有传染源的存在或可能受到病原体污染的场所和物品所进行的消毒，以预防传染病的发生，如餐具消毒、饭前便后洗手、病室日常卫生处理等。

（三）消毒的方法

1. 物理消毒法

（1）机械消毒法　常用的方法包括冲洗、刷、擦、抹、扫、铲除、过滤和通风。此类方法只能清除或减少细菌，但不能杀灭病原体。对病毒和立克次体无效。

（2）热消毒法　包括煮沸、高压蒸气灭菌、焚烧等方法，可杀灭各种病原体。

（3）辐射消毒法　包括紫外线、红外线、日晒法、微波消毒、γ射线和高能电子束等。紫外线和γ射线均有广谱杀菌作用，但紫外线穿透力差，对乙型病毒性肝炎无效；γ射线可在常温下对不耐热物品灭菌，但设备昂贵。

2. 化学消毒法

化学消毒剂可作用于病原体的蛋白质、酶系统或核酸系统，使之氧化、变性、凝固、裂解，从而影响病原体的生理功能，甚至使其结构受到破坏而被杀灭。

（1）氧化消毒剂　如高锰酸钾、过氧乙酸、过氧化氢等，主要靠其强大的氧化能力来灭菌，但有较强的刺激性和腐蚀性。

（2）含氯消毒剂　如漂白粉、84消毒液等，这类消毒剂具有强大的杀菌作用，杀菌谱广，作用快，价格低廉，且余氯毒性低，但对金属制品有腐蚀性作用。

（3）醛类消毒剂　常用的有戊二醛、甲醛，具有广谱、高效、快速的杀菌作用，适用于内窥镜、精密仪器的消毒。

（4）碘类、醇类消毒剂　如2.5％碘酊、0.5％碘伏、75％乙醇等，具有广谱、快速杀菌作用，可供皮肤、食具和医疗器械的消毒。

（5）杂环类气体消毒剂　主要有环氧乙烷、环氧丙烷等，为一种广谱、高效消毒剂，常用于医疗器械、精密仪器和皮毛类消毒。

四、传染病常见症状的护理

（一）护理评估

传染病患者护理评估重点内容包括以下几个方面：

1. 病史

（1）患病及治疗经过 详细询问患者起病时间、主要症状和特点；有无诱发因素、伴随症状及并发症；既往检查结果、治疗经过及疗效，目前用药情况；饮食、睡眠、体重、排便习惯等一般情况有无改变等。另外，特别注意传染病特有的基本特征，如潜伏期长短、有无毒血症状等。

（2）生活史、流行病学史及家族史 包括年龄、性别、职业、生活及卫生习惯、饮食习惯、出生地、旅居地、发病季节、接触史、既往传染病史、预防接种史、家庭或集体发病情况等。

（3）心理社会资料 ①评估患者对所患疾病的认识程度、焦虑及不适所造成的心理反应；②评估患者对住院及隔离治疗的认识，有无被约束、被遗弃和孤立感；③了解患者因患病对其学习、生活、工作、家庭和经济等各方面造成的影响，如传染病患者住院治疗导致恋爱关系中断、无力承担医疗费用、休学等，均可引起患者的不良情绪反应；④评估患者对心理问题的应对能力，观察患者是否有食欲不振、失眠等不良情绪造成的生理反应；⑤评估患者的社会支持系统，包括患者的家庭组成、亲属对患者的关心程度、单位以及朋友所能提供的帮助等。

2. 身体评估

（1）生命体征 随时观察患者的体温、脉搏、呼吸、血压等生命体征的变化。

（2）一般情况 ①评估患者的营养状况（特别是慢性患者）、有无神志的改变、面色等；②评估患者有无发热，发热的程度、热型；③观察皮肤有无出血点、皮疹及黏膜疹，注意观察皮疹的形态、性质和分布情况，是否伴有瘙痒；皮肤黏膜有无黄染，黄染的部位及程度等。

（3）各系统的检查 ①评估患者的心肺情况，有无心脏杂音，心律是否规则，心率的快慢；双肺呼吸音是否正常，有无干、湿性啰音；②有无肝、脾肿大，有无腹水等；③对累及中枢神经系统的疾病，尤其注意神经系统的检查，如生理反射是否存在，有无病理反射、脑膜刺激征，瞳孔的大小、形态及对光反射等。

3. 辅助检查 血、尿、粪便常规，血生化，病原学检查、免疫学检查，X线、超声波、CT、内镜检查等。

（二）常见护理诊断及护理措施

1. 体温过高 与病原体感染或体温中枢功能紊乱有关。

护理措施：

（1）休息：传染病患者在症状明显期多表现为高热，应绝对卧床休息，保持心情平静，注意勤变换体位，使患者有舒适感。

（2）环境：发热患者病室应保持适宜的温、湿度，一般室温维持在18～20℃，湿度60%左右为宜，另外还应注意通风、避免噪声。

（3）饮食护理：应给予高热量、高蛋白、高维生素、易消化的流质或半流质饮食，注意补充足够的液体，每日应摄入2000 ml水，必要时可静脉输液以保证入量。

（4）病情观察：密切观察生命体征、意识状态、出入量、体重、发热引起的身心反应变化、治疗及护理效果等。

（5）降温措施：可采用物理降温，如温水擦浴、乙醇擦浴、冰袋、冰帽、冰毯、冰水灌肠等。但应注意有皮疹的患者在出疹期禁用乙醇擦浴，以避免对皮肤的刺激。对持续高热且物理降温效果不明显者可按医嘱采用药物降温，护士应了解退热剂的成分、药理作用、禁忌证等，避免发生不良反应；同时还应注意退热剂用量不宜过大，以免引起大量出汗而致虚脱。

高热伴惊厥者，可应用亚冬眠疗法治疗。在冰敷前先肌肉或缓慢静脉推注冬眠药物（氯丙嗪、异丙嗪），待患者安静后再在头部及大血管处放置冰袋，使患者体温维持在37～38℃，之后酌情每2～4 h肌内注射半量冬眠药物。亚冬眠疗法维持时间依病情而定。人工冬眠疗法可使人体新陈代谢处于低水平，耗氧量减少，使中枢神经系统处于保护性抑制状态，可减轻脑细胞损害。护理人工冬眠患者时应注意观察生命体征，随时吸痰以保持呼吸道通畅，并注意做好皮肤护理，防止冻伤。

（6）口腔、皮肤护理：协助患者在饭后、睡前漱口，病情危重者给予口腔护理，避免口腔内感染。患者大量出汗后应及时用温水擦拭，并更换内衣、床单，以保持皮肤清洁、干燥，预防感染。

（7）诊疗护理：病原体感染引起的发热需遵医嘱进行病原治疗。护士应了解病原治疗药物的作用、用法、剂量、用药间隔时间、药物的不良反应等，严格遵医嘱用药，以保证药物疗效。

2. 腹泻　与病原体引起肠道感染有关。

护理措施：

（1）休息：腹泻频繁、全身症状明显者应卧床休息，并保持情绪稳定，腹泻症状较轻者可适当活动。

（2）饮食护理：①能进食的患者给予少渣、少纤维素、高蛋白、高热量、易消化的流质或半流质饮食，脂肪不宜过多；②忌食生冷及刺激性食物；③少量多餐，病情好转后逐渐增加饮食量；④对食欲差的患者应加强烹饪技术、变换食物种类，并鼓励患者进食，避免发生营养障碍；⑤频繁腹泻并伴有呕吐者可暂禁食，遵医嘱给予静脉补液。

（3）病情观察：①密切观察生命体征、营养状况、体重等，观察患者伴随症状有无改善；②准确记录出入量和排便情况，包括每日大便次数、每次大便量及性状；③注意有无脱水及电解质紊乱表现，如皮肤弹性是否下降、口腔黏膜是否干燥、神志状况及有无低钾表现，如四肢无力、腹胀、心律不齐、腱反射减低等；④注意观察肛周皮肤有无破损；⑤观察治疗效果，如发现异常情况，应及时向医生报告。

（4）肛门周围皮肤护理：①排便频繁者，每次便后用温水清洗并用软纸吸干，以保持肛周皮肤的干燥、清洁，勿用力擦拭，以防损伤肛周皮肤；②脱肛者可垫消毒纱布轻揉局部，以助肠管还纳，每天用温水或1∶5000高锰酸钾水坐浴，然后局部涂消毒凡士林油膏，保护肛周局部皮肤；③保持内裤、床单清洁和干燥。

（5）诊疗护理

1）用药护理：肠道感染常用喹诺酮类药物或其他抗生素针对病因治疗。使用时应注意药物的剂量、使用方法、服药时间、疗效及不良反应，如喹诺酮类药物可引起恶心、呕吐、食欲不振等胃肠道反应，护士应指导患者将药物与食物同服以减轻药物不良反应。对腹泻频繁者可遵医嘱酌情使用止泻剂，但使用时间不宜过长，症状控制后及时停药。

2）标本采集：腹泻患者留取粪便标本时，应先向患者解释其目的、方法及注意事项，取得患者的配合；标本应选取脓血、黏液部分，并及时送检，以保持标本新鲜，提高检查阳性率。

3. 皮肤完整性受损　与病原体和（或）代谢产物造成的皮肤血管损伤有关。

护理措施：

（1）休息：皮疹较重、伴有发热等症状者应卧床休息。

（2）环境：保持病室整洁，定时通风，定时进行空气消毒。

（3）饮食护理：应避免进食辛辣刺激性食物。

（4）病情观察：密切观察生命体征，意识状态，皮疹的性质、数量、部位的变化，有无伴随症状，治疗及护理效果等。

（5）皮肤护理：①保持皮肤清洁，每日用温水轻擦皮肤，禁止使用肥皂水、乙醇擦拭皮肤；②皮肤瘙痒者应及时修剪指甲，避免搔抓，防止抓破皮肤造成感染。幼儿自制能力差，可将手包起来。皮肤剧痒者可涂5%碳酸氢钠或炉甘石洗剂等；③皮肤结痂后应让其自行脱落，不要强行撕脱，翘起的痂皮可用消毒剪刀剪去；④疹退后若皮肤干燥可涂以润肤露保护皮肤；⑤大面积瘀斑的坏死皮肤应注意保护，翻身时应避免拖、拉、拽等动作，防止皮肤擦伤。也可使用海绵垫、气垫等保护性措施，尽量使其不发生破溃；⑥若皮疹发生破溃后应及时处理，小面积破溃者可涂甲紫或抗生素软膏，大面积破溃者应用消毒纱布包扎，防止继发感染。如已发生感染者应定时换药；⑦患者应着宽松衣服，内衣裤应勤换洗。床褥应保持清洁、干燥、松软、平整，必要时高压消毒后使用；⑧有口腔黏膜疹者，应做好口腔护理。每日用温生理盐水或朵贝液彻底清洗口腔2～3次，每次进食后用温水轻拭口腔，以保持口腔清洁、黏膜湿润。

（6）诊疗护理：根据病因配合医生进行原发病治疗，注意用药方法、剂量、观察疗效和不良反应等。

4. 意识障碍　与病原体感染或病原体产生的毒素引起脑实质病变或中枢神经系统功能紊乱有关。

护理措施：

（1）持续吸氧。

（2）保持呼吸道通畅：①及时清除呕吐物和呼吸道分泌物；②定时翻身、拍背，雾化吸入等协助排痰；③有舌后坠者可用舌钳将舌拉出，并托起下颌；④有义齿者应取下义齿。

（3）病情观察：密切观察患者生命体征，心、肺体征，神经系统体征，昏迷程度的变化，瞳孔大小、形状、对光反应、角膜反射、眶上压痛反应，准确记录出入量。

（4）饮食护理：昏迷早期应给予禁食，按医嘱静脉输液，以维持水、电解质平衡。颅内压明显增高者，每日输液不宜超过1500～2000 ml，小儿不超过50～80 ml/kg，一般以5%～10%葡萄糖液为主，其中1/4量可用含钠液，并注意补充钾盐。昏迷时间较长者给予鼻饲饮食。

（5）预防并发症的护理：①皮肤护理：定时翻身，每2小时一次；用热湿毛巾擦洗骨突处，并做局部按摩，每日至少2～3次。及时清洗、更换污染的床褥，保持床单清洁、干燥、平整。搬动患者时应将患者抬离床面，切忌拖、拉，以免擦伤皮肤；骨突处应垫海绵垫、气圈，有条件者可睡气垫床；随时注意观察患者受压部位皮肤有无发红、破溃；②口腔护理：

清洗口腔2次/日；口唇涂甘油以防干裂；张口呼吸者，可用双层湿纱布盖于口鼻部，避免口腔及呼吸道黏膜干燥；若发现口腔或上呼吸道感染应及时处理；③眼部护理：眼睑闭合不全者，每日清洗眼睛1～2次，并用生理盐水湿纱布或眼罩进行保护；④尿管及尿道口护理：昏迷患者一般需留置导尿管，应每4 h放尿1次；定期更换导尿管及集尿袋；定时清洗尿道外口，女性患者定时冲洗外阴，必要时可遵医嘱进行膀胱冲洗；大便后应将肛门及其周围冲洗干净。

（6）诊疗护理：遵医嘱正确用药，如流行性乙型脑炎患者可用脱水剂、镇静止痉剂等，但应注意药物的使用方法、剂量、观察药物不良反应等。

5. 焦虑 与住院隔离和（或）不了解疾病的预后有关。

护理措施：

（1）密切观察病情：密切观察患者有无面色变化、出汗、注意力不集中、坐立不安、失眠、尿频等表现，根据其表现评估焦虑程度。

（2）与患者进行有效的沟通：沟通时应尊重患者，态度要和蔼，并认同患者目前的应对方式。

（3）减少不良刺激：保持病室安静，为患者提供舒适、安全的环境。

（4）针对患者焦虑的原因进行指导和教育：使患者认识自己的焦虑，帮助其分析产生焦虑的原因，并针对产生焦虑的原因进行指导和教育。①向患者介绍住院环境，消毒隔离的目的、方法及要求，隔离时间及解除隔离的标准等；②向患者解释隔离的目的是保护患者自己，同时也是保护他人，防止交叉感染，取得患者的理解和配合，从而消除因隔离造成的孤立感；③对进行抢救的患者，护士应保持镇定，守候在患者身边，密切注意病情变化，及时采取措施，动作迅速，技术熟练，使患者产生信赖感和安全感，有助于消除焦虑、紧张的心理；④对慢性传染病患者，应向其介绍疾病发展、治疗及预后过程中的注意事项、复发因素等；⑤护理人员对传染病患者要热情，表示理解和同情，不可流露出怕被传染的厌恶情绪。

（5）指导患者使用松弛术：如深而慢的呼吸、听轻松愉快的音乐等，有助于减轻焦虑。

小结

传染病是由各种病原微生物和寄生虫感染人体后所引起的一组具有传染性的感染性疾病。在疾病感染过程中，病原体与机体相互作用可产生五种不同的转归结局。病原体侵入人体后是否引起疾病，与病原体的致病能力、机体的免疫功能、外界干预因素等有关。传染病的流行过程必须具备三个环节：传染源、传播途径、人群易感性，缺一不可。所有的传染病均具有病原体、传染性、流行性及感染后免疫性等特征。传染病的病程发展可分为：潜伏期、前驱期、症状明显期、恢复期四个阶段。患者常有发热、腹泻、发疹、意识障碍、焦虑等表现。传染病的确诊依据主要为病原学检查，其治疗原则为早期、综合治疗。传染病的预防措施包括：管理传染源、切断传播途径、保护易感人群。主要护理措施是严格执行消毒、隔离制度及传染病报告制度，应用护理程序对患者实施整体护理，减轻患者的痛苦，控制疾病的发展及传播。

思考题

一、名词解释

1. 隐性感染　　2. 传染源　　3. 传染期

二、简答题

1. 简述传染病流行过程的基本条件及影响流行过程的因素。
2. 简述传染病的基本特征。
3. 简述传染病的预防措施。
4. 简述传染病皮疹的护理措施。

（邵阳医学高等专科学校　吕　冬　宋小花）

第二章　病毒感染性疾病患者的护理

第一节　病毒性肝炎

学习目标

1. 掌握急性肝炎及重症肝炎的临床表现、护理措施及预防措施。
2. 熟悉病毒性肝炎的流行病学特征、临床分型及治疗要点。
3. 了解病毒性肝炎的病原学特点、辅助检查及健康教育。

病毒性肝炎（viral hepatitis）是由多种肝炎病毒引起的以肝损害为主的一组全身性传染病。目前按病原学明确分类的有甲型、乙型、丙型、丁型和戊型五型肝炎病毒。临床上主要表现为疲乏、食欲减退、厌油、恶心、腹胀、肝大及肝功能异常等，部分病例可有黄疸，无症状感染者常见。甲型和戊型肝炎主要表现为急性感染，乙型、丙型、丁型肝炎多呈慢性感染，少数可发展为肝硬化，甚至发生肝细胞癌。近年来还发现了新的肝炎病毒，如庚型肝炎病毒和输血传播病毒等，尚待进一步研究。

【病原学】

1. 甲型肝炎病毒（hepatitis A virus，HAV）　属嗜肝 RNA 病毒科，呈球形，无包膜，直径 27～32 nm。HAV 只有一个抗原抗体系统和一个血清型，感染后早期出现 IgM 型抗体，是近期感染的标志，一般持续 8～12 周，IgG 型抗体是过去感染的标志，可长期存在。

HAV 对外界抵抗力较强，在－70～－20℃条件下保存数年后仍有感染力。在贝壳类动物、污水、淡水、海水、泥水中能存活数月，加热 80℃ 5 min 或 100℃ 1 min 才能使之灭活。对紫外线、氯、甲醛均敏感。

2. 乙型肝炎病毒（hepatitis B virus，HBV）　属嗜肝 DNA 病毒科，电镜下观察可见 3 种病毒颗粒：①大球形颗粒，又称 Dane 颗粒，是完整的 HBV 颗粒，直径 42 nm。由包膜和核心组成，包膜上蛋白质即乙型肝炎表面抗原（HBsAg），本身无传染性，但有抗原性，曾为制备血源性乙型肝炎疫苗的成分。核心部分含环状双股 DNA、DNA 聚合酶（DNAP）、核心抗原（HBcAg）和 e 抗原（HBeAg），为病毒复制的主体。②小球形颗粒。③管状颗粒。

HBV 抵抗力很强，对热、低温、干燥、紫外线及一般浓度消毒剂均能耐受，100℃ 10 min、65℃ 10 h、高压蒸气消毒均可使其灭活，对 0.5%过氧乙酸、2%戊二醛敏感。

HBV 主要的抗原抗体系统：

(1) 表面抗原（HBsAg）和表面抗体（抗 HBs）：人体感染 HBV 后 3 周血中可出现 HBsAg，在急性乙型肝炎患者血中可持续存在 5 周～5 个月，在慢性乙型肝炎患者和无症状携带者血中可持续存在多年。除血液外，HBsAg 还可存在于机体各种体液和分泌物中，如唾液、尿液、精液及阴道分泌物。抗 HBs 出现在急性感染后期，HBsAg 转阴后一段时间，可持续存在多年。抗 HBs 阳性表示对 HBV 感染具有免疫力，该抗体可见于乙型肝炎恢复期、过去感染及乙肝疫苗接种后。

（2）核心抗原（HBcAg）和核心抗体（抗 HBc）：血液中 HBcAg 主要存在于 Dane 颗粒的核心，肝组织中主要存在于受感染的肝细胞核内，在血液中不易测到。HBcAg 具有很强的免疫原性，能使机体产生非保护性抗体即抗 HBc。血液中的抗 HBc 有两型，分别是抗 HBcIgM 和抗 HBcIgG，前者在 HBcAg 阳性后 2～4 周出现，只存在于乙型肝炎的急性期和慢性乙型肝炎的急性发作期。抗 HBcIgM 下降消失后出现抗 HBcIgG，可持续存在多年，是 HBV 既往感染的标志。

（3）e 抗原（HBeAg）和 e 抗体（抗 HBe）：HBeAg 是一种可溶性蛋白，仅见于 HBsAg 阳性血清。急性 HBV 感染时 HBeAg 的出现时间略晚于 HBsAg，是 HBV 活动性复制和传染性强的标志。HBeAg 消失而抗 HBe 产生称为血清转换，抗 HBe 转阳后，表示 HBV 复制多处于静止状态，传染性降低。抗 HBe 长期（超过 1～2 年）存在，应警惕癌变。

（4）HBV DNA 和 HBV DNAP：两者都位于 HBV 核心部分，与 HBeAg 几乎同时出现在血液中，是 HBV 复制的标志。

3. 丙型肝炎病毒（hepatitis C virus，HCV）　为单股正链 RNA 病毒，直径为 30～60 nm。人感染 HCV 后可在肝细胞和血液中检出 HCV RNA 和抗 HCV。抗 HCV 不是保护性抗体，是 HCV 感染的标志，可分为 IgM 型和 IgG 型。在发病后即可检测到抗 HCV IgM，一般持续 1～3 个月。如果抗 HCV IgM 持续阳性，提示病毒持续复制，易转为慢性。HCV RNA 阳性是病毒感染和复制的直接标志。

HCV 对有机溶剂敏感，10%氯仿可杀灭 HCV，煮沸、紫外线可使 HCV 灭活。血清经 60℃ 10 h 或 1∶1000 甲醛溶液 37℃ 6 h 可使 HCV 传染性丧失。血制品中的 HCV 干热 80℃ 72 h 或加变性剂能使之灭活。

4. 丁型肝炎病毒（hepatitis D virus，HDV）　为单股环状闭合负链 RNA 病毒，它是一种缺陷病毒，在血液中由 HBsAg 包被，其复制、表达抗原及引起肝损害须有 HBV 或其他嗜肝 DNA 病毒辅佐。HDV 只有一个抗原抗体系统，HDVAg 最早出现，然后是抗 HDV IgM 和抗 HDV IgG，一般三者不会同时存在。抗 HDV 不是保护性抗体。血清或肝组织中 HDV RNA 是诊断 HDV 感染最直接的依据。

5. 戊型肝炎病毒（hepatitis E virus，HEV）　为单股正链 RNA 病毒，直径为 32～34 nm。在早期戊型肝炎患者的粪便和血液中能检出 HEV。HEV 感染者血中可检出抗 HEV，抗 HEV IgM 在发病初期出现，阳性是近期 HEV 感染的标志，抗 HEV IgG 持续时间在不同病例差异较大，多在发病后 6～12 个月转阴。

目前，尚存在可经肠道外传播而引起的急、慢性肝炎的非甲、非乙、非丙、非丁、非戊肝病毒的其他肝炎相关病毒。其中研究较多的是庚型肝炎病毒（HGV）和经输血传播病毒（TTV），但对其致病性尚无定论。

【流行病学】

（一）传染源

1. 甲型肝炎和戊型肝炎　传染源是急性患者和隐性感染者。甲型肝炎患者在起病前 2 周和起病后 1 周从粪便中排出 HAV 的量最多，传染性最强。

2. 乙型、丙型、丁型肝炎　其传染源分别是急性和慢性（含肝炎后肝硬化）的乙型、丙型、丁型肝炎患者和病毒携带者。

（二）传播途径

1. 甲型、戊型肝炎 以粪-口途径传播为主，水源污染和水生贝类（如毛蚶）受染可致暴发流行。日常生活接触多呈散在发病。

2. 乙型肝炎 传播途径包括：①经血液、体液及血制品传播：血液 HBV 含量很高，微量的污染血进入人体即可造成感染，如输血及血制品、注射、针刺、手术、共用剃刀和牙刷、血液透析、器官移植等均可传播；②母婴传播：包括宫内感染、围生期传播、分娩后传播；③生活中的密切接触、性接触传播。

3. 丙型肝炎 传播途径与乙型肝炎相似，但以输血及输血制品传播为主，母婴传播不如乙型肝炎多见。

4. 丁型肝炎 传播途径与乙型肝炎相似。

（三）人群易感性

1. 甲型、戊型肝炎 抗 HAV 阴性者为甲型肝炎易感人群，以幼儿、学龄前儿童发病率最多，但遇有暴发流行时各年龄组均可发病，感染后免疫力可持续终身。戊型肝炎显性感染主要发生于成人。

2. 乙型、丙型、丁型肝炎 抗 HBs 阴性者为乙型肝炎易感人群。HBV 感染多发生于婴幼儿及青少年，高危人群包括 HBsAg 阳性母亲的新生儿、HBsAg 阳性者的家属、反复输血及血制品者、血液透析者、多个性伴侣者、静脉药瘾者、接触血液的医务工作者。丙型肝炎多见于成年人。

（四）流行特征

甲型肝炎的发病率有明显的季节性，秋、冬季呈高峰。戊型肝炎流行多发生在雨季或洪水后。乙型、丙型、丁型肝炎无明显季节性，但乙型肝炎有家庭聚集现象。

【发病机制】 目前病毒性肝炎的发病机制尚未完全明确。

（一）甲型肝炎

HAV 经口进入肠道，然后进入血液，引起短暂的病毒血症，约 1 周后进入肝细胞内并复制，两周后经胆汁排出体外。HAV 引起肝组织损伤可能是与细胞免疫、体液免疫及抗 HAV 产生后免疫复合物机制等使肝细胞变性、坏死有关。

（二）乙型肝炎

病毒侵入人体后是否引起肝细胞病变主要取决于机体的免疫应答，免疫应答既可清除病毒，亦可导致肝细胞损伤，甚至诱导病毒变异。机体免疫功能正常的成年人感染 HBV，大部分可彻底清除病毒，产生保护性抗体；当机体处于免疫耐受状态时，不发生免疫应答，多成为无症状携带者；机体处于超敏反应时，则导致大片肝细胞坏死，发生重型肝炎。乙型肝炎慢性化的机制可能与免疫耐受、免疫抑制、遗传、年龄等有关。

（三）丙型肝炎

目前 HCV 引起肝细胞损伤的机制与 HCV 的直接杀伤作用、宿主免疫因素、自身免疫及细胞凋亡等有关。

（四）丁型肝炎

目前认为 HDV 本身及其表达产物对肝细胞有直接作用。

（五）戊型肝炎

细胞免疫是引起肝细胞损伤的主要原因。

【临床表现】 各型肝炎的潜伏期长短不一。甲型肝炎为 2～6 周，平均 4 周；乙型肝炎为1～6个月，平均3个月；丙型肝炎为2周～6个月，平均40日；丁型肝炎4～20周；戊型肝炎2～9周，平均6周。

（一）急性肝炎

各型肝炎病毒感染均可引起急性肝炎。

1. 急性黄疸型肝炎

（1）黄疸前期：甲型、戊型肝炎起病较急，患者多数有发热、伴畏寒，体温在38～39℃间。乙型、丙型及丁型肝炎多起病较缓，仅少数有发热、皮疹、关节疼痛。此期主要表现为全身乏力、食欲减退、厌油、恶心、呕吐、腹胀、肝区痛，尿色逐渐加深，至本期末尿色呈浓茶样。肝功能检查血清丙氨酸转氨酶（ALT）和胆红素升高。本期持续5～7日。

（2）黄疸期：患者自觉症状好转，发热渐退，但尿色更黄，巩膜、皮肤出现黄染并逐渐加深，于1～3周内黄疸达高峰。有些患者可有一过性大便颜色变浅、皮肤瘙痒等梗阻性黄疸表现。多有肝大、质软，一般在肋缘下1～3 cm，有压痛及叩击痛。部分病例可有轻度脾大。肝功能检查ALT和胆红素升高，尿胆红素阳性。此期持续2～6周。

（3）恢复期：症状逐渐消失，黄疸逐渐消退，肝、脾回缩，触痛及叩击痛消失。肝功能逐渐恢复正常。此期持续时间2周至4个月，平均1个月。

2. 急性无黄疸型肝炎　远较急性黄疸型肝炎常见，除无黄疸外，其他临床表现与急性黄疸型肝炎相似，但症状较轻，主要表现为全身乏力、食欲下降、恶心、腹胀、肝区痛，肝多有肿大，脾肿大少见。肝功能呈轻、中度异常。病程约3个月。乙型、丙型、丁型急性无黄疸型肝炎患者易转为慢性。

（二）慢性肝炎

乙型、丙型、丁型肝炎迁延不愈可演变成慢性肝炎。慢性肝炎是指急性肝炎病程超过半年，或原有乙、丙、丁型肝炎或有HBsAg携带史而因同一病原再次出现肝炎症状、体征及肝功能异常者；发病日期不明或虽然无肝炎病史，但根据肝组织病理学或症状、体征、化验及B超检查综合分析符合慢性肝炎表现者。慢性肝炎根据病情可分为轻、中、重三度。

（三）重型肝炎（肝衰竭）

所有肝炎病毒均可引起重型肝炎，发病诱因包括重叠感染（如乙型肝炎重叠戊型肝炎）、机体免疫状况、妊娠、过度疲劳、精神刺激、服用损害肝的药物、嗜酒、合并细菌感染等。表现一系列肝衰竭表现：极度乏力，严重消化道症状，神经、精神症状（嗜睡、性格改变、行为异常、昏迷等肝性脑病表现），有明显出血倾向，凝血酶原时间（PT）显著延长及凝血酶原活动度（PTA）＜40%。黄疸进行性加深，血总胆红素（TBiL）每日上升≥17.1 μmol/L或大于正常值10倍。可有中毒性鼓肠、肝臭、肝肾综合征等。可见扑翼样震颤及病理反射，肝浊音界进行性缩小，胆酶分离，血氨升高等。根据病理组织学特征和病情发展速度，肝衰竭可分为四类。

1. 急性重型肝炎（急性肝衰竭）　亦称暴发型肝炎。特征是起病急，发病2周内出现Ⅱ度以上肝性脑病为特征的肝衰竭表现。本型发病多有诱因，病死率高，病程一般在3周内。

2. 亚急性重型肝炎（亚急性肝衰竭）　亦称亚急性肝坏死。以急性黄疸型肝炎起病，发病15日～26周内出现肝衰竭症状。首先出现Ⅱ度以上肝性脑病者为脑病型；首先出现腹水及其相关症候（包括胸腔积液）者称为腹水型。晚期可有难治性并发症，如脑水肿、消化道大出血、严重感染、电解质紊乱及酸碱平衡失调。一旦出现肝肾综合征，预后极差。本型病程常超过 3 周至数月，存活者易转化为慢性肝炎或肝硬化。

3. 慢加急性肝衰竭　是在慢性肝病基础上出现的急性肝功能失代偿。

4. 慢性重型肝炎（慢性肝衰竭）　是在肝硬化基础上，肝功能进行性减退引起的腹水或门脉高压、凝血功能障碍和肝性脑病等为主要表现的慢性肝功能失代偿。

（四）淤胆型肝炎

以肝内胆汁淤积为主要表现的一种特殊临床类型，亦称毛细胆管炎型肝炎。

急性淤胆型肝炎起病类似急性黄疸型肝炎，但自觉症状较轻，黄疸较深，持续 3 周以上。主要有梗阻性黄疸表现，如皮肤瘙痒、粪便颜色变浅呈白陶土样、肝大，肝功能检查血清总胆红素明显升高，以直接胆红素为主，血清碱性磷酸酶（ALP）、谷氨酰转肽酶（γ-GT）等升高，PTA＞60％。大多数患者可顺利恢复。在慢性肝炎或肝硬化基础上发生上述表现者，为慢性淤胆型肝炎，预后较差。

（五）肝炎后肝硬化

出现肝硬化的临床表现，根据肝脏炎症情况，分为活动性和静止性肝硬化两型。如未达到肝硬化的诊断标准，而肝纤维化明显者，称为肝炎肝纤维化。

【并发症】　甲型与戊型肝炎并发症少见。肝外并发症有胆道炎症、糖尿病、再生障碍性贫血、心肌炎、肾小球肾炎等。肝内并发症多发生于 HBV 和（或）HCV 感染，主要有肝硬化、肝细胞癌及脂肪肝。重型肝炎可引起肝性脑病、继发感染、出血、电解质紊乱及肝肾综合征等严重并发症。

【辅助检查】

（一）肝功能检查

1. 血清酶检测　①丙氨酸转氨酶（ALT）：又称谷丙转氨酶（GPT），最常用，是判断肝细胞损害的重要指标。急性肝炎在黄疸出现前 3 周，ALT 就开始升高，直至黄疸消退后 2～4 周恢复正常。慢性肝炎患者病情活动进展时 ALT 也升高。重型肝炎由于大量肝细胞坏死，ALT 随黄疸迅速加深反而下降，出现酶-胆分离现象。②天门冬氨酸转氨酶（AST），又称谷草转氨酶（GOT），意义与 ALT 相同。③其他酶类：如乳酸脱氢酶（LDH）、碱性磷酸酶（ALP）等在肝炎时也可升高。

2. 人血白蛋白检测　慢性肝炎、肝硬化和重型肝炎时人血白蛋白（A）减少，丙种球蛋白（G）升高，形成白/球（A/G）比值下降，甚至倒置，反映肝功能显著损害。

3. 血清胆红素检测　急性或慢性黄疸型肝炎时血清胆红素升高，活动性肝硬化时也可升高且消退缓慢，重型肝炎时胆红素常大于 171 μmol/L。胆红素含量是反映肝细胞损伤的重要指标。直接胆红素在总胆红素中的比例还可反映淤胆的程度。

4. 凝血酶原时间（PT）及凝血酶原活动度（PTA）检测　凝血酶原及多种凝血因子主要由肝合成，肝病时凝血酶原时间延长，与肝损害程度呈正比。凝血酶原活动度＜40％是诊断重型肝炎的重要依据，也是判断重型肝炎预后的敏感指标。

5. 血氨检测　血氨升高常见于重型肝炎、肝性脑病。

（二）肝炎病毒血清标记物检测

1. 甲型肝炎　检测血清抗 HAVIgM 阳性，是早期诊断甲型肝炎最简便和可靠的血清学标志。抗 HAV IgG 抗体可持续多年或终身，为保护性抗体，见于甲型肝炎疫苗接种后或既往感染 HAV 的患者。

2. 乙型肝炎 检测血清：①HBsAg 与抗 HBs；②HBeAg 与抗 HBe；③HBcAg 与抗 HBc；④HBV DNA 和 DNAP。其临床意义见表 2-1。

表 2-1 乙型肝炎病毒血清标记物检查结果临床意义

HBsAg	抗 HBs	HBeAg	抗 HBe	抗 HBc	临床意义
+	−	+	−	+	感染 HBV 并正在体内复制，传染性强。常见急、慢性肝炎
+	−	−	−	+	急性 HBV 感染；慢性 HBsAg 携带者，传染性弱
+	−	−	+	+	急性 HBV 感染趋向恢复；慢性 HBsAg 携带，长期持续者易癌变
−	+	−	+	+	既往感染过 HBV；现已恢复，已有免疫力
−	+	−	−	−	预防接种有效；既往感染 HBV 现已康复，现有免疫力
+	−	−	−	−	慢性 HBV 携带者；急性 HBV 感染
+	−	+	−	−	早期感染，传染性强

HBV DNA 和 DNAP 检测是分别表明 HBV 存在和复制能力最可靠的指标。HBV DNA 定量检测对判断病毒载量、传染性大小、抗病毒治疗疗效有非常重要的意义。

3. 丙型肝炎 检测血清：①抗 HCV IgM 阳性提示 HCV 现症感染；抗 HCV IgG 阳性提示 HCV 现症感染或既往感染。②HCV RNA 阳性是病毒感染和复制的直接标志。

4. 丁型肝炎 ①HDV RNA：是诊断 HDV 感染最直接的依据。②HDAg：HDAg 阳性是诊断急性 HDV 感染的直接证据。③抗 HD IgM 和抗 HD IgG：抗 HD IgM 阳性是现症感染的标志，抗 HD IgG 不是保护性抗体，高滴度提示感染持续存在，低滴度提示感染静止或终止。

5. 戊型肝炎 ①抗 HEV IgM 及抗 HEV IgG：抗 HEV IgM 阳性是近期感染的标志；抗 HEV IgG 在急性期滴度较高，恢复期则明显下降。②在粪便和血中检测出 HEV RNA，可明确诊断。

（三）影像学检查

B 超有助于鉴别阻塞性黄疸、脂肪肝及肝内占位性病变，对肝硬化有很高的诊断价值。

（四）肝组织病理检查

对明确诊断、衡量肝脏炎症活动度、纤维化程度及评价疗效有重要价值。

【治疗要点】 病毒性肝炎的治疗需根据不同病原、不同临床类型及组织学损害区别对待。各型肝炎的治疗应以休息、营养为主，辅以适当药物，避免疲劳、饮酒和使用损害肝的药物。慢性及重型肝炎应合理用药。

（一）急性肝炎

急性肝炎一般为自限性疾病，多可完全康复。发病早期强调卧床休息，恢复期可逐渐增加日常活动量，注意避免过度劳累。给予清淡易消化饮食，补充维生素 C 和维生素 B 族等，热量摄入不足应静脉补充葡萄糖和维生素。避免饮酒及使用损害肝的药物，辅以对症及恢复肝功能的药物不宜使用太多，以免加重肝脏负担。

一般不采用抗病毒治疗，但急性丙型肝炎早期抗病毒治疗可降低患者转化为慢性的概率，可选用普通干扰素或聚乙二醇化干扰素，疗程 24 周，同时加用利巴韦林治疗。

(二)慢性肝炎

根据患者情况采用综合治疗方案，包括合理的休息和营养，改善和恢复肝功能，调节机体免疫，抗病毒和抗纤维化治疗。

1. 改善和恢复肝功能 ①非特异性护肝药如维生素类、还原型谷胱甘肽；②降转氨酶药如五味子类（联苯双酯等）、山豆根类（苦参碱等）、甘草提取物（甘草酸等）；③退黄药如茵枝黄、腺苷蛋氨酸、门冬氨酸钾镁等。

2. 免疫调节 如胸腺肽或胸腺素、转移因子、特异性免疫核糖核酸等。

3. 抗肝纤维化 主要有冬虫夏草、核仁提取物、γ-干扰素等。

4. 抗病毒治疗 目的是抑制病毒复制，减少传染性；改善肝功能；减轻肝组织病变；提高生活质量；减少或延缓肝硬化、肝衰竭和肝细胞癌的发生。

（1）干扰素-α（IFN-α）：可用于慢性乙型肝炎和丙型肝炎的抗病毒治疗，主要通过诱导宿主产生细胞因子起作用，在多个环节抑制病毒复制。治疗慢性乙型肝炎的方案（成年）：普通干扰素每次 3 MU～5 MU，皮下或肌内注射，每周 3 次，疗程 1 年；聚乙二醇化干扰素（PEG IFN），皮下注射，每周 1 次，疗程 1 年。治疗丙型肝炎首选聚乙二醇化干扰素加利巴韦林治疗。对利巴韦林有严重不良反应的患者，可以单用干扰素，但疗效不及首选方案。

（2）核苷类似物：目前该类药物仅用于乙型肝炎的抗病毒治疗，可使用的药物有拉米夫定、阿德福韦酯、恩替卡韦和替比夫定等。疗程根据患者病情而定，对 HBeAg 阳性的慢性乙肝患者，HBeAg 血清转换后继续用药 1 年以上；HBeAg 阴性慢性乙型肝炎患者至少用药 2 年以上；肝硬化患者需长期用药。拉米夫定剂量为每日 100 mg，顿服；阿德福韦酯剂量为每日 10 mg，顿服；恩替卡韦每日口服 0.5 mg。治疗过程中要监测 HBV DNA 及肝功能，以确定疗效，并防止耐药发生。

（3）其他抗病毒药物如苦参素。

5. 中医中药治疗 治疗原则为祛邪、补虚及调理阴阳气血。

(三)重型肝炎

1. 一般支持疗法 患者卧床休息，密切观察病情，给予糖类为主的营养支持治疗，维持水、电解质和酸碱的平衡，供给足量的白蛋白，尽可能减少饮食中的蛋白质，补充足量维生素 B、维生素 C 及维生素 K。输注新鲜血浆、白蛋白或免疫球蛋白加强支持治疗。

2. 促使肝细胞再生 可使用肝细胞生长因子或胰高血糖素-胰岛素疗法等。

3. 免疫调节 可应用胸腺肽或胸腺素等。

4. 并发症的防治

（1）肝性脑病的防治：①及早消除诱发因素（消化道出血、电解质紊乱、过量利尿、严重感染、大量放腹水等）；②氨中毒的防治：严格限制蛋白质摄入；口服新霉素，杀灭大肠杆菌；口服乳果糖或弱酸性溶液保留灌肠，减少氨的产生和吸收；及时应用微生态制剂调节肠道微环境，减轻内毒素血症；③维持氨基酸平衡：输入支链氨基酸或以支链氨基酸为主的制剂；④纠正假性神经递质：左旋多巴静脉滴注 0.2～0.6 g/d；⑤出现脑水肿可用 20%甘露醇和呋塞米快速滴注。

（2）防治出血：使用 H_2 受体拮抗剂如雷尼替丁、法莫替丁等防治消化道出血；补充维生素 K、维生素 C；输注凝血酶原复合物、新鲜血浆、浓缩血小板等；出血时使用止血药物等。

（3）防治继发感染：严格消毒隔离，在病程中一旦发现有腹腔、呼吸道、胆道、泌尿道等感染征象，应及早根据药敏试验选用抗生素。

（4）防治肝肾综合征：避免使用肾损害药物及引起血容量降低的各种诱发因素，如大量放腹水、过度利尿、消化道大出血等。

5. 抗病毒药物　重型肝炎患者如 HBV 复制活跃，可选择核苷类药物为主的抗病毒治疗。

6. 人工肝支持疗法和肝移植　非生物型人工肝支持系统的主要作用是清除患者血中毒性物质及补充生物活性物质，如血浆置换（PE）、血液/血浆灌流、血液滤过（HF）、分子吸附循环系统（MARS）。生物型人工肝处于研究中。对晚期肝硬化及肝衰竭患者可应用肝移植治疗。

【预防】

（一）管理传染源

1. 隔离患者　甲、戊型肝炎隔离至发病后 3 周。慢性乙型、丙型肝炎分别按病毒携带者管理。

2. 对病毒携带者的管理　对无症状 HBV 和 HCV 携带者应进一步检测各项传染性指标，阳性者不能从事食品加工、饮食服务、托幼保育、自来水等工作。

3. 对接触者的管理　密切接触甲型肝炎患者的儿童应检疫 45 日。其余类型肝炎检疫期限目前尚无定论。

（二）切断传播途径

1. 甲型和戊型肝炎　重点在于切断传播途径，加强水源和粪便管理，做好饮水消毒，食品卫生工作，搞好环境和个人卫生。

2. 乙型、丙型、丁型肝炎　重点在于防止通过血液和体液传播：①加强血源管理，保证血液、血制品及生物制品的安全生产与供应，对每一位献血员和每个单元血液要用最敏感的方法检测 HBsAg 和抗 HCV；②医疗及预防用的注射器应实行“一人一针一管”制；各种医疗器械应严格消毒；③加强托幼单位和服务行业的食品及饮食卫生管理，洗漱用具专用；公用茶具、面巾、理发用具应按规定进行消毒处理；④采取主动和被动免疫阻断母婴传播。

（三）保护易感人群

1. 甲型肝炎

（1）主动免疫：易感人群可接种甲型肝炎减毒活疫苗。

（2）被动免疫：近期与甲型肝炎患者密切接触的易感者可用人丙种球蛋白被动免疫预防，注射时间越早越好，免疫期 2～3 个月。

2. 乙型肝炎

（1）主动免疫：接种乙肝疫苗是我国预防和控制乙型肝炎流行的最关键措施，易感者均可接种，新生儿普种，与 HBV 密切接触者、医务工作者、同性恋、静脉药瘾者等高危人群及从事托幼保育、食品加工、饮食服务等职业人群均是接种对象。现普遍采用 0、1、6 个月的接种程序，抗 HBs 阳转率达 90%以上。

（2）被动免疫：主要适用于 HBV 慢性感染母亲所分娩下的新生儿及意外接触 HBV 感染者的血液和体液者。对 HBV 慢性感染母亲的新生儿，应在出生后 24 h 内尽早注射高效价乙肝免疫球蛋白（HBIG），最好在出生后 12 h 内，剂量≥100 IU，同时在另一部位接种

10 μg 重组酵母或 20 μg 中国仓鼠卵母细胞（CHO）乙型肝炎疫苗，可显著提高阻断母婴传播的效果；也可在出生后 12 h 内先注射一针 HBIG，1 个月后再注射第二针 HBIG，并同时在另一部位接种一针 10 μg 重组酵母或 20 μg CHO 乙型肝炎疫苗，间隔 1 个月、6 个月再分别接种第二针和第三针乙肝疫苗，保护率可达 95%以上。

意外暴露 HBV 后的预防可按照以下处理方法：①血清学检测：应立即检测 HBsAg、抗 HBs、肝功能，并在 3 个月和 6 个月内复查；②主动和被动免疫：如已接种过乙型肝炎疫苗，且抗 HBs≥10 mIU/ml 者，可不进行特殊处理。如未接种过乙型肝炎疫苗，或虽接种过乙型肝炎疫苗，但抗-HBs＜10 mIU/ml 或抗 HBs 水平不详者，应立即注射 HBIG 200～400 IU，并同时在不同部位接种一次乙型肝炎疫苗（20 μg），于 1 和 6 个月后分别接种第 2、3 针乙型肝炎疫苗（各 20 μg）。

目前对丙、丁、戊型肝炎尚缺特异性免疫预防措施。

【常见护理诊断】

1. 活动无耐力　与肝细胞受损有关。
2. 营养失调：低于机体需要量　与摄入不足和（或）呕吐有关。
3. 有皮肤完整性受损的危险　与胆盐沉着刺激皮肤引起瘙痒有关。
4. 焦虑　与不了解疾病预后或病情严重、预后不良有关。
5. 知识缺乏　缺乏病毒性肝炎的防治知识。

【护理措施】

（一）隔离

甲型和戊型肝炎采取消化道隔离至发病后 3 周；乙型、丙型和丁型肝炎采取血液、体液隔离和接触隔离。

（二）一般护理

1. 休息与活动　休息是治疗急性肝炎的主要措施，嘱患者早期卧床休息，减少机体能量消耗，有利于肝脏炎症病变的恢复，防止发生重型肝炎。在发病后 1 个月内，除进食、洗漱、排便外，应以卧床休息为主。症状好转、肝功能改善后，可每日轻微活动 1～2 h，以患者不感觉疲劳为宜。以后随病情进一步好转，可逐渐增加活动量，至肝功能正常 1～3 个月后可恢复日常活动及工作，但仍应避免过劳及重体力劳动。慢性肝炎患者应注意劳逸结合，活动期应卧床休息，静止期患者注意劳动时以不疲劳为度。慢性重度肝炎患者当消化道症状明显或有并发症者应卧床休息。重型肝炎患者应绝对卧床休息。

2. 饮食与营养　合理的营养、适宜的饮食是治疗肝炎的重要措施。合理的饮食可以改善患者的营养状况，促进肝细胞再生及修复，有利于肝功能的恢复。

（1）急性肝炎患者早期应给予易消化、清淡、营养的饮食，并保证有足够的热量、蛋白质和维生素 C。入量过少者可进食糖水、果汁，或静脉输入 10%葡萄糖及维生素 C 等。蛋白质每日 1～1.5 g/kg，鼓励多吃水果、蔬菜等维生素含量丰富的食物。随着病情好转，食欲改善，食量增加，应防止营养过剩。

（2）慢性肝炎患者应适当进食较多的蛋白质，避免过高热量的饮食，以防肝脂肪变性，也不宜进食过量的糖，以免诱发糖尿病。

（3）重症肝炎患者给予低脂、低盐、高糖、高维生素、易消化全流或半流饮食，限制蛋白质摄入量，每日蛋白质应少于 0.5 g/kg 为宜，以减少肠道内氨的产生。重型肝炎患者往往食欲差，应鼓励患者进食，采取少量多餐；注意食物的色、香、味和加调味剂等方法以增加患者食欲。进食不足者应静脉输入10%～25%葡萄糖加适量胰岛素或更高浓度葡萄糖溶液，总液量约以1500～2000 ml/d为宜。

(4) 禁酒：肝炎患者应严禁饮酒，因为酒精能严重损害肝。

(三) 病情观察

1. 重点观察消化道症状、乏力是否进行性加重，黄疸变化情况、肝浊音界变化等。

2. 生命体征的观察　观察体温、脉搏、呼吸、血压、神志（定向力）变化，发现异常情况及时处理。

3. 并发症的观察　如出现性格改变、行为异常、狂躁不安、意识障碍提示肝性脑病；出现牙龈出血、鼻出血、皮肤瘀斑、呕吐咖啡样液体或解柏油样大便考虑出血倾向；出现少尿、无尿、尿素氮升高则为肝肾综合征；观察有无感染表现；严格记录出入量，及时检查尿常规、比重、血尿素氮、肌酐等，及时发现肾衰竭。

(四) 对症护理

1. 肝性脑病的护理　①密切观察生命体征、意识改变、肝臭、少尿、瞳孔变化，并及时记录；②及时发现和消除诱因特别是消化道出血与感染；③遵医嘱执行降血氨措施、纠正支链氨基酸/芳香族氨基酸比例失衡、促进肝细胞再生药物、降颅内压措施；④对兴奋、躁动患者，应加床档、约束带等安全防范措施，必要时给予镇静处理。

2. 出血的护理　①观察出血的部位有无增加及出血量、生命体征，监测凝血酶原时间、血小板计数、血红蛋白指标；②及时鉴定血型、血红蛋白定量及凝血功能等，并配血备用；③告知患者避免身体碰撞、损伤，不要用手指挖鼻或用牙签剔牙、不用硬牙刷刷牙；④遵医嘱使用维生素K、凝血因子复合物或输新鲜全血。鼻出血者用0.1%肾上腺素棉球压迫止血或给予吸收性明胶海绵填塞鼻道止血。局部穿刺、注射后局部至少压迫10～15 min，避免出血。

3. 肝肾综合征的护理　①加强对上消化道出血、严重感染等患者的观察，避免大量利尿及多次放腹水等，及时发现肝肾综合征；②严格记录24 h出入液量；③及时检查尿常规、尿比重、尿钠、血尿素氮、肌酐及血清钾、钠等，并了解检测结果；④遵医嘱应用利尿剂；⑤必要时行血液透析疗法。

4. 继发感染的护理　①及时发现感染的征象，注意观察体温、血常规的变化和各个器官、腔道感染的相应症状及体征；②加强感染的预防，保持病室空气流通，减少探视；做好病室环境消毒，防止交叉感染。做好口腔护理，定时翻身，及时清除呼吸道分泌物，避免口腔及肺部感染。注意饮食卫生及餐具的清洁和消毒，防止肠道感染。患者的衣服、被褥保持清洁，防止皮肤感染；③遵医嘱应用敏感抗菌药物。

5. 皮肤、黏膜护理　黄疸型肝炎患者由于胆盐沉着刺激皮肤神经末梢，可以引起瘙痒。应指导患者进行皮肤自我护理：①穿着柔软、宽松的布制内衣裤，经常换洗，保持床单清洁、干燥，使患者有舒适感，可减轻瘙痒；②每日用温水擦拭全身皮肤1次，不用有刺激性的肥皂与化妆品；③瘙痒明显者局部涂擦止痒剂，也可口服抗组胺药；④及时修剪指甲，避免搔抓破损皮肤，如已有破损应注意保持局部清洁、干燥，预防感染；⑤也可采用转移注意力的方法减轻患者皮肤瘙痒。

(五) 诊疗护理

1. 根据医嘱应用保肝药，不滥用药物，特别禁用对肝有损害的药物。

2. 人工肝支持系统的护理

（1）治疗前护理：①指导患者减轻心理紧张和焦虑，把患者从心理危机中解救出来；②了解患者的肝功能、肾功能、胆红素、凝血酶原时间、血型、血小板计数等，检测生命体征；③嘱患者治疗前少饮水，术前逐步在床上锻炼排大、小便。

（2）治疗中护理：①治疗时因补充大量血浆、液体，患者常感到畏寒，因此要维持室温适宜，补充的血浆及液体应先在37～38℃的水温中预热，治疗仪温度调为38～39℃；②严格执行三查七对，查对血浆标签上的时间，包装有无破损；③正确保存和融化血浆、蛋白质制品，冰冻血浆应在37℃水温中融化，水温不宜过高，否则会引起蛋白质凝固，备好的血浆应在6小时内使用，天气炎热时为4小时；④及时处理过敏反应，轻者如皮肤瘙痒可口服阿司咪唑，重者出现血压下降、畏寒等，应立即停止输注血浆，改输白蛋白，并吸氧，给予地塞米松5 mg静脉推注或异丙嗪注射液12.5 mg肌内注射，经处理无效的患者停止治疗。

（3）治疗后患者的监测及护理：①监测生命体征、定期监测血液生化全套及凝血酶原时间，有助于观察疗效及病情的变化；②保持口腔清洁湿润，皮肤黏膜清洁、干燥。留置插管处严密观察创口的出血情况，敷料的干燥，大小便后创口是否污染，有无留置管外脱。

（4）血管通路的护理：①血管通路是人工肝治疗患者的第二条生命线，是顺利进行人工肝治疗的保证。抗生素封管法能有效预防或配合治疗导管相关菌血症，每次人工肝治疗结束后均用敏感抗生素封管；②减少导管腔内污染：留置双腔导管避免作其他用途（输液、采血等），减少螺旋肝素帽开放次数；③防止导管脱出：导管与皮肤处用缝针固定，有时牵拉或留置时间较长者易产生缝线与皮肤脱离现象，接管操作时动作要轻，对肝昏迷患者，留置插管处应加强包扎，以免患者烦躁时脱出导管。

（六）心理护理

肝炎患者如过分忧郁、焦虑、情绪波动，都会造成中枢神经系统功能紊乱，免疫功能减退，不利于肝病变恢复，故应指导患者正确对待疾病，保持稳定、乐观的情绪。

【健康教育】

1. 讲解肝炎预防知识　甲型和戊型肝炎应预防消化道传播，患者和易感者之间应做好生活隔离，食具、茶具、生活用具等严格分开；对患者用物及排泄物均需消毒；注意个人卫生，做到饭前、便后用肥皂和流水洗手。乙、丙、丁型肝炎的预防主要以血液为主的体液传播，凡接受输血、应用血制品、接受大手术等患者，应定期检测肝功能及病毒标记物，以便及时发现感染肝炎病毒所致的各型肝炎。强调疫苗接种对预防甲型、乙型肝炎的重要作用。

2. 向患者解释休息、饮食对该病治疗的重要作用，强调急性肝炎彻底治愈的重要性，讲述肝炎迁延不愈对个人、家庭、社会造成的危害，遵医嘱实施恰当的治疗计划，促进疾病早日康复。

3. 介绍各型病毒性肝炎的预后及慢性化因素，甲型、戊型肝炎一般不会发展为慢性肝炎，而部分乙、丙、丁型肝炎患者可反复发作，发展为慢性肝炎、肝硬化，甚至肝癌。反复发作的诱因常为过度劳累、暴饮暴食、酗酒、不合理用药、感染、不良情绪等，应帮助患者分析复发原因，予以避免。

4. 定期复查　急性肝炎出院后第1个月，复查1次，以后每1～2个月复查1次，半年后每3个月复查1次，定期复查1～2年，不适随诊。

5. 肝炎与婚育的关系 急性肝炎患者病情稳定1年后可结婚，已婚者1年内应节制性生活；慢性肝炎患者应适当节制性生活，女性患者不宜妊娠。

小结

病毒性肝炎是由多种肝炎病毒引起的，以肝损害为主的一组全身性传染病，目前按病原学明确分类的有甲型、乙型、丙型、丁型和戊型五型肝炎病毒。各型肝炎虽然病原不同，但临床表现相似，有疲乏、食欲减退、厌油、恶心、呕吐、肝大及肝功能异常等，部分病例可有黄疸和发热。急性肝炎患者大多在6个月内恢复，乙型、丙型、丁型肝炎可转为慢性，少数可发展为肝硬化甚至肝癌，极少数呈重症经过。护理措施是对甲、戊型肝炎实行消化道隔离，乙、丙、丁型肝炎以血液体液隔离为主。合理的休息、适宜的饮食是治疗急性肝炎的重要措施，禁酒、保持乐观的情绪等有利于疾病的恢复。对符合抗病毒治疗适应证的丙型肝炎、慢性乙型肝炎给予抗病毒治疗。重型肝炎患者除了强调休息、饮食的重要性外，同时要加强病情监测，做好出血、肝性脑病、继发感染、肾衰竭等的对症护理。易感人群可通过接种甲型肝炎减毒活疫苗、注射人丙种球蛋白预防甲型肝炎；可通过接种乙肝疫苗和注射HBIG预防乙型肝炎。

思考题

病例分析题

患者，男，45岁。因乏力、食欲不振、肝区不适6年，加重伴腹胀、双下肢水肿10日就诊。诉近6年来体力下降较明显，易疲乏，右上腹不适，休息后缓解。10日前饮半斤白酒后症状明显加重，并出现腹胀、双下肢水肿。病后食欲不佳，大小便尚可。患者述10年前体检时发现HBsAg阳性，一直未予重视。

身体评估：T 36.7℃，P 80次/分，R 15次/分，BP 110/80 mmHg，面色晦暗，巩膜轻度黄染，肝掌征（+），胸前有数枚蜘蛛痣，肝肋下3 cm，脾肋下2 cm，移动性浊音可疑阳性，双下肢呈凹陷性水肿。

辅助检查：WBC 4.6×10^{9}/L，RBC 3.7×10^{12}/L，Hb 125 g/L，PLT 120×10^{9}/L；ALT 90 U/L，AST 120 U/L。

问题

1. 你认为该患者最可能的诊断是什么？诊断依据有哪些？
2. 为明确本病例的诊断，需进一步做哪些检查？
3. 请写出该患者最主要的护理诊断。
4. 试述本病例的主要护理措施。

（怀化医学高等专科学校 周兰英）

第二节 流行性感冒

学习目标

1. 掌握流感的临床表现及护理措施。
2. 熟悉流感的流行病学特征、治疗要点、预防措施及健康教育。
3. 了解流感的病原学特点及分型、发病机制及辅助检查。

流行性感冒（influenza）简称流感，是由流感病毒引起的急性呼吸道传染病。主要临床表现有急起高热、头痛、乏力和关节酸痛等全身中毒症状，上呼吸道症状较轻。流感病毒有高度传染性，主要通过飞沫传播，其病原体分为甲、乙、丙三型，甲型流感病毒极易发生变异，可引起反复流行或大流行。本病常呈自限性，病程一般为3～4日。幼、老年患者和一些慢性疾病患者易并发肺炎而预后较差。

【病原学】 流感病毒属正黏病毒科，系RNA病毒，多呈球形，直径80～120nm，病毒由外到内可分为包膜、膜蛋白、核心三层。包膜中有两种重要的糖蛋白：血凝素（hemagglutinin，H）和神经氨酸酶（neuraminidase，N）；膜蛋白与包膜紧密结合，保护病毒核心和维持病毒外形；核心由核蛋白包绕RNA形成双螺旋的核糖核蛋白。根据流感病毒感染的对象，可分为人、猪、马以及禽流感病毒，其中人类流感病毒根据其核蛋白和膜蛋白的抗原性不同，分为甲（A）、乙（B）、丙（C）三型，甲型为人流感的主要病原。甲型流感病毒根据血凝素和神经氨酸酶抗原的不同分为若干亚型。目前已知的人类流感主要与H_1～H_3和N_1～N_2有关。

流感病毒的最大特点是易于变异，在感染人类的三种流感病毒中，甲型流感病毒的变异性极强，乙型次之，丙型流感病毒的抗原性非常稳定。甲型流感的这种变异导致流感反复流行。变异有抗原漂移和抗原转换两种主要形式，抗原漂移的变异幅度较小，即H发生大变异，而N不变或仅有小变异；或H和N均发生小变异，出现频率较高，且有逐渐效应。当达到一定程度后可形成新的流行株，多引起小流行。抗原转换为H和N都发生了大的变异，通常产生新的强毒株引起大流行。

流感病毒不耐热，56℃ 30min可以灭活，对日光、紫外线、干燥和甲醛等常用消毒剂均很敏感，在真空干燥下或－20℃以下可长期保存。

【流行病学】

（一）传染源

流感患者及隐性感染者为主要传染源，自潜伏期末即有传染性，发病3日内传染性最强。轻型患者和隐性感染者在疾病传播上意义重大，而健康带病毒者排出的病毒数量少、时间短，传播意义不大。

（二）传播途径

主要在人与人之间通过飞沫直接传播，亦可通过接触被污染的手、日常用具等间接传播。

（三）人群易患性

人群普遍易感，病后可获得对同型病毒的免疫力，但免疫力持续时间短，不同亚型间无交叉免疫力。病毒变异后人群无免疫力而引起流行。

（四）流行特征

甲型流感一般每隔2～3年引起季节性或地方性流行，10～15年可引发世界性大流行。乙型流感以局部流行为主，而丙型流感多为散发。

2009年3月，首先在墨西哥开始发现暴发病例，后来迅速蔓延全球并造成世界大流行，持续至2010年8月，有两百多个国家出现该病，近2万人死亡。此流感就是一种新型的呼吸道传染病，其病原为一种新的流感病毒，病毒基因中包含有猪流感、禽流感和人流感三种流感病毒的基因片段，世界卫生组织将其命名为“甲型 H_1N_1 流感”。

【发病机制】 流感病毒经呼吸道吸入后，侵犯呼吸道表面纤毛柱状上皮细胞，并在此复制。在神经氨酸酶的协助下，新的病毒颗粒不断释放并播散，感染其他细胞，被感染的宿主细胞则发生变性、坏死、溶解和脱落，引起炎症反应，导致发热、头痛、肌肉痛等全身中毒症状。单纯流感病毒主要损害呼吸道上部和中部黏膜，一般不破坏呼吸道基底膜，不引起病毒血症。

【临床表现】 潜伏期常为1～3日。

1. 典型流感 最常见。起病急，有畏寒、高热，显著乏力、头痛、全身酸痛等不适。病程中全身症状重而体征较轻，伴咽痛、流涕、干咳等局部症状。体格检查可见结膜充血、咽喉红肿，肺部听诊有干啰音。一般病程4～7日，但咳嗽和乏力可持续数周。

2. 轻型流感 急性起病，轻或中度发热，全身及呼吸道症状轻，病程2～3日。

3. 肺炎型流感 主要发生于老年人、婴幼儿或体质较差的慢性病患者。病初类似典型流感，1～2日后病情迅速加重，出现高热、咳嗽、呼吸困难及发绀，可伴心、肝、肾衰竭。体格检查可见双肺有干、湿性啰音，但无肺实变体征。痰细菌培养阴性，抗生素治疗无效。多于5～10日发生呼吸与循环衰竭，预后差。

4. 其他类型 流感流行期间，患者除了流感的症状和体征外，还伴有其他的肺外表现，特殊类型主要有下列几种：伴呕吐、腹泻等消化道症状的为胃肠型；伴有意识障碍、脑膜刺激征等神经系统症状的为脑膜脑炎型；病变累及心肌、心包的分别是心肌炎型和心包炎型；以横纹肌溶解为主要表现的是肌炎型，仅见于儿童。

【并发症】

1. 呼吸系统并发症 急性鼻旁窦炎、急性化脓性扁桃体炎、细菌性气管炎、细菌性肺炎等。

2. 肺外并发症 Reye综合征、中毒性休克、心肌炎及心包炎。

【辅助检查】

（一）血常规

白细胞总数大多减少。若继发细菌感染，白细胞总数明显增高。

（二）病毒分离

起病3日内取患者咽部含漱液或上呼吸道分泌物接种于鸡胚或组织培养进行病毒分离。

（三）血清学检查

分别测定急性期和两周后血清的抗体，可用补体结合试验和血凝抑制试验，如抗体滴度有4倍以上，则为阳性。

（四）免疫荧光法检测抗原

起病3日内鼻黏膜压片染色找包涵体，荧光抗体检测抗原可呈阳性。

【治疗要点】

(一) 一般治疗

住院隔离治疗，卧床休息，多饮水，注意营养，及时补充必要的营养物质，注意水和电解质平衡。高热者给予解热镇痛药，必要时使用止咳祛痰药。有充分证据提示细菌感染者可选用抗生素。儿童忌服含阿司匹林成分的药物，以避免产生 Reye 综合征。

(二) 抗病毒治疗

尚无特效的抗流感病毒药物，临床上常用金刚烷胺和奥司他韦。金刚烷胺早期应用能减少病毒的排毒量和排毒期，缩短病程，该药只对甲型流感有效。推荐用量为成人 200 mg/d，老年人 100 mg/d，小儿每日 4～5 mg/kg，分两次口服，疗程 3～4 日。奥司他韦口服剂量是成人每日 2 次，每次 75 mg，连用 5 日。

【预防】

(一) 管理传染源

在流感流行时，及早对患者实行呼吸道隔离和早期治疗，隔离时间为 1 周或至主要症状消失。

(二) 切断传播途径

患者居住环境要注意通风和空气消毒，流行期间减少公众集会及集体娱乐活动。流感患者的用具及分泌物使用消毒剂消毒。医务人员在工作期间戴口罩、勤洗手，避免交叉感染。

(三) 保护易感人群

预防流感的基本措施是接种疫苗。我国目前使用三种流感疫苗：全病毒灭活疫苗、裂解疫苗和亚单位疫苗，较为普遍使用的是裂解疫苗。重点接种人群是：65 岁以上老人，严重心肺疾病患者，慢性肾病、糖尿病、免疫缺陷患者或使用激素及免疫抑制剂治疗者以及医疗卫生机构工作者。

药物预防可用金刚烷胺 100 mg 口服，每日两次，连服 10～14 日。奥司他韦可用于甲型、乙型流感的预防，成人预防用药推荐剂量是每日 1 次，每次 75 mg，连用 7 日。

【常见护理诊断】

1. 体温过高　与病毒感染有关。
2. 活动无耐力　与流感导致全身疲乏有关。
3. 气体交换受损　与肺实质病变有关。
4. 焦虑　与担心疾病预后有关。

【护理措施】

(一) 隔离与消毒

主要采取呼吸道隔离、接触隔离。对患者隔离至热退后 2 日，病室每日空气消毒 2 次，患者用过的衣物、手帕等应消毒处理。

(二) 一般护理

1. 休息　症状明显或有并发症者应卧床休息，病情改善可逐渐增加活动量。

2. 饮食　急性期患者给予高热量、高蛋白质、多维生素、易消化饮食，如米汤、牛奶、蛋类、果汁等。进食不足者，应静脉补充。

(三) 病情观察

密切监测患者的生命体征、意识状态、出入量、体重和痰液性质等，尤其对儿童和老年人更应加强病情监测。小儿高热时应注意监测是否有惊厥发生。同时应注意观察患者咳嗽是否有力，痰液咳出的难易，痰液的量、颜色、黏稠度和气味等，如发现为脓性痰，应立即进行检查，警惕继发细菌感染。

（四）对症护理

1. 高热的护理　监测生命体征；高热患者用温水或乙醇擦浴、冷敷，或使用安乃近等解热止痛药；大汗后及时擦干汗液，更换衣被；头痛、全身痛者可用对乙酰氨基酚止痛。

2. 呼吸道护理　①观察咳嗽的性质及痰液的颜色、量、黏稠度；②指导并鼓励患者学会有效咳嗽排痰的方法，并协助患者排痰，如翻身、拍背，给予止咳祛痰剂（干咳者可用喷托维林）；③鼻塞者用1%麻黄碱溶液滴鼻；④咽痛患者可用草珊瑚含片；⑤肺炎型流感易发生呼吸衰竭与循环衰竭，密切观察病情，一旦发现呼吸、循环衰竭的表现，立即通知医生并协助处理。

（五）诊疗护理

遵医嘱准确及时地用药，注意观察金刚烷胺的不良反应：①对神经系统的损害作用，有眩晕、失眠、共济失调等神经精神症状，重者可出现谵妄、抽搐、运动失调；②消化道症状有恶心、呕吐、食欲不振、腹痛等；老年人或有肾功能不全者慎用。

（六）心理护理

流感患者可因高热、全身疼痛而引起烦躁、焦虑等不良心理反应，应给予心理疏导。年老体弱者易发生肺炎型流感，病情严重，甚至危及生命，可引起紧张、担忧、恐惧等心理反应。要注意评估患者及家属的心理反应及应对方式，积极给予心理治疗，解除不良心理反应。

【健康教育】

1. 进行预防教育，流感流行期间做好防护，对公共场所加强通风和空气消毒，避免呼吸道传播。指导广大群众重视预防接种的作用，实施预防流感的措施。

2. 讲述流感的有关知识，如典型流感的临床表现、常见并发症、治疗措施等。使患者和家属对此病有所了解，以便减轻其焦虑恐惧心理，更好地配合医护人员进行治疗。轻型流感如无并发症时可在家中隔离、治疗、护理，但应密切观察病情，一旦病情加重或出现并发症，需及时就诊。

小结

流感是由流感病毒引起的急性呼吸道传染病。患者及隐性感染者是主要传染源，主要经空气飞沫传播，人群普遍易感。临床主要表现为急起高热、乏力和关节酸痛等全身中毒症状。主要护理措施是对患者实施呼吸道隔离，做好发热和呼吸系统的对症护理，密切观察有无并发症的发生。预防流感的有效措施是接种疫苗。

思考题

简答题

1. 典型流感的临床特征有哪些？

2. 试述流感健康教育的内容。

（怀化医学高等专科学校　　周兰英）

第三节 人禽流感

学习目标

1. 掌握人禽流感的临床表现及护理措施。
2. 熟悉人禽流感的流行病学特征、治疗要点、预防措施及健康教育。
3. 了解人禽流感的病原学特点、发病机制及辅助检查。

人禽流感（human avian influenza）是由甲型流感病毒某些感染禽类亚型中的一些毒株引起的急性呼吸道传染病。主要临床表现为高热、咳嗽、头痛、肌肉酸痛和呼吸急促。病情轻重不一，其中高致病性禽流感（highly pathogenic avian influenza，HPAI）常由 H_5N_1 亚型引起，病情严重，可引起呼吸系统和全身多脏器功能衰竭，病死率高。

【病原学】 禽流感病毒属正黏病毒科甲（A）型流感病毒属。甲型流感病毒常见形状为球形，直径 80～120 nm，有囊膜。甲型流感病毒除感染人外，还可感染猪、马、海洋哺乳动物和禽类，感染禽类的甲型流感病毒称为禽流感病毒，其中的 H_5 和 H_7 亚型毒株（以 H_5N_1 和 H_7N_7 为代表）能引起严重的禽类疾病，故称为高致病性禽流感。

禽流感病毒对乙醚、含氯石灰、碘剂等消毒剂敏感，对热也较敏感，56℃加热 30 min 或 100℃加热 2 min 可使病毒灭活，但对低温抵抗力较强。在自然条件下，存在于口腔、鼻腔和粪便中的病毒受到有机物的保护，有较大抵抗力。

【流行病学】

（一）传染源

主要为患禽流感或携带禽流感病毒的鸡、鸭、鹅等家禽。其他禽类及各种鸟类亦可为传染源，患者是否为传染源尚待进一步确定。

（二）传播途径

主要经呼吸道传播，也可通过密切接触感染禽类的分泌物和排泄物以及受病毒污染的物品、水等被感染。但目前尚缺乏人与人之间传播的确切证据。

（三）人群易感性

任何年龄均具有易感性，12 岁以下儿童发病率较高。与不明原因病死家禽或感染、疑似感染禽流感家禽密切接触的人员为高危人群。

禽流感病毒通常只在禽类间引起感染和传播，一般不会感染人类。但 1997 年由 H_5N_1 亚型导致禽类禽流感暴发流行过程中，首次发现禽流感病毒由禽到人的传播，自此之后，不断有禽流感病毒感染人类的报道。

【发病机制】 人禽流感的发病机制与普通流感发病的主要原理一致。病理解剖显示，支气管黏膜严重坏死；肺泡内大量淋巴细胞浸润，可见散在出血灶和肺不张；肺透明膜形成。

【临床表现】 潜伏期一般为 2～4 日，通常在 7 日以内。

感染 H_9N_2 亚型的患者通常仅有轻微的上呼吸道感染症状；感染 H_7N_7 亚型的患者主要表现为结膜炎；重症患者一般均为 H_5N_1 亚型病毒感染。患者呈急性起病，早期表现类似普通型流感。主要为发热，体温大多持续在 39℃以上，热程 3～4 日，也可达 7 日，可伴有流涕、鼻塞、咳嗽、咽痛、头痛、肌肉酸痛和全身不适，部分患者可有恶心、腹痛、腹泻、稀水样便等消化道症状，常在发病 1～5 日后出现呼吸急促和明显肺炎表现。

重症患者可出现高热不退，在发病 1 周内进展为呼吸窘迫、肺实变体征，随即发展为呼吸衰竭而死亡。还可出现肺炎、肺出血、胸腔积液、全血细胞减少、肾衰竭、败血症、感染性休克及 Reye 综合征等多种并发症。

【辅助检查】

1. 血常规检查　白细胞总数正常或降低，重症患者白细胞总数及淋巴细胞下降。

2. 病毒抗原及基因检测　取患者呼吸道标本，采用免疫荧光法或酶联免疫法检测甲型流感病毒核蛋白抗原和禽流感病毒 H 亚型抗原。

3. 病毒分离　从患者呼吸道标本（如鼻咽分泌物、口腔含漱液、气管吸出物或呼吸道上皮细胞）中分离禽流感病毒。

4. 血清学检查　发病初期和恢复期双份血清，采用血凝抑制试验、补体结合实验或酶联免疫吸附实验检测禽流感病毒抗体，前后抗体滴度相差 4 倍或以上有助于回顾性诊断。

5. 胸部影像学检查　可见肺内斑片状、弥漫性或多灶性浸润。重症患者肺呈大片毛玻璃状或肺实变影像，可合并胸腔积液。

【治疗要点】

（一）对症治疗

可应用解热药、缓解鼻黏膜充血药和止咳祛痰药等。儿童忌用阿司匹林等水杨酸制剂类药物，避免引起 Reye 综合征。

（二）抗病毒治疗

应在发病 48 h 内试用抗流感病毒药物。

1. 神经氨酸抑制剂　奥司他韦（oseltamivir，达菲）是目前 WHO 确认和推荐的人禽流感预防治疗药物。成人每日 150 mg，儿童每日 3 mg/kg，分 2 次口服，疗程 5 日。

2. 离子通道 M_2 阻滞剂　金刚烷胺成人每日 100～200 mg，儿童每日 5 mg/kg，分 2 次口服，疗程 5 日。

（三）加强支持治疗和预防并发症

注意休息、多饮水、增加营养，给易消化的饮食。密切观察病情变化，预防并发症。抗菌药物须在有充分证据提示继发细菌感染时才能使用。

（四）重型患者的治疗

重型患者应当给予营养支持治疗；加强血氧监测和呼吸支持；积极防治继发细菌感染；防治其他并发症，可短期给予肾上腺皮质激素以改善毒血症状及呼吸窘迫。

【预防】

（一）管理传染源

加强禽类疾病监测，一旦发现禽流感疫情，应按《中华人民共和国动物防疫法》有关规定封锁疫区，将疫区内的家禽全部捕杀，对疫区周围 5 公里范围内的易感禽类实施强制性疫苗紧急免疫接种。同时，加强对密切接触禽类人员的检疫。

（二）切断传播途径

发生禽流感疫情后，应对禽类养殖场、禽类销售摊档及屠宰场彻底消毒，对死禽及禽类废弃物销毁或深埋。医院诊室要彻底消毒，防止患者排泄物及血液污染院内环境及医疗用品。接触人禽流感患者时应戴口罩、戴手套、穿隔离衣，接触后应洗手。要加强检测标本和实验室禽流感病毒毒株的管理，操作规范，防止医院感染和实验室感染及传播。注意饮食卫生，不喝生水，不吃未熟的肉类及蛋类等食品；勤洗手，养成良好的个人卫生习惯。

（三）保护易感人群

因禽流感病毒高度易变，目前尚无有效疫苗，对密切接触者可试用抗流感病毒药物或按中医药辨证施防。

【常见护理诊断】

1. 体温过高 与禽流感病毒感染有关。
2. 腹泻 与禽流感病毒感染有关。
3. 气体交换受损 与肺部病变有关。
4. 焦虑 与担心疾病的预后有关。
5. 潜在并发症：急性肺损伤、急性呼吸窘迫综合征、多脏器功能衰竭等。

【护理措施】

（一）隔离

对疑似病例、临床诊断病例和确诊患者应采取呼吸道隔离。

（二）一般护理

1. 休息 重症患者呼吸系统症状加重出现呼吸困难、发绀，应绝对卧床休息。
2. 饮食 给予高热量、高蛋白及高维生素易消化的半流质饮食。

（三）病情观察

密切监测生命体征、上呼吸道感染症状、消化道症状。重症患者观察呼吸衰竭及多脏器功能衰竭表现、肺部体征、血气分析等。

（四）对症护理

1. 发热护理 注意观察体温变化，高热者可采取物理降温和药物降温。鼓励患者多饮水，出汗后及时更换衣被，保持皮肤清洁。

2. 腹泻的护理 监测生命体征；注意观察大便的次数、量及性状；有无皮肤弹性下降、口干等脱水表现。

3. 呼吸功能障碍的护理 ①吸氧；②密切监测动脉血气分析和各项化验指标；③观察咳嗽的性质，痰液的颜色、性状和量；④保持呼吸道通畅，鼓励患者有效咳嗽、咳痰，协助翻身拍背；⑤如建立人工气道者，应湿化呼吸道，神志清醒者超声雾化 2～3 次/日；⑥机械通气者，应严格执行机械通气的相关护理。

（五）心理护理

实施全程精神支持，尤其是重症患者初醒期的精神支持，使患者在意识清楚、情绪稳定的状态下接受现实，树立战胜疾病的信心。

【健康教育】

1. 进行预防教育，科学饲养禽类，开展动物禽流感检测与预防，尽可能减少与禽类的接触，尤其是与病、死禽类的接触。保持室内空气流通，注意饮食卫生，不喝生水，不吃未熟的肉类及蛋类等食品，勤洗手，养成良好的个人卫生习惯。

2. 进行疾病知识教育，如疾病过程、主要治疗方法、预后等，减轻患者对疾病的恐惧心理，积极配合治疗。与家禽或人禽流感患者有密切接触史者，一旦出现流感样症状，应立即去医院诊治。

小结

人禽流感是由甲型流感病毒某些感染禽类亚型中的一些毒株引起的急性呼吸道传染病。患禽流感或携带禽流感病毒的鸡、鸭、鹅等家禽是主要的传染源，经呼吸道传播，12 岁以下儿童发病率较高。主要临床特征为高热、咳嗽及呼吸急促，重症患者可出现急性肺损伤等多种并发症。主要护理措施是对患者实施呼吸道隔离，做好发热、呼吸衰竭等的护理，严密观察有无并发症的发生。

思考题

一、名词解释

高致病性禽流感

二、简答题

简述禽流感的预防措施。

（怀化医学高等专科学校　周兰英）

第四节　传染性非典型肺炎

学习目标

1. 掌握传染性非典型肺炎的临床表现及护理措施。
2. 熟悉传染性非典型肺炎的流行病学特征、治疗要点、预防措施及健康教育。
3. 了解传染性非典型肺炎的病原学特点、发病机制及辅助检查。

传染性非典型肺炎（infectious atypical pneumonia），是由 SARS 冠状病毒引起的一种急性呼吸道传染性疾病，WHO 将其命名为严重急性呼吸综合征（severe acute respiratory syndrome，SARS）。主要临床表现为发热、乏力、头痛、肌肉酸痛、干咳、腹泻等，严重者出现气促或呼吸窘迫。

【病原学】 SARS 冠状病毒（SARS-CoV）很可能是一种来源于动物的病毒，由于生态环境变化、人类与动物的接触增加以及病毒的适应性改变，跨越种系屏障而传染给人类，并实现人与人之间的传播。SARS-CoV 属单股正链 RNA 病毒，电镜下病毒颗粒直径 80～140 nm，周围有鼓槌状冠状突起，突起之间的间隙较宽，病毒外形呈日冕状。

SARS-CoV 的抵抗力和稳定性要强于其他人类冠状病毒。在干燥塑料表面最长存活 4 日，尿液中至少存活 1 日，腹泻患者粪便中至少存活 4 日以上。在 4℃培养中存活 21 日，−80℃保存稳定性佳。56℃ 90 min 或 75℃ 30 min 可灭活病毒。SARS-CoV 对乙醚、氯仿、甲醛和紫外线等敏感。

【流行病学】

（一）传染源

患者是最主要的传染源。急性期患者体内病毒含量高，通过喷嚏、咳嗽、吐痰等方式排出病毒。少数腹泻患者排泄物含有病毒。部分重型患者因为频繁咳嗽或需气管插管、呼吸机辅助呼吸等，呼吸道分泌物多，且传染性强。潜伏期患者传染性低或无传染性，康复患者无传染性。

（二）传播途径

1. 呼吸道传播　近距离呼吸道飞沫传播是本病的主要传播途径，飞沫在空气中停留时间短，移动距离约 2 米，故仅造成近距离传播。也可吸入悬浮在空气中含有 SARS-CoV 的气溶胶而感染。

2. 接触传播　密切接触患者的呼吸道分泌物、消化道排泄物、其他体液或其他被患者污染的物品导致感染。

（三）易感人群

人群普遍易感，多发生于青壮年，儿童和老人少见。医护人员和家庭成员属高危人群，感染后可获得一定免疫力。

（四）流行特征

本病发生于冬末春初。主要流行于人口密集的大城市，农村地区甚少发病，有明显的家庭和医院聚集发病现象。

2002 年 11 月中旬首先在我国广东省出现 SARS 疫情，其后迅速蔓延至全国 24 个省、自治区、直辖市及全球 32 个国家和地区，2003 年 8 月流行终止。这次全球流行累计发病 8422 例，死亡 916 例。我国发病 5327 例，死亡 349 例。之后第二年相继出现了以实验室感染为主的散发个案病例。这几年没有该病发病的报告。

【发病机制】　发病机制尚不清楚。SARS-CoV 通过与细胞膜融合进入人体细胞，在呼吸道黏膜上皮细胞内复制，进一步出现病毒血症。肺是 SARS-CoV 作用的主要靶器官之一。此外，细胞免疫功能可能受损。

【临床表现】　潜伏期 1～16 日，一般为 3～5 日。

（一）早期

病程 1～7 日。起病急，以发热为首发和主要症状，体温一般高于 38℃，并伴有畏寒、头痛、关节和全身肌肉酸痛、乏力、腹泻等表现；常无上呼吸道卡他症状。肺部阴影患者于 7 日内出现，最早在第 2 日即可出现，平均 4 日。

（二）进展期

发病 3～7 日后出现咳嗽、干咳少痰，偶有血丝痰、咽痛。病情于 10～14 日达到高峰，发热、乏力等感染中毒症状加重，且出现频繁咳嗽、气促和呼吸困难，稍许活动则气喘、心悸、胸闷，呼吸窘迫而被迫卧床休息。胸片示肺部炎症阴影发展迅速，常为多叶病变。

（三）恢复期

病程进入 2～3 周后体温逐渐下降，临床症状缓解，肺部病变开始吸收，多数患者经 2 周左右可达出院标准，肺部阴影的吸收则需要较长的时间。少数重症患者在相当长的时间内遗留通气和换气功能障碍，多在出院后 2～3 个月内逐渐恢复。

轻型患者临床症状轻，病程短；重型患者病情重，进展快，易出现急性呼吸窘迫综合征（acute respiratory distress syndrome，ARDS）。儿童患者的病情轻，老年患者症状常不典型，例如不伴发热或同时合并细菌性肺炎等。而近期手术或有基础疾病的患者常不以发热为首发症状。

【并发症】　常见并发症有肺部继发感染，肺间质改变，纵隔气肿、皮下气肿和气胸，胸膜病变，心肌病变，骨质缺血性改变等。

【辅助检查】

（一）血常规

病程初期到中期白细胞计数正常或下降，晚期因使用激素或继发细菌、真菌感染，白细胞总数可以升高。部分患者可有轻度贫血和血小板减少。

（二）血清学检查

常用酶联免疫吸附法（ELISA）和免疫荧光法（IFA）检测血清中的 SARS-CoV 抗体。抗体阳转或 4 倍以上升高，诊断 SARS-CoV 近期感染。

（三）病原学检测

从患者呼吸道分泌物、血液等标本中培养、分离病毒，然后用 RT-PCR 或免疫荧光法进行鉴定。

（四）影像学检查

绝大多数病例在起病早期即有胸部 X 线检查肺部多呈斑片状或网状改变，后逐渐加重，融合成大片状阴影，密度变浓，呈毛玻璃样，常为双侧改变，多发生在中下肺部，肺纹理明显增强。胸部 CT 检查可见局灶性实变，毛玻璃样改变最多见。

【治疗要点】 目前缺少特异性的治疗。主要采取以对症支持治疗为主的综合治疗措施。

（一）病情监测

大多数患者在发病后 14 日内可能属于病情进展期，需密切监测呼吸频率、SpO_2 或动脉血气分析，血常规，胸片，心、肝、肾功能，症状体征等。

（二）一般治疗与对症治疗

1. 卧床休息，避免劳累。

2. 发热超过 38.5℃者给予冰敷、乙醇擦浴等，酌情使用解热镇痛药，儿童禁用水杨酸类解热镇痛药。咳嗽、咳痰剧烈者给予镇咳、祛痰药。

3. 腹泻患者应注意补液及纠正水、电解质、酸碱失衡。有心、肝、肾等器官功能损害者，应采取相应治疗。

4. 糖皮质激素的使用　有以下指征之一可早期应用糖皮质激素：严重中毒症状，高热 3 日不退；48h 内肺部阴影进展超过 50%；急性肺损伤或出现 ARDS。成人推荐剂量相当于甲泼尼龙 80～320 mg/d，静脉给药的具体剂量可根据病情及个体差异进行调整。

（三）抗病毒治疗

目前尚未发现针对 SARS-CoV 的特异性药物。可试用蛋白酶抑制剂类药物洛匹那韦及利托那韦等。

（四）重症病例的治疗原则

动态观察病情，加强监护，及时给予呼吸支持，合理使用糖皮质激素，加强营养支持和器官功能保护，注意水、电解质和酸碱平衡，预防和治疗继发感染，及时处理并发症。

【预防】

（一）管理传染源

发现或怀疑本病时，按照甲类传染病进行管理，应及时向卫生防疫机构报告，做到早发现、早诊断、早报告、早隔离、早治疗。对疑似病例和临床诊断病例应在指定的医院按呼吸道传染病分别进行隔离观察和治疗。同时具备下列 3 个条件可考虑出院：①体温正常 7 日以上；②呼吸系统症状明显改善；③X 线胸片有明显吸收。对医学观察者和密切接触者观察期限为 14 日。

（二）切断传播途径

1. 加强科普宣传，流行期间减少大型集会或活动，保持公共场所空气流通；注意空气和水源的处理消毒。

2. 保持良好的卫生习惯，不随地吐痰，有发热、咳嗽等表现时及时就诊；避免与人近距离接触。

3. 医务人员严格执行消毒隔离制度，按甲类传染病进行防护。对污染区、半污染区、清洁区的空气、物品、地面等进行常规消毒。

（三）保护易感人群

目前尚没有 SARS 的疫苗可供使用。灭活疫苗正在研制中，已进入临床试验阶段。医务人员及其他人员进入病区时，应做好个人防护工作。

【常见护理诊断】

1. 体温过高 与病毒感染有关。
2. 气体交换受损 与肺部感染有关。
3. 恐惧 与病情严重受到死亡威胁有关。
4. 潜在并发症：ARDS、多脏器功能衰竭。

【护理措施】

（一）隔离与消毒

对 SARS 患者护理的整个过程中，采取严密隔离措施，严格执行隔离消毒制度。消毒、隔离原则有：①应设置独立的 SARS 隔离病区，严格执行严密隔离和呼吸道隔离的各项措施，任何家属及无关人员禁止进入病区及病房；②SARS 患者收入专用隔离病室，疑似患者与临床诊断患者应分开病房收治；③不设陪护，禁止探视；④做好隔离病区内空气消毒及地面、物体表面消毒，一般可用含氯的消毒液和过氧乙酸消毒；⑤做好 SARS 患者污染物品及分泌物、排泄物、呕吐物等的消毒处理及排放；⑥做好衣物被服、医疗文件的消毒处理；⑦医务人员应加强 SARS 防治知识培训并做好个人防护和消毒。如戴 12 层面纱口罩或 N95 口罩，穿防护服，戴帽子、眼防护罩、手套、面罩、鞋套等；接触过患者或被污染的物品后应洗手；⑧SARS 患者转院、出院、死亡应做好终末消毒。

（二）一般护理

1. 休息 进展期应绝对卧床休息；恢复期患者仍要注意休息，疾病恢复可逐渐增加活动量。

2. 饮食 给予高热量、易消化、营养丰富的流质或半流质饮食。注意观察患者进食情况，评估有无水、电解质平衡失调或进食不足。进食不足、腹泻严重者可静脉输液。

（三）病情观察

应密切观察病情，重点监测体温和呼吸的变化，注意有无肺、心、肝、肾等器官功能损害，如果出现呼吸窘迫予以相应护理；记录 24 h 出入量；观察动脉血气分析，尤其应注意血氧饱和度的变化，每 1～2 h 检测一次，必要时随时监测。

（四）对症护理

1. 高热的护理 ①监测体温，观察热型，及时补充热量、水分、电解质及维生素；②应用退热药；③乙醇擦浴、冷敷等。

2. 呼吸衰竭的护理 ①应注意保持呼吸通畅：及时清除口咽部的分泌物及痰液，必要时可行气管切开；②吸氧：给予充分的鼻导管、面罩吸氧，3～5 L/min；③应用人工呼吸机：首先一定要检查好氧流量，注意面罩是否严密，呼吸机的参数是否与患者的呼吸匹配，有无人机对抗的现象，患者是否能配合和耐受；④肺部感染者遵医嘱使用抗菌药物。

（五）诊疗护理

1. 用药护理　使用糖皮质激素的患者，应注意观察体温、血白细胞变化；加强口腔、皮肤护理及加强呼吸机管道消毒，避免发生继发感染。

2. 呼吸治疗装置使用前应灭菌或高水平消毒，建议尽量使用一次性管道，重复使用时应在使用后立即用0.5％过氧乙酸或2000 mg/L有效氯消毒液浸泡30 min后清洗，再进行消毒或灭菌处理。开放式吸痰管一次性应用，密闭式吸痰管24 h更换一次，每次吸痰后置于500 mg/L碘伏、1％过氧化氢、0.02％呋喃西林液中浸泡，再次使用前用无菌蒸馏水反复冲洗。使用呼吸机通气，极易导致医务人员被SARS-CoV感染，务必注意医护人员的自身防护。谨慎处理呼吸机废气，吸痰、冲洗导管时应小心对待。

（六）心理护理

向患者介绍本病的发展过程、治疗、消毒隔离等知识，使患者能配合治疗，特别是让患者消除悲观、紧张、恐惧心理，增强战胜疾病信心，争取早日康复。

【健康教育】

1. 广泛开展SARS防治知识的健康教育：①保持良好的个人卫生习惯；②加强锻炼，增强体质；③避免接触可疑的动物、禽鸟类，不掠杀、不进食非常规动物食品；④严格执行消毒、隔离措施。

2. 向群众宣讲SARS的临床表现、发展过程及治疗等知识，做到早期发现患者、早隔离、早治疗。

3. 指导患者出院后仍应劳逸结合、避免劳累受凉、定期复查胸片等，必要时进行康复训练。

小结

传染性非典型肺炎是由SARS冠状病毒引起的一种急性呼吸道传染性疾病。患者是最主要传染源，近距离呼吸道飞沫传播是主要传播途径。临床上以发热、乏力、头痛、肌肉酸痛、干咳、腹泻等为主要表现，严重者出现气促或呼吸窘迫。主要护理措施是进行严密隔离、吸氧、加强病情观察，对症护理如高热、意识障碍、呼吸及循环衰竭和心理护理为重点。目前尚没有SARS的疫苗可供使用。

思考题

简答题

1. 传染性非典型肺炎的护理要点有哪些？

2. 简述传染性非典型肺炎预防措施有哪些？

（怀化医学高等专科学校　周兰英）

第五节 麻 疹

学习目标

1. 掌握麻疹的临床表现及护理措施。
2. 熟悉麻疹的流行病学特征、治疗要点、预防措施及健康教育。
3. 了解麻疹的病原学特点、发病机制及辅助检查。

麻疹（measles）是由麻疹病毒引起的急性呼吸道传染病。主要的临床表现有发热、咳嗽、流涕、眼结膜充血、口腔麻疹黏膜斑及皮肤斑丘疹。本病传染性强，易造成流行，病后有持久免疫力。

【病原学】 麻疹病毒属副黏液病毒科，麻疹病毒属，只有一个血清型。麻疹病毒可在人胚肾、猴肾及人羊膜细胞中增殖。经组织培养连续传代后，逐渐失去致病性，但仍保持抗原性，故依此制备减毒活疫苗。

麻疹病毒在外界抵抗力不强，对热、紫外线及一般消毒剂敏感。加热 56℃ 30 min 可灭活。在流通空气或日光下半小时即失去活力，但耐寒、耐干燥，在－70～－15℃可保持数月至数年。

【流行病学】

（一）传染源

患者是唯一的传染源，发病前 2 日至出疹后 5 日内均具有传染性，传染期患者口、鼻、咽、眼结膜分泌物均含有病毒。

（二）传播途径

主要经空气飞沫传播。

（三）人群易感性

人群普遍易感。易感者接触患者后 90％以上发病，病后有持久免疫力。

（四）流行特征

全年均可发病，以冬、春季为多，高峰在 2～5 月份。好发年龄为 6 个月至 5 岁小儿，我国自普遍接种麻疹疫苗以来，发病率已显著下降，青少年和成人发病率上升。

【发病机制】 麻疹病毒侵入上呼吸道和眼结膜上皮细胞，在其内复制，通过局部淋巴组织进入血流，形成第一次病毒血症。病毒被单核-吞噬细胞系统吞噬，并在此广泛增殖。大量复制后的病毒再次侵入血流，形成第二次病毒血症，病毒由血白细胞携带播散至全身各组织器官，主要部位有呼吸道、眼结膜、口咽部、皮肤等，临床上可出现高热和皮疹等一系列症状。目前认为麻疹发病机制是全身性迟发型变态反应所致。

【临床表现】 潜伏期为 6～21 日，平均 10 日，曾接受过被动或主动免疫者可延长至 3～4 周。典型麻疹病程可分为三期：

（一）前驱期

从发热到皮肤出疹为前驱期，一般 3～4 日。主要表现有：①发热，体温逐渐升高，婴幼儿也可骤发高热伴惊厥；②上呼吸道卡他症状，有咳嗽、流涕、打喷嚏、咽部充血等；③眼结膜炎症表现，有眼结膜充血、畏光、流泪、眼睑水肿等；④麻疹黏膜斑（Koplik 斑），于发热 2～3 日，约 90%以上患者在口腔两侧颊黏膜近第一臼齿处可见 0.5～1.0 mm 大小灰白色小点，周围红晕，也可见于唇内及牙龈等处。黏膜斑 2～3 日内即可消失，对早期诊断有重要意义。

（二）出疹期

发热 3～4 日后开始出现典型皮疹，从耳后发际开始，渐及前额、面、颈，并自上而下蔓延至胸、背、腹部及四肢，最后达手掌及足底，2～5 日布满全身。皮疹初为淡红色充血性斑丘疹，大小不等，高出皮面，压之褪色，疹间皮肤正常。轻型患者皮疹范围不广、不融合；重型患者高峰时皮疹增多，可融合呈暗红色，随着出疹达高峰，全身毒血症状加重，体温可高达 40℃左右，并可出现惊厥、谵妄、咳嗽频繁，肺部可闻及少量湿啰音，全身淋巴结及肝、脾轻度肿大。出疹期约为 3～5 日。此期易出现并发症。

（三）恢复期

皮疹出齐后病情缓解，体温迅速下降，在 12～24 h 内降至正常。全身症状明显减轻，皮疹按出疹的先后顺序消退，出现糠麸样脱屑及浅褐色的色素沉着，持续 1～2 周。无并发症者病程为 10～14 日。

麻疹的临床表现需与其他出疹性疾病相鉴别（表 2-2）。

表 2-2 出疹性疾病鉴别

疾病	病原	发热与皮疹关系	皮疹特点	全身症状及其他特征
麻疹	麻疹病毒	发热 3～4 日，出疹期发热更高	红色斑丘疹，自头面部→颈→躯干→四肢，退疹后有色素沉着及细小脱屑	呼吸道卡他炎症、结膜炎，发热第 2～3 日口腔出现麻疹黏膜斑
风疹	风疹病毒	发热后半日至 1 日出疹	面部→躯干→四肢，斑丘疹，疹间有正常皮肤，退疹后无色素沉着及脱屑	全身症状轻，耳后、枕部淋巴结肿大并触痛
猩红热	乙型溶血性链球菌	发热 1～2 日出疹，伴高热	皮肤弥漫充血，上有密集针尖大小丘疹，持续 3～5 日退疹，1 周后全身大片脱皮	高热，中毒症状重，咽峡炎，杨梅舌，环口苍白圈，扁桃体炎
药物疹		发热，多为原发病引起，有服药史	皮疹痒感，摩擦及受压部位多，与用药有关，斑丘疹、疱疹、猩红热样皮疹，荨麻疹	原发病症状

【并发症】

（一）支气管肺炎

最常见，占 12%～15%。由麻疹病毒引起的支气管肺炎多不严重，但并发细菌或其他病毒感染时病情加重，可有高热、咳嗽、脓性痰、鼻翼扇动、口唇发绀、肺部啰音等。易并发急性心力衰竭、心肌炎、脓胸等，病死率较高。

（二）心肌炎

多见于 2 岁以下患重型麻疹或并发肺炎和营养不良者，表现为气促、烦躁、肢端发绀、面色苍白、心率快、心音低钝、肝大等急性心力衰竭症状。

（三）喉炎

麻疹过程中可有轻度喉炎，并发细菌感染后可发生严重声音嘶哑、犬吠样咳嗽、吸气性呼吸困难、缺氧等呼吸道梗阻表现。

（四）麻疹脑炎

多发生于疹后 2～6 日，也可发生于疹后 3 周内。与麻疹的轻重无关。临床表现与其他病毒性脑炎相似，多经 1～5 周恢复，部分患者留有后遗症。

【辅助检查】

（一）血常规

白细胞总数减少，淋巴细胞相对增多。如果白细胞数增加，尤其是中性粒细胞增加，提示继发细胞感染；若淋巴细胞严重减少，常提示预后不良。

（二）血清学检查

检测麻疹患者血清中的特异性 IgM 和 IgG 抗体，具有早期诊断价值。

（三）病原学检查

有条件者取早期患者鼻咽部及眼结膜分泌物进行病毒分离，但阳性率较低。

【治疗要点】

主要是对症治疗，加强护理和防治并发症。

（一）对症治疗

高热者可酌情用小剂量解热剂，应避免急骤退热致虚脱；咳嗽用祛痰止咳药；烦躁不安可用镇静剂。

（二）并发症治疗

1. 支气管肺炎　主要为抗菌治疗，根据药敏结果选用抗菌药物。

2. 心肌炎　有心衰者宜及早静注毒毛花苷 K 或毛花苷 C；高热中毒症状严重者可同时用肾上腺皮质激素保护心肌；有循环衰竭者按休克处理。

3. 喉炎　蒸汽雾化吸入稀释痰液，使用抗菌药物，对喉部水肿者可试用肾上腺皮质激素。喉梗阻严重时及早行气管切开。

4. 脑炎　处理基本同流行性乙型脑炎。

【预防】 采用预防接种为主的综合性措施。

（一）管理传染源

对麻疹患者应早发现、早诊断、早报告、早隔离、早治疗。患者隔离至出疹后 5 日，有并发症者延长至 10 日。对密切接触麻疹的易感儿童应隔离检疫 3 周，已做被动免疫者应延长至 4 周。

（二）切断传播途径

流行期间避免易感儿童到公共场所；无并发症者可以在家隔离，以减少传播和继发医院内感染；医务人员要做好隔离、消毒工作。

（三）保护易感人群

1. 主动免疫　未患过麻疹的小儿均应接种麻疹减毒活疫苗，我国计划免疫规定 8 月龄初种，7 岁时复种。每次皮下注射 0.2 ml，各年龄剂量相同。

2. 被动免疫　年幼体弱的易感儿接触麻疹患者后，可在接触后 5 日内注射人血丙种球蛋白可预防发病，若 5 日后注射，则只能减轻症状，免疫有效期 3～8 周。

3. 强化免疫　在人群中，需要有至少 95%的人有抗体才可以产生人群免疫力，形成免疫屏障，从而阻断麻疹病毒传播。世界卫生组织将强化麻疹免疫接种定为消除该病的最有效策略之一，世界各国的实践也证明了这一点。我国在 2010 年 9 月，统一开展了一次以 12 月龄至 14 周岁约 1 亿儿童为主要接种对象的麻疹强化免疫活动，范围覆盖了全国所有的省

（自治区）、直辖市等各地，以便建立起高水平的人群麻疹免疫屏障，最终达到 2012 年消灭麻疹的目标。

【常见护理诊断】

1. 体温过高 与麻疹病毒感染有关。

2. 皮肤完整性受损 与皮肤血管受损有关。

3. 体液不足的危险 与发热及摄入减少有关。

4. 潜在并发症：支气管肺炎、心肌炎、喉炎、麻疹后脑炎。

【护理措施】

（一）隔离和消毒

采取呼吸道隔离；患儿衣裤、被褥及玩具等曝晒 2 h，减少不必要的探视。

（二）一般护理

1. 休息 出疹期或有并发症者应卧床休息，室内光线不宜过强。

2. 饮食 给予营养丰富、易消化饮食，做到少量多餐；多喂温开水和热汤有利于排毒、退热、透疹；脱水、摄入过少者可静脉补充；恢复期应添加高蛋白、高维生素食物。

（三）病情观察

应密切观察：①生命体征及神志状态；②皮疹出疹顺序、皮疹颜色及分布，皮疹是否出齐，有无皮疹隐退等；③有无脱水、酸中毒及电解质紊乱等表现；④有无出现并发症，如出现体温过高或下降后又升高、呼吸困难、咳嗽、发绀、躁动不安等，均提示可能出现并发症。

（四）对症护理

1. 发热的护理 ①监测体温的变化；②卧床休息；③降温：应注意麻疹特点，在前驱期尤其是出疹期，如体温不超过 39℃可不予处理，因体温太低影响发疹。如体温过高，可用微温湿毛巾敷于前额部或用温水擦浴（禁用乙醇擦浴），或服小剂量退热剂，使体温略降为宜；④做好口腔、皮肤护理；⑤补充营养和水分。

2. 皮肤、黏膜的护理 ①保持皮肤清洁，禁用肥皂、乙醇擦拭皮肤；②及时评估透疹情况、皮肤有无抓伤或继发感染；③对透疹不畅者，可用鲜芫荽煎水服并抹身，以促进血液循环和透疹；④皮肤瘙痒者止痒，避免抓挠，防止抓伤；⑤保持眼、鼻、口腔皮肤的清洁；⑥保持床单位清洁、平整，衣着宽松，内衣裤勤换洗。

3. 并发症护理 应密切观察，以便及时发现并发症。若患者精神委靡、食欲下降、咳嗽频繁、呼吸急促、鼻翼扇动，提示并发肺炎；若患者皮疹稀疏、心律增快与体温升高不成比例，应警惕心功能不全；若患者哭声嘶哑，甚至失声，咳嗽呈犬吠样提示并发喉炎。并发肺炎、喉炎时，给予雾化吸入，以稀释痰液，减轻肺部炎症。喉炎患者喉梗阻明显，应增加雾化吸入次数，并加用地塞米松缓解喉头水肿；做好气管切开的准备。

【健康教育】

1. 进行预防教育，麻疹流行期间做好防护，不带易感儿童去公共场所，避免呼吸道传播。为提高易感者免疫力，对 8 个月以上未患过麻疹的小儿可接种麻疹减毒活疫苗；对年幼、体弱的易感者可注射人血丙种球蛋白。

2. 讲述麻疹的有关知识，如典型麻疹各期的临床表现、并发症表现、治疗措施等。单纯麻疹可在家中隔离、治疗、护理，以减少继发感染及并发症的发生。对麻疹的家庭护理如发热的护理、皮疹的护理、并发症的观察等给以具体指导，以促进病儿康复。并发症是麻疹患者的主要死亡原因，发生并发症应及时就诊。

附：风疹

风疹（rubella）是由风疹病毒引起的急性呼吸道传染病。临床表现以低热、皮疹、耳后及枕部淋巴结肿大、全身症状轻微为特征。风疹患者为主要传染源，出疹前后传染性最强，主要经空气飞沫传播。

潜伏期12～19日，前驱期症状轻微，可有低热、上呼吸道感染症状。发热1～2日后出皮疹，皮疹开始于面部，1日内波及全身，以躯干背部皮疹较密，融合成片，手掌及足底无皮疹。皮疹为淡红色、充血性斑丘疹，直径2～3 mm。出疹时症状加重，伴耳、枕后、颈部淋巴结肿大，有轻压痛。皮疹经2～3日消退，退疹后不留色素沉着。

孕妇感染风疹后，特别是妊娠期前4个月，风疹病毒可经胎盘传给胎儿，引起先天性风疹综合征，导致胎儿宫内发育迟缓、死胎、流产或早产。受染胎儿出生后20%～80%的婴儿有先天性器官缺陷，包括眼白内障、视网膜病变、听力损害、心脏和大血管畸形。其长期影响还包括精神发育障碍、糖尿病等严重后果。

本病无特效治疗，主要为对症治疗及护理。隔离期为出疹后5日。儿童及育龄妇女可接种风疹减毒活疫苗，特别是对育龄妇女的保护更具有重要意义，为阻止胎儿受染的成功方法。

小结

麻疹、风疹均为出疹性的急性呼吸道传染病，好发于儿童。麻疹患者是麻疹的唯一传染源，其临床特征有发热、麻疹黏膜斑、上呼吸道卡他症状、眼结膜炎，以及全身按顺序出现的充血性斑丘疹。其护理措施是对患者实施呼吸道隔离，做好皮肤黏膜和发热的护理，密切观察皮疹特点以及有无并发症的发生。预防麻疹的有效措施是注射麻疹减毒活疫苗。孕妇患风疹易发生母婴传播，引起胎儿先天性风疹综合征。因此接种风疹减毒活疫苗能有效地保护易感者，还可阻止胎儿受感染。

思考题

病例分析题

患儿，女，3岁，因发热、咳嗽、流涕、畏光、食欲差5～6日，近2日来出皮疹而来就诊。所在幼儿园发现有麻疹患儿。

身体评估：T40℃，一般情况好，两眼结膜充血、有分泌物，眼睑水肿，全身皮肤密布红色充血性斑丘疹，疹间有健康皮肤。心、肺无异常发现。

辅助检查：血常规：WBC 4.7×10^9/L，N 30%，L 70%。

问题

1. 该患儿可能的诊断及诊断依据是什么？
2. 存在哪些主要的护理诊断？
3. 如何对患儿实施护理？

（邵阳医学高等专科学校 邓梦秦）

第六节 水 痘

学习目标

1. 掌握水痘的临床表现及护理措施。
2. 熟悉水痘的流行病学特点、预防措施及健康教育。
3. 了解水痘的病原学特点及发病机制。

水痘（chickenpox）是由水痘-带状疱疹病毒引起的儿童常见的急性传染病。临床上以全身分批出现的多形性皮疹为特点。皮疹以斑疹、丘疹、疱疹、结痂为其演变过程，一般预后良好。部分患者水痘痊愈后，病毒继续潜伏在感觉神经节内，经再激活即可引起带状疱疹。

【病原学】 水痘-带状疱疹病毒属疱疹病毒科，呈球形，仅有一个血清型。病毒衣壳是由162个壳粒排成的对称20面体，最外层为脂蛋白包膜，核心为双链DNA。病毒含有DNA聚合酶和胸腺嘧啶激酶，后者与病毒潜伏性感染有关。

病毒对外界抵抗力较弱，不耐热和酸，不能在痂皮中存活，能被乙醚灭活。人是已知的自然界唯一宿主。

【流行病学】

（一）传染源

患者是唯一的传染源。病毒存在于患者上呼吸道和疱疹液中，出疹前1～2日至皮疹完全结痂为止均有传染性。带状疱疹患者的传播作用不如水痘患者重要，易感儿童接触带状疱疹患者后可引起水痘而不会发生带状疱疹。

（二）传播途径

主要通过呼吸道飞沫和直接接触传播，亦可通过接触被污染的用具传播。

（三）人群易感性

人群普遍易感，易感儿童接触水痘患者后90%发病，以1～5岁儿童多见。6个月以内的婴儿较少见。病后可获持久免疫力，二次感染发病者极少见，但以后可发生带状疱疹。

（四）流行特征

本病一年四季均可发生，以冬春季为高。

【发病机制】 病毒经上呼吸道侵入人体后，先在呼吸道黏膜细胞中增殖，而后进入血流，形成病毒血症，并在单核-吞噬细胞系统内再次增殖后释放入血，形成第二次病毒血症，引起各组织、器官病理性损害。病毒主要侵犯皮肤，偶尔累及内脏。由于病毒间歇性播散入血，导致患者皮疹分批出现，且各类皮疹同时存在。以后因特异性抗体产生，病毒血症终止，症状随之好转。水痘的皮肤病变主要在表皮棘细胞层，故脱屑后一般不留瘢痕。

部分患者水痘痊愈后，病毒可潜伏于脊髓后根神经节和三叉神经节的神经细胞内，形成慢性潜伏性感染。当机体免疫力下降或某些诱因激活病毒时，即可发生带状疱疹。

【临床表现】 潜伏期10～24日，以14～16日多见。典型水痘可分为两期：

（一）前驱期

婴幼儿常无症状或症状轻微。年长儿及成人可有低热、头痛、乏力、咽痛、恶心、食欲减退等症状，持续1～2日后出现皮疹。

（二）出疹期

皮疹首先见于躯干和头部，以后延及面部和四肢。头部、躯干部皮疹密集而四肢皮疹散在，呈向心性分布。皮疹初为红色斑疹，数小时后变为丘疹并发展成疱疹。疱疹为单房性，椭圆形，壁薄，周围有红晕，疱疹处常伴瘙痒。疱疹液透明，后变混浊，若继发感染则呈脓性。1～2日后疱疹从中心开始干枯、结痂，持续1周左右痂皮脱落，一般不留瘢痕。水痘皮疹是分批、连续出现，故病程中在同一部位可见斑疹、丘疹、疱疹、结痂同时存在。部分患者皮疹也可发生于口腔、咽喉、眼结膜、外阴黏膜，破裂后形成溃疡。

水痘为自限性疾病，10日左右自愈。儿童患者症状较轻，成人患者症状较重，易并发水痘性肺炎。免疫功能低下者，易出现播散性水痘，皮疹融合形成大疱。妊娠期感染水痘，可致胎儿畸形、早产或死胎。若多脏器受病毒侵犯，病死率极高。

【辅助检查】

（一）血常规

血白细胞总数正常或稍增高，继发细菌感染时，白细胞计数显著增多，中性粒细胞升高。

（二）血清抗体检测

应用补体结合、免疫荧光等方法检测抗体。

（三）病毒分离

将疱疹液直接接种于人胚成纤维细胞，分离出病毒，再做鉴定，用于非典型病例的诊断。

【治疗要点】

1. 一般及对症治疗　发热期注意水分和营养的补充。加强皮肤护理，避免因抓伤而继发细菌感染。在水痘出疹期，不宜用糖皮质激素及其他的免疫抑制剂，以防病毒播散。

2. 抗病毒治疗　早期应用阿昔洛韦已证明有一定疗效，是治疗水痘-带状疱疹病毒感染的首选药物。2岁以上儿童按体重一次20mg/kg，一日4次，共5日。如在皮疹出现24h内进行治疗，则能控制皮疹发展，加速病情恢复。

3. 并发症治疗　皮肤继发感染者应适当选用抗菌药物。

【预防】

（一）管理传染源

水痘患者应隔离至疱疹全部结痂或出疹后7日。无并发症的患儿多在家中隔离治疗。托幼机构中接触患儿的易感者应检疫3周。

（二）切断传播途径

应重视通风和换气，流行期间水痘易感儿不宜去公共场所。

（三）保护易感人群

1. 主动免疫　采用水痘减毒活疫苗预防注射有较好的预防效果。

2. 被动免疫　密切接触者可用丙种球蛋白0.4～0.6ml/kg，或带状疱疹免疫球蛋白0.1ml/kg，肌内注射，有预防功效。

【常见护理诊断】

1. 体温过高　与水痘病毒感染有关

2. 皮肤完整性受损　与水痘病毒对皮肤损害有关。

3. 有感染的危险　与皮肤损伤有关。

【护理措施】

（一）隔离和消毒

采取呼吸道隔离并做好病室消毒，每日用紫外线照射消毒一次，每次1h。其他污染物、用具等可煮沸或日晒消毒。

（二）一般护理

1. 休息　发热时嘱患者卧床休息。

2. 饮食　给予营养丰富易消化的饮食和充足的水分。

3. 口腔护理　协助患者在饭后、睡前漱口，加强口腔黏膜的清洁卫生，避免口腔内感染。

（三）病情观察

观察生命体征、神志、皮疹，及时发现播散性水痘、肺炎及脑炎等并发症，并给予相应治疗及护理；此外还应观察皮疹发展情况和有无继发细菌感染。

（四）对症护理

1. 发热的护理　可采用物理降温。禁用乙醇擦浴，以避免对皮肤的刺激。

2. 皮疹护理　观察出疹情况及疱疹有无破裂或继发感染。对皮肤瘙痒的患者，在疱疹未破溃处涂擦0.25%炉甘石洗剂，婴幼儿注意剪短指甲，避免抓破皮肤。疱疹破裂后，每日用安尔碘涂擦破损处，保持局部清洁干燥。

【健康教育】

1. 进行预防教育，在水痘流行季节，水痘易感儿不去公共场所，避免与水痘患者接触，并采用水痘减毒活疫苗注射预防水痘。

2. 讲述水痘的发病过程，指导家长做好皮肤护理以预防感染。并说明本病无特效疗法，护理措施得当预后良好。

小结

水痘是由水痘-带状疱疹病毒引起的儿童常见急性传染病。患者是主要传染源，主要通过呼吸道飞沫和直接接触传播。临床特征为全身分批出现或同时存在斑疹、丘疹、疱疹、结痂等各类皮疹，呈向心性分布。采用对症治疗，禁用激素，预后良好。护理措施是对患者实施呼吸道隔离及接触隔离，做好皮疹护理。注射水痘减毒活疫苗可预防水痘的发生。

思考题

简答题

1. 简述水痘皮疹的特点。
2. 简述水痘的预防措施。
3. 简述水痘皮疹的护理措施。

（邵阳医学高等专科学校　邓梦秦）

第七节 流行性腮腺炎

学习目标

1. 掌握流行性腮腺炎的流行病学特征、临床表现及护理措施。
2. 熟悉流行性腮腺炎的预防措施及健康教育。
3. 了解流行性腮腺炎的病原学特点、发病机制及并发症。

流行性腮腺炎（mumps）是由腮腺炎病毒引起的急性呼吸道传染病。主要发生在儿童和青少年。临床特征为腮腺非化脓性炎症，腮腺区肿痛及发热，可累及其他腺体组织或脏器以及神经系统，引起脑膜炎、脑膜脑炎、睾丸炎、卵巢炎和胰腺炎等。本病为自限性疾病，大多预后良好。

【病原学】 腮腺炎病毒属副黏病毒，为单股 RNA 病毒，呈球形，含有 V 抗原（病毒抗原）和 S 抗原（可溶性抗原），感染后可出现相应的抗体。V 抗体有保护作用，一般在感染后 2～3 周出现。S 抗体无保护性，但出现较早，可用于诊断。

腮腺炎病毒抵抗力低，不耐热，56℃ 30 min 可被灭活，对紫外线、甲醛和乙醚敏感。但 4℃时能存活数天。

【流行病学】

（一）传染源

早期患者和隐性感染者均为传染源。腮腺肿大前 7 日至肿大后 9 日，能从唾液中分离出病毒，具有高度传染性。无腮腺肿大的其他器官感染者亦能从腮腺和尿中排出病毒。有脑膜炎者能从脑脊液中分离出病毒。

（二）传播途径

主要通过空气飞沫传播。孕妇感染本病可通过胎盘传染胎儿，导致胎儿畸形或死亡，流产的发生率也增加。

（三）人群易感性

人群普遍易感，感染后可获得持久免疫力。1 岁以下婴幼儿可从母体获得特异性抗体而很少发病，约 90%病例为 1～15 岁的少年儿童，但近年来成人病例有增多的趋势。

（四）流行特征

本病呈全球性分布，全年均可发病，但以冬、春季为高峰，呈散发性或流行性，有时在儿童机构可形成暴发。

【发病机制】 腮腺炎病毒通过飞沫侵入上呼吸道后，在局部黏膜上皮细胞和局部淋巴结中复制，然后进入血液循环，形成第一次病毒血症。病毒经血流侵入腮腺等腺体和中枢神经系统，引起腮腺炎和脑膜炎。病毒在受累部位进一步繁殖复制后，再次进入血流，形成第二次病毒血症，可侵犯第一次病毒血症时未受累的腺体和器官，如颌下腺、舌下腺、睾丸、胰腺等，引起相应的临床表现。因此，流行性腮腺炎实际上是一种系统性、多器官受累的疾病，临床表现形式多样。

流行性腮腺炎的病理特征是受累组织的非化脓性炎症。

【临床表现】 潜伏期 14～25 日，平均 18 日。

部分患者有发热、肌肉酸痛、全身不适、乏力、食欲不振等前驱症状，但大部分患者可无前驱症状。发病 1～2 日后出现颧骨弓或耳部疼痛，腮腺逐渐肿大，体温逐渐上升可达 40℃以上。腮腺肿大先由一侧开始，2～4 日后累及对侧腮腺，双侧肿大者约占 75%。

腮腺肿大的特点是以耳垂为中心，向前、向后、向下扩大，边缘不清，触之有弹性感，并有触痛，局部皮肤发亮，皮温增高，但不红。因腮腺管阻塞，故咀嚼或进食酸性食物等促进唾液分泌增加时疼痛加重。早期腮腺管口常有红肿，按压无脓性分泌物。腮腺肿大 2～3 日达到高峰，持续 4～5 日后逐渐消退。

颌下腺或舌下腺可单独或同时受累。颌下腺肿大时，下颌部明显肿胀，可触及椭圆形腺体。舌下腺肿大时，可见舌下及颈前下颌部肿胀，并出现吞咽困难。

【并发症】

（一）神经系统并发症

可出现脑膜炎、脑膜脑炎或脑炎的表现，其中以脑膜脑炎多见。多发生在腮腺肿大后 4～5 日，少数亦可发生在腮腺肿大前。症状多在 1 周内消失，预后良好。偶可因引发重症脑膜脑炎或脑炎而致死。

（二）睾丸炎或卵巢炎

主要见于青春期后的成年人。睾丸炎发生率占男性成人患者 14%～35%，常发生于病后 6～10 日，突发高热、寒战、睾丸肿大、疼痛，可并发附睾炎、鞘膜积液和阴囊水肿。女性则出现下腹疼痛，明显者可触及肿大的卵巢，有触痛。多为单侧受累，症状持续 3～5 日后逐渐消退。一般不影响生育能力。

（三）胰腺炎

常发生于腮腺肿大后数日，表现为体温再次升高，并出现恶心、呕吐、上中腹疼痛和压痛。多在 1 周内恢复。

【辅助检查】

（一）血常规

白细胞计数大多正常或稍减少，淋巴细胞相对增多。

（二）血清淀粉酶和尿淀粉酶测定

约 90%患者发病早期有血清淀粉酶和尿淀粉酶增高，其增高的程度与腮腺的肿胀程度呈正比。此项检查可作为腮腺炎早期诊断的依据。若考虑并发胰腺炎时，应进一步做血清脂肪酶检测。

（三）脑脊液检查

无脑膜炎表现的患者中，约有 50%患者脑脊液中白细胞计数轻度升高，并可从脑脊液中分离出腮腺炎病毒。

（四）血清学检查

特异性 IgM 抗体检测的敏感性高、特异性强，可作为早期诊断的依据。

（五）病毒分离

从早期患者的唾液、血液、尿液、脑脊液中可分离出腮腺炎病毒。

【治疗要点】

（一）抗病毒治疗

发病早期可试用利巴韦林成人每日 1.0 g，儿童每日 15.0 mg/kg 静脉滴注，疗程 5～7 日。

（二）对症治疗

为减轻腮腺胀痛，局部可选用紫金锭、青黛散或如意金黄散等，以适量食醋调和后外敷，胀痛较重时可给予镇痛药。体温过高时给予药物或物理降温。

（三）并发症治疗

1. 睾丸炎　用丁字带将肿大的睾丸托起，局部冷敷以减轻疼痛，疼痛较剧时可用2%普鲁卡因做精索封闭。男性成人患者，为预防睾丸炎的发生，早期可应用己烯雌酚每次1mg，3次/日口服。

2. 脑膜脑炎　除对高热、头痛、呕吐等进行对症治疗外，可静脉滴注20%甘露醇进行脱水治疗。重症患者可短期应用肾上腺皮质激素治疗。

【预防】

（一）管理传染源

患者采取呼吸道隔离至腮腺肿胀完全消退为止。对于接触者，成人一般不留验，儿童应医学观察3周。

（二）切断传播途径

在流行期间，易感者较多的机构应注意通风、勤晒被褥及空气消毒。

（三）保护易感人群

可用腮腺炎减毒活疫苗进行皮内、皮下接种，亦可采用喷鼻或气雾方法，预防效果可达90%以上。由于患者在症状出现前数日已开始排出病毒，因此对易感者进行预防接种是预防本病的重点。疫苗有致畸的可能性，孕妇不宜使用。有系统性免疫损害者为相对禁忌。年幼体弱者接触患者后5日内应注射特异性免疫球蛋白。

【常见护理诊断】

1. 体温过高　与腮腺炎病毒感染有关。
2. 疼痛　与腮腺炎病毒引起的腮腺炎症有关。
3. 营养失调：低于机体需要量　与高热及进食困难有关。
4. 潜在并发症：腮腺炎脑膜脑炎、睾丸炎、胰腺炎。

【护理措施】

（一）隔离

采取呼吸道隔离。

（二）一般护理

1. 休息　发热或有并发症者应卧床休息。

2. 饮食　保证营养及液体的摄入，给予清淡、易消化的流质或半流质饮食，避免进食酸性食物，以免加剧腮腺疼痛。

（三）病情观察

流行性腮腺炎是多器官受累的疾病，并发症较多，应注意观察病情，以便及早发现并及时处理。

应密切观察：①生命体征；②腮腺肿痛的表现及程度，腮腺导管开口有无红肿及分泌物；③并发症的表现：特别是体温下降后又升高更应注意。发生头痛、恶心、呕吐、脑膜刺激征、病理反射等说明并发脑膜脑炎，发生睾丸肿、痛等说明并发睾丸炎，发生中上腹痛、恶心、呕吐说明并发胰腺炎；④及时了解血常规、血及尿淀粉酶等检查结果。

（四）对症护理

1. 发热的护理　监测体温，高热时可采用头部冷敷、温水或乙醇擦浴进行物理降温或服用适量退热剂。

2. 疼痛的护理　可选用中药制剂局部外敷以减轻疼痛。嘱患者餐后用温盐水漱口，以保持口腔黏膜的清洁卫生，防治继发细菌感染。

3. 并发症的护理　①有睾丸炎者用棉花垫和丁字带将肿胀的睾丸托起，应注意避免束缚过紧影响血液循环；②并发胰腺炎者应注意观察腹痛的表现，并予以禁食，按胰腺炎护理；③脑膜脑炎的护理参见本教材“流行性乙型脑炎”的相关内容。

【健康教育】

1. 宣传预防接种的重要性，特别是要做好儿童的预防接种工作；在流行期间，幼儿园、托儿所等儿童较集中的机构应加强通风、空气消毒等。

2. 进行疾病有关的知识教育，教给家长降温、减轻腮腺疼痛的护理措施及观察并发症的方法。如发现并发症应立即到医院就诊。本病为自限性疾病，大多预后良好。

小结

流行性腮腺炎是由腮腺炎病毒引起的急性呼吸道传染病。传染源是早期患者和隐性感染者，好发于1～15岁的少年儿童。其临床表现以腮腺的非化脓性炎症、腮腺区肿痛为特征，并可累及其他腺体组织或脏器及神经系统，引起睾丸炎、脑膜炎等并发症。护理措施是对患者实施呼吸道隔离，做好腮腺肿痛的护理，密切观察病情，出现并发症及时处理。预防本病的主要措施是对易感者接种腮腺炎减毒活疫苗。

思考题

简答题

1. 简述流行性腮腺炎的临床表现。
2. 简述流行性腮腺炎的预防。

（邵阳医学高等专科学校　邓梦秦）

第八节　流行性乙型脑炎

学习目标

1. 掌握流行性乙型脑炎的临床表现及护理措施。
2. 熟悉流行性乙型脑炎的流行病学特征、治疗要点、预防原则及健康教育。
3. 了解流行性乙型脑炎的病原学、发病机制及辅助检查。

流行性乙型脑炎（epidemic encephalitis B）简称乙脑，是由乙型脑炎病毒引起的以脑实质炎症为主要病变的中枢神经系统急性传染病。本病经蚊虫传播，临床表现以高热、意识障碍、抽搐、脑膜刺激征及病理反射等为特征。重症患者常出现中枢性呼吸衰竭，病死率高，部分患者可留有神经系统后遗症。

【病原学】 乙型脑炎病毒属虫媒病毒 B 组，电镜下病毒颗粒呈球型，核心为单股正链 RNA，外有脂蛋白的包膜。此病毒能寄生在人或动物的细胞内，尤其在神经细胞内更适宜生长繁殖，故又称嗜神经病毒。

该病毒抵抗力不强，易被常用的消毒剂杀灭，加热 100℃ 2 min、56℃ 30min 即可灭活，但耐低温和干燥，用冷冻干燥法在 4℃冰箱中可保存数年。

【流行病学】

（一）传染源

乙脑是一种人畜共患的自然疫源性疾病，人和动物（包括猪、牛、羊、马、鸡、鸭、鹅等）均可成为传染源。在乙脑流行区的家畜、家禽的感染率很高，其中猪的感染率可达 100%（尤其是幼猪），且病毒血症时间长、血液中病毒数量多，故猪被视为本病最主要的传染源。人感染乙脑病毒后的病毒血症时间短、血中病毒量少，作为传染源的意义不如动物重要。

（二）传播途径

乙脑是通过蚊虫叮咬而传播，蚊虫是主要的传播媒介。蚊虫感染病毒后可携带病毒越冬，并可经卵传代，而成为乙脑病毒的长期储存宿主。国内传播乙脑病毒的主要蚊虫是库蚊、伊蚊、按蚊中的某些种，三带喙库蚊是主要传播媒介。

（三）人群易感性

人对乙脑病毒普遍易感，感染后大多数为隐性感染，显性与隐性感染之比为 1∶(1000～2000)。感染后可获持久免疫力。病例主要集中在 10 岁以下儿童，以 2～6 岁组发病率最高，近年来报道成人和老年人的发病率相对增加，可能与儿童计划免疫的实施有关。

（四）流行特征

本病具有严格的季节性，我国主要流行于夏、秋季，约有 90%的病例发生在 7、8、9 三个月。呈高度散发性，发病率与气温、湿度有一定的关系。

【发病机制】 人体被带乙脑病毒的蚊虫叮咬后，病毒进入人体内，先在单核-吞噬细胞系统内繁殖，继而进入血液循环，引起病毒血症。当机体免疫力强时，只形成短暂的病毒血症，病毒很快被清除，不侵入中枢神经系统，临床上表现为隐性感染或轻型病例，并可获得终身免疫力。当机体免疫力弱或病毒量多、毒力强时，病毒可通过血脑屏障进入中枢神经系统，引起中枢神经系统广泛性损害。

乙脑主要病变以脑实质广泛性炎症为主，尤以大脑皮质、中脑、丘脑、大脑基底部最为严重。由于病变的程度及部位不同，故临床上出现多样化的神经系统症状。

【临床表现】 潜伏期 4～21 日，一般为 10～14 日。典型的临床经过可分为 4 期：

（一）初期

病程第 1～3 日，起病急，体温在 1～2 日内升高至 39～40℃，伴头痛、恶心、呕吐，可出现不同程度的精神倦怠和嗜睡。少数患者有颈强直或抽搐。

（二）极期

病程第 4～10 日。本期患者除初期症状加重外，突出表现为脑实质损伤的症状，主要临床表现有：

1. 持续高热　乙脑患者体温常高达 40℃ 以上，多呈稽留热型，可持续 7～10 日，重症者可达3周以上。体温越高、热程越长则病情越重。

2. 意识障碍　为本病的常见症状，可表现为嗜睡、昏睡、谵妄或昏迷等。神志不清最早可见于病程第1～2日，但多发生于第3～8日，通常持续1周左右，重症者可达1个月以上。昏迷越深，持续时间越长，则病情越重。

3. 惊厥或抽搐　是乙脑严重的症状之一。多见于病程第2～5日，可与高热同时存在，常见于重症患者。主要由于高热、脑实质炎症及脑水肿等所致。表现为先有面部、眼肌、口唇的小抽搐，随后肢体抽搐、强直性痉挛，历时数分钟至数十分钟不等。均伴有意识障碍。频繁抽搐导致发绀甚至呼吸暂停，使脑缺氧和脑水肿加重。

4. 呼吸衰竭　是本病最严重的表现和主要的死亡原因，多发生于深度昏迷患者。有中枢性呼吸衰竭、外周性呼吸衰竭和混合性呼吸衰竭3种。

（1）中枢性呼吸衰竭：常因脑实质炎症，尤其是延脑呼吸中枢受损、脑水肿、脑疝和低钠性脑病等引起。表现为呼吸节律不规则或幅度不均，如呼吸表浅、双吸气、叹息样呼吸、潮式呼吸及抽泣样呼吸等，最后呼吸停止。如果出现脑疝，患者除表现上述呼吸异常外，尚有脑疝的其他表现，如剧烈头痛、喷射性呕吐、昏迷加重或者烦躁不安、血压升高、脉搏减慢、瞳孔不等大、肌张力增强及不易控制的反复抽搐等。

（2）外周性呼吸衰竭：多由于脊髓病变引起呼吸肌麻痹、呼吸道痰阻或并发肺部感染等所致。主要表现为呼吸先增快后减慢、胸式或腹式呼吸减弱、呼吸困难、发绀，但呼吸节律整齐。

（3）混合性呼吸衰竭：中枢性及外周性呼吸衰竭并存。高热、抽搐和呼吸衰竭是乙脑极期的严重症状，三者互相影响，互为因果。

5. 其他神经系统症状和体征　多在病程10日内出现，常有浅反射（如腹壁反射、提睾反射）减弱或消失；深反射（如膝腱、跟腱反射）则先亢进后消失；出现病理反射，如巴氏征等可呈阳性；常出现脑膜刺激征，如颈强直、克氏征、布氏征阳性；其他神经受损体征可因病变部位和程度不同而异，如可出现吞咽困难、语言障碍、瘫痪、震颤、大小便失禁等。

（三）恢复期

多数体温逐渐下降，神志转清，以后语言、表情、运动及神经反射逐渐恢复正常，一般于两周左右可完全恢复。少数患者恢复较慢，需1～3个月以上，重症患者可有低热、多汗、失语、瘫痪等，经积极治疗后多数可在6个月内恢复。

（四）后遗症期

有5%～20%的重症患者在发病半年后仍留有精神、神经症状，其中以失语、强直性瘫痪、扭转痉挛、精神失常等较常见，经积极治疗后多可逐渐恢复。

【并发症】　发生率约为10%。以支气管肺炎最为常见，其次是肺不张、败血症、尿路感染、压疮等；重症患者可出现应激性溃疡，导致上消化道出血。

【辅助检查】

（一）血常规

白细胞总数增高，多在（10～20）$\times 10^9$/L或以上；中性粒细胞增至80%以上。少数患者血象始终正常。

（二）脑脊液

外观无色透明或微混浊，压力增高，白细胞计数多在（50～500）$\times 10^6$/L，分类早期以中性粒细胞为主，以后则以淋巴细胞为主。蛋白质轻度增高，糖正常或偏高，氯化物正常。

（三）血清学检查

1. 特异性 IgM 抗体检查　最早在病程第 4 日即出现阳性，可作为早期诊断指标。方法有间接免疫荧光法和酶联免疫吸附试验法。

2. 血凝抑制实验　病程第 5 日抗体可阳性，效价于第 2 周达高峰，持续时间长，可用于临床诊断及流行病学调查。临床诊断需双份血清效价呈 4 倍增高才有意义。

（四）病原学检查

病程第 1 周死亡病例的脑组织可用组织培养法获得病毒，但脑脊液和血中不易分离到。

【治疗要点】　目前尚无特效抗病毒药物，采用中西医结合等综合治疗措施，重点处理好高热、惊厥和呼吸衰竭等危重症状，降低病死率和减少后遗症的发生。

（一）一般治疗

住院隔离治疗，及时补充必要的营养物质，注意水和电解质平衡。

（二）对症治疗

1. 高热　应以物理降温为主和药物降温为辅，使肛温控制在 38℃左右。药物降温可用吲哚美辛（消炎痛栓）、复方氨基比林。高热伴频繁抽搐患者多用亚冬眠疗法，用氯丙嗪和异丙嗪每次 0.5～1 mg/kg 肌内注射，每 4～6 小时 1 次，疗程一般为 3～5 日。

2. 惊厥或抽搐　应针对产生惊厥或抽搐的不同原因进行治疗。

（1）脑水肿所致者，应加强脱水治疗，常用 20%甘露醇静脉滴入，每 4～6 小时 1 次。

（2）脑实质病变所致者，常用抗惊厥药物，其中地西泮（安定）为首选药物，成人每次 10～20 mg，小儿每次 0.1～0.3 mg/kg，肌内或缓慢静脉注射。此外，还可酌情选用水合氯醛、苯巴比妥钠等。

（3）呼吸道分泌物阻塞导致脑细胞缺氧引起抽搐者，应吸痰、吸氧，必要时气管切开。

3. 呼吸衰竭　针对引起呼吸衰竭的不同原因进行治疗。

（1）因脑水肿、脑疝所致的呼吸衰竭应进行脱水治疗。

（2）中枢性呼吸衰竭的患者应用洛贝林、尼可刹米等中枢兴奋剂。

（3）应用阿托品、东莨菪碱等血管扩张剂改善脑微循环，对抢救乙脑中枢性呼吸衰竭有效。

（4）气管内插管、气管切开和人工呼吸器的应用：气管内插管适用于呼吸衰竭发展迅速或者呼吸突然停止者。气管切开适用于深昏迷痰阻塞，经多种处理呼吸功能仍不能改善的患者；中枢性呼吸衰竭，呼吸肌麻痹经吸痰、吸氧仍不能维持其换气功能者。如自主呼吸停止或呼吸减弱、有严重换气障碍患者，可采用人工呼吸器辅助呼吸。

（三）其他治疗

1. 肾上腺皮质激素　可减轻炎症反应，保护血脑屏障，减轻脑水肿。

2. 抗菌药物　合并细菌感染者可选用适当抗菌药物。

（四）中医中药治疗

以清热解毒、芳香化浊等为主，可按卫气症及气营症进行辨证施治。

（五）恢复期及后遗症的治疗

恢复期患者应加强护理，注意营养，防止压疮和继发感染的发生。有后遗症患者，应根据不同病情采用相应的综合治疗措施，如针灸、按摩、理疗和各种功能康复训练。

【预防】　应采取以防蚊、灭蚊和预防接种为主的综合预防措施。

（一）管理传染源

加强对猪的管理。流行季节前对猪进行疫苗接种，能有效地控制乙脑在人群中的流行。

（二）切断传播途径

防蚊、灭蚊是切断传播途径的主要措施。应注意消灭蚊虫孳生地，也可应用灭蚊药物。流行季节应注意采用各种防蚊措施，如蚊帐、驱蚊剂等。

（三）保护易感人群

预防接种是保护易感人群的根本措施。目前我国普遍使用地鼠肾组织培养制成的灭活疫苗，此疫苗安全性大、反应轻、价格低廉、效果好，人群保护率可达60%～90%。疫苗接种的对象为10岁以下儿童和从非流行区进入流行区的人员。疫苗接种应在流行前1个月完成，一般接种2次，间隔7～10日，第二年加强注射一次，连续加强3次后不必再注射，可获得较持久的免疫力。接种时应注意过敏反应，不能与伤寒三联菌苗同时注射，有中枢神经系统疾病和慢性乙醇中毒者禁用。近年来一些新型疫苗如基因工程亚单位疫苗等尚在研究中。

【常见护理诊断】

1. 体温过高　与乙脑病毒感染有关。
2. 意识障碍　与脑实质炎症、脑水肿有关。
3. 有窒息的危险　与乙脑所致惊厥、抽搐有关。
4. 气体交换受损　与呼吸衰竭有关。
5. 自理缺陷　与乙脑所致神经系统病变有关。
6. 潜在并发症：颅内压增高、脑疝。

【护理措施】

（一）隔离与消毒

采取虫媒隔离。做好防蚊、灭蚊措施，保持室内空气流通、安静，室温控制在28℃以下。

（二）一般护理

1. 休息　急性期应卧床休息。昏迷患者应注意及时翻身，防止压疮的发生。

2. 饮食　初期及极期应给以清淡流质饮食，如西瓜汁、豆浆、菜汤、牛奶等，昏迷或有吞咽困难者给予鼻饲或静脉输液，保证入量每日1500～2000 ml，并注意电解质平衡；恢复期应逐渐增加有营养、高热量的饮食。

（三）病情观察

1. 注意观察生命体征，尤应注意观察体温变化，每1～2小时测体温1次，观察呼吸频率、节律，判断有无呼吸衰竭。

2. 观察意识状态，注意意识障碍是否持续加重。

3. 观察惊厥发作先兆、发作次数、每次发作的持续时间、每次抽搐的部位和方式。

4. 观察颅内压增高及脑疝的先兆，重点观察瞳孔大小、形状、两侧是否对称、对光反应是否灵敏等。

5. 准确记录出入水量。

6. 观察有无并发症表现，如有无肺部感染及压疮等症状和体征。

（四）对症护理

1. 高热的护理

（1）密切观察热型、热程和体温的变化，每1～2小时测体温1次。

（2）及时补充热量、水分、电解质和维生素。

（3）采用综合措施控制体温：①物理降温为主，常采用乙醇擦浴、冷盐水灌肠或在大血管处放置冰袋等方法，特别要注意降低头部温度，在头部放置冰帽、冰袋等，采用物理降温要注意防止局部冻伤或坏死；②药物降温可应用解热药，注意用量不宜过大，对于高热伴频繁抽搐的患者可采用亚冬眠疗法，连续治疗3～5日。

（4）降低室温可使用空调，使室温维持在28℃为宜。

2. 惊厥或抽搐的护理

（1）经常巡视病房早期发现惊厥先兆，及时处理。

（2）因呼吸道阻塞所致抽搐者应及时给予吸痰、吸氧，保持呼吸道通畅，必要时行气管切开加压呼吸。

（3）因高热所致抽搐者，积极降温的同时可按医嘱给予镇静剂，并注意观察用药后的反应。

（4）因脑实质病变引起的抽搐，可按医嘱使用抗惊厥药物，同时注意给药的途径、作用时间和副作用，特别注意观察抗惊厥药对呼吸的抑制。

（5）因脑水肿所致抽搐的患者，可进行脱水治疗。护理要注意给药速度、准确记录出入量和水及电解质平衡。

（6）惊厥或抽搐发作时，注意防止窒息和外伤。

3. 呼吸衰竭的护理　及时评估呼吸衰竭的原因并给予相应护理。

（1）因呼吸道分泌物梗阻引起者，及时、彻底吸痰是解除呼吸道梗阻的有力措施，并加强翻身、拍背、引流等以助痰液排出；痰液黏稠者可雾化吸入α-糜蛋白酶。

（2）在保持呼吸道通畅的前提下给予吸氧。

（3）因呼吸肌麻痹者可用新斯的明改善呼吸。

（4）因严重的肺部感染导致呼吸衰竭者应遵医嘱使用抗感染药物治疗。

（5）中枢性呼吸衰竭遵医嘱及时脱水减压；使用中枢呼吸兴奋药，如洛贝林、尼可刹米等；及早应用血管扩张药改善微循环。

（6）必要时可根据病情需要行气管内插管、气管切开或应用人工呼吸器。护士要做好准备，协助医生完成相应的手术操作。

4. 意识障碍的护理

（1）维持有利于痰液排除的体位，及时清除呼吸道分泌物，保持呼吸道通畅。

（2）用生理盐水洗眼，每日1～2次；或用湿生理盐水纱布遮盖眼部。

（3）坚持用生理盐水清洁口腔，每日3～4次，经常用生理盐水涂擦嘴唇。

（4）注意膀胱充盈程度，必要时协助排尿或导尿。

5. 皮肤护理　对昏迷、长时间卧床的患者要定时翻身，用温水擦身，每日1～2次；对受压部位及骨突处，用滑石粉揉摩，垫气圈、海绵垫，如有条件者可睡气垫床；保持床单、被褥清洁、平整、干燥，防止压疮发生。

6. 恢复期及后遗症护理

（1）注意补充营养，防止继发感染。

（2）密切观察患者神志、各种生理功能、运动功能的恢复情况。

（3）对留有后遗症的患者，可进行中西医结合的综合治疗，护士应给予积极、耐心的护理，鼓励并指导患者进行功能锻炼，帮助其尽快康复。

（五）心理护理

乙脑患者一旦住院，病情大多比较危重，患者及其家属因恐慌、焦虑而变得容易激动。医护人员应以高度的责任心、同情心给予关心与照顾，并鼓励患者积极配合治疗，树立战胜疾病的信心。

【健康教育】

1. 进行预防教育，广泛宣传防蚊、灭蚊的方法，并特别强调进行乙脑疫苗接种对疾病预防、控制的重要作用。

2. 讲述乙脑的发病原因、主要临床表现、治疗方法、病程和预后等相关知识。本病无特效治疗，病情轻者约2周左右完全康复，病情重者病死率在15%以上，存活者可留有不同程度后遗症，使患者及家属了解此病，以便能积极配合治疗。

3. 对留有后遗症的患者，应向患者及其家属耐心讲解积极进行康复治疗的意义，尽可能使患者的功能障碍于6个月内恢复，以防形成不可逆性后遗症。还应指导患者家属进行鼻饲、皮肤口腔清洁、按摩、肢体功能锻炼及语言训练等方法，促进患者康复。

小结

流行性乙型脑炎是由乙型脑炎病毒引起的急性中枢神经系统传染病。主要通过蚊虫传播，常流行于夏秋季，10岁以下儿童多发。临床上以高热、意识障碍、惊厥、呼吸衰竭和脑膜刺激征及病理反射等为特征。护理措施是降温、抗惊厥、保持呼吸道通畅以及防止并发症的发生。预防乙脑应采取防蚊、灭蚊和预防接种为主的综合预防措施。

思考题

病例分析题

患儿，女，9岁。3天来发热，体温39℃左右，伴头痛、恶心、呕吐，共呕吐3次，为胃内容物，于8月12日急诊入院。居住地蚊虫较多，乙脑疫苗接种史不详。

身体评估：T39.8℃，P104次/分，BP100/70 mmHg，R28次/分，节律整齐，发育正常，营养良好，嗜睡，颈有抵抗，心、肺、腹（－），克氏征（＋），巴氏征（＋）。

辅助检查：血常规：WBC 20.0×10^9/L，N 85%，L 15%。脑脊液检查：外观清亮，WBC 420×10^6/L，分类：N 82%，L 18%，蛋白轻度增高，糖、氯化物正常。

问题

1. 该患者最可能的诊断及其诊断依据有哪些？
2. 存在哪些主要的护理诊断？
3. 如何对患者实施护理？
4. 结合所学知识谈谈如何预防该病的发生。

（湖南环境生物职业技术学院 周 全）

第九节 肾综合征出血热

学习目标

1. 掌握肾综合征出血热的临床表现特点及护理措施。
2. 熟悉肾综合征出血热的流行病学特征及预防措施。
3. 了解肾综合征出血热的病原学特点、发病机制及治疗要点。

肾综合征出血热（hemorrhagic fever with renal syndrome，HFRS），又称流行性出血热，是由汉坦病毒引起的，以鼠类为主要传染源的一种自然疫源性疾病。本病主要临床特征为发热、休克、充血、出血和肾脏损害。广泛流行于亚欧等国，我国为高发区。

【病原学】 汉坦病毒为负性单链 RNA 病毒。病毒的核蛋白有较强的免疫原性和稳定的抗原决定簇。宿主感染病毒后核蛋白抗体出现最早，有利于早期诊断。膜蛋白中含有中和抗原，诱导机体产生的中和抗体具有保护作用。

由于抗原结构不同，汉坦病毒至少有 20 个以上血清型。其中Ⅰ型汉滩病毒、Ⅱ型汉城病毒、Ⅲ型普马拉病毒和Ⅳ型希望山病毒是经世界卫生组织认定的。我国所流行的主要是Ⅰ型和Ⅱ型病毒。近年来在我国还发现了Ⅲ型普马拉病毒。由于病毒型别不同，引起人类疾病的临床症状轻重有所不同，其中Ⅰ型较重，Ⅱ型次之。

汉坦病毒不耐热、不耐酸，高于 37℃或 pH5.0 以下易灭活，对乙醚、氯仿和去氧胆酸盐等脂溶剂均敏感，对紫外线、乙醇和碘酒等消毒剂敏感。

【流行病学】

（一）传染源

许多脊椎动物可携带此病毒，主要是啮齿类动物。在我国黑线姬鼠、褐家鼠等宿主动物为主要传染源，林区则主要是大林姬鼠。其他动物如猫、犬、猪、兔等也可作为传染源。患者早期的血和尿中携带汉坦病毒，但一般不会造成传染。因此，患者不是主要传染源。

（二）传播途径

1. 呼吸道传播　携带病毒的鼠类排泄物，如尿、粪、唾液等污染尘埃后形成气溶胶，通过呼吸道感染人体。

2. 消化道传播　进食被携带病毒的鼠类排泄物污染的食物，经口腔黏膜、胃肠道黏膜感染。

3. 接触传播　被鼠咬伤或破损伤口接触携带病毒的鼠类排泄物或血液后亦可导致感染。

4. 母婴传播　孕妇感染本病后，可经胎盘感染胎儿。

5. 虫媒传播　寄生在鼠类身上的革螨或恙螨亦有可能传播本病，尚待证实。

（三）人群易感性

人群普遍易感，以显性感染为主。感染后可获终身免疫，且各型之间有交叉免疫。本病隐性感染率可达 3.5%～4.3%。

（四）流行特征

1. 地区性　本病主要流行于亚洲，其次是欧洲和非洲，我国疫情最重。目前我国的流行趋势是老疫区病例逐渐减少，新疫区病例不断增加。

2. 季节性　全年均有病例发生，但有明显高峰季节。黑线姬鼠传播者以 11 月至次年 1 月为高峰，5 至 7 月为小高峰。褐家鼠传播者 3 至 5 月为高峰。大林姬鼠传播者发病高峰在夏季。

3. 人群分布　以男性青壮年农民和野外作业者居多，其他人群亦可发病，发病多少取决于与传染源接触机会的多少。

【发病机制】　病毒进入人体后随血流侵入组织器官，进一步增殖后再进入血流引起病毒血症。病毒的直接作用和感染后引起的免疫反应可导致细胞结构和器官功能损伤，其发生机制包括：

1. 病毒直接作用　病毒主要作用于血管内皮细胞，引起血管壁通透性及脆性增加，血浆外渗，进而导致组织的水肿、出血等。

2. 免疫损伤

（1）Ⅲ型变态反应（免疫复合物损伤型）　病毒抗原与机体产生的特异性抗体结合，形成免疫复合物（IC），IC 沉积在患者皮肤小血管壁、肾小球基底膜、肾小管和肾间质血管等处，激活补体，造成小血管壁及肾脏病变。IC 还可与血小板结合，引起凝血功能障碍，导致出血。故 IC 的形成和沉积是本病血管、肾脏损伤及其他病理变化的重要原因。

（2）其他免疫反应　与Ⅰ型、Ⅱ型及Ⅳ型变态反应等均有关，引起一系列临床症状和脏器功能损伤。

3. 细胞因子和介质的作用　汉坦病毒能诱发机体的吞噬细胞和淋巴细胞等释放各种细胞因子和介质，引起发热、休克和多器官功能衰竭。

全身小血管的广泛损伤是本病的最基本病理改变。

【临床表现】　潜伏期 4～46 日，平均 7～14 日，典型病例可有以下 5 期经过，非典型和轻型患者可有越期现象，而重型患者则可出现发热期、休克期、少尿期互相重叠。

（一）发热期

病程第 1～3 日，除发热外，主要为全身中毒症状、毛细血管损伤和肾损伤的表现。

患者多起病急，畏寒、发热，体温常为 39～40℃，以稽留热多见。热程多为 3～7 日，较少超过 10 日。一般体温越高，热程越长，病情越重。

全身中毒症状表现为全身酸痛，以头痛、腰痛、眼眶痛为突出。头痛、腰痛及眼眶痛，一般称之为“三痛”。这是由于血管扩张及组织充血、水肿所引起。多数患者还可出现恶心、呕吐、食欲减退、腹泻、腹痛等消化系统症状。重症患者出现嗜睡、躁动不安、谵妄或抽搐等神经精神症状。

毛细血管损伤一般出现于发热 2～3 日后，主要表现为充血、出血和渗出水肿。皮肤充血可见面部、颈部及前胸部皮肤充血潮红（彩图 1），一般称“三红”，重者呈“酒醉貌”（彩图 2）。黏膜出血常见于软腭呈针尖样出血点；皮肤出血以腋下、胸背部最为突出，常呈搔抓样或条索状（彩图 3）。少数患者可有鼻出血、咯血、血尿或黑便（彩图 4）。渗出水肿表现为眼睑、球结膜水肿，轻者眼球转动时结膜有漪涟波，重者球结膜呈水泡样（彩图 5）。部分患者可出现腹水。

肾脏损害主要表现为尿量减少、蛋白尿和尿镜检可发现管型等。

（二）低血压休克期

发生于病程第 4～6 日，一般可持续 1～3 日，短者数小时，长者可达 6 日以上。轻型患者可表现为一过性低血压，重症患者出现休克。血压初降时可表现为面色潮红、四肢温暖，之后则转为面色苍白、口唇青紫、四肢厥冷、脉搏细弱、尿量减少等。患者全身中毒症状和出血现象可更加明显。少数顽固性休克患者，还可出现发绀、DIC、脑水肿、急性呼吸窘迫综合征（ARDS）和急性肾衰竭。

（三）少尿期

少尿期一般发生在病程第5～8日，常继低血压休克期后出现，或与发热期、低血压休克期同时出现。此期主要表现为尿毒症、酸中毒和水、电解质紊乱，严重者出现高血容量综合征和肺水肿。临床表现为厌食、恶心、呕吐、腹胀、腹泻、顽固性呃逆，严重者可有头晕、头痛、嗜睡，甚至昏迷等。酸中毒表现为呼吸增快或Kussmaul呼吸。电解质紊乱则以高钾、低钠、低钙为主。水、钠潴留则进一步加重组织的水肿，可出现腹水，严重者可出现高血容量综合征和肺水肿表现，如水肿、血压升高、脉压增大、脉搏洪大、颈静脉怒张、心率增快等。由于DIC、血小板功能障碍等使出血加重，患者表现为皮肤瘀斑增加、鼻出血、呕血、便血、咯血和血尿，甚至颅内出血等。

（四）多尿期

多发生在病程第9～14日，通常持续7～14日。由于此期新生的肾小管吸收功能尚未完善，因而肾的浓缩功能差，加之体内潴留的尿素氮等物质的渗透性利尿作用，尿量开始逐渐增加。根据尿量和氮质血症情况可分为以下3期：①移行期：每日尿量可从400 ml增至2000 ml，但尿素氮及肌酐反而上升，症状加重。②多尿早期：每日尿量超过2000 ml，氮质血症未见改善，症状仍重。③多尿后期：每日尿量超过3000 ml，氮质血症逐渐好转，精神、食欲逐渐恢复。每日尿量一般可达4000～8000 ml，少数可高达10 000 ml以上。若不能及时补充水和电解质，则易发生低血容量性休克、低钠、低钾等。此期由于机体抵抗力下降，易继发感染，进而引发或加重休克。

（五）恢复期

在病程第3～4周后，尿量逐渐恢复至正常（2000 ml/d以下），精神、食欲基本恢复正常。肾功能的完全恢复则需要1～3个月，重者可达数月或数年之久。

【并发症】

1. 腔道出血　可表现为呕血、便血、咯血、鼻出血、腹腔出血、阴道出血等，如大量出血可导致继发性休克和肾衰竭。

2. 肺水肿　多见于休克期和少尿期。一种为急性呼吸窘迫综合征（ARDS），由肺间质水肿引起，死亡率高达67%之多；一种为心源性肺水肿，由肺泡内渗出引起。

3. 中枢神经系统并发症　包括由汉坦病毒引起的脑炎、脑膜炎、高血压脑病和颅内出血等。

4. 其他并发症　如心肌损害、肝损害、继发感染、自发性肾破裂等。

【辅助检查】

（一）血常规

白细胞总数正常，病程第3～4日后逐渐升高达（15～30）$\times 10^9$/L。早期以中性粒细胞升高为主，后以淋巴细胞升高为主，并可出现异型淋巴细胞，有助于早期诊断。血红蛋白、红细胞数在发热后期至低血压休克期因血液浓缩而升高，少尿期下降。血小板也减少。

（二）尿常规

病程第2日可出现尿蛋白，第4～6日尿蛋白常达+++～++++，镜检可见管型、白细胞、红细胞和巨大融合细胞。突然出现大量尿蛋白对诊断很有帮助。部分患者尿中可出现膜状物，为大量蛋白和脱落上皮的凝聚物。

（三）血液生化检查

1. 血中尿素氮和肌酐 多在低血压休克期开始升高，少数发热期即可升高。

2. 血气分析 发热期由于过度通气可有呼吸性碱中毒，休克期、少尿期则以代谢性酸中毒为常见。

3. 血清电解质 血 Na^{+}、Cl^{-}、Ca^{2+} 在各期多降低；血 K^{+} 在少尿期升高，多尿期降低。

（四）免疫学检查

1. 特异性抗原检查 早期患者的血清、外周血细胞及尿沉渣细胞中均可检出病毒抗原。

2. 特异性抗体检查 IgM 抗体于病后 1～2 日即可检出，1∶20 为阳性。IgG 型抗体出现较晚，1∶40 为阳性，1 周后滴度升高 4 倍或以上具有诊断意义。

【治疗要点】 本病以综合疗法为主，早期应用抗病毒治疗，中晚期主要是对症治疗。治疗原则为“三早一就”，即早发现、早休息、早治疗及就近治疗，治疗中要注意防治休克、出血和肾衰竭。

（一）发热期

1. 抗病毒治疗 发病 4 日内可应用利巴韦林，每日 800～1000 mg，加入 10%葡萄糖液中静滴，持续 3～5 日。

2. 减轻外渗 可给予芦丁、维生素 C 等静滴，以降低血管通透性。发热后期给予 20%甘露醇静滴，以提高血浆渗透压，减轻外渗和组织水肿。

3. 改善中毒症状 高热以物理降温为主，忌用强烈发汗退热药。中毒症状重者可给予地塞米松 5～10 mg 静滴。呕吐频繁者可给予甲氧氯普胺（灭吐灵）10 mg 肌注。

4. 预防 DIC 适当给予低分子右旋糖酐静滴，以降低血液黏稠度、预防 DIC。

（二）低血压休克期

1. 补充血容量 宜早期、快速、适量补充血容量，液体应晶体液与胶体液结合，晶体溶液以平衡盐溶液为主，胶体溶液常用低分子右旋糖酐、血浆、白蛋白等。由于本期存在血液浓缩，不宜应用全血。

2. 纠正酸中毒 给予 5%碳酸氢钠溶液，不但能够纠正酸中毒，还具有扩容作用。

3. 改善微循环 可应用血管活性剂，如多巴胺等。

（三）少尿期

1. 严格控制入量 原则是“量出为入，宁少勿多”。每日补液量为前一日排出量再加 500～700 ml。液体以高渗葡萄糖液为主，以减少体内蛋白质的分解，控制氮质血症。

2. 促进利尿 少尿初期可应用 20%甘露醇 125 ml 静脉注射，以减轻肾间质水肿。常用利尿药物为呋塞米，可从小剂量开始，逐步加大用量至每次 100～300 mg，静脉注射，4～6 h 重复一次。亦可应用血管扩张剂如酚妥拉明、山莨菪碱。

3. 导泻 导泻可使体内液体、电解质和尿素氮等通过肠道排出体外，对缓解尿毒症、高血容量综合征等有较好的效果。可口服甘露醇粉 25 g 或 20%甘露醇 125 ml，每日 2～3 次。

4. 透析疗法 对于明显氮质血症、高血钾及高血容量综合征的患者可进行血液透析治疗。

（四）多尿期

移行期和多尿早期的治疗同少尿期，多尿后期主要是维持水和电解质平衡，防治继发感染。

（五）恢复期

应加强营养，注意休息，逐渐增加活动量，定期复查肾功能等。

【预防】

（一）管理传染源

防鼠、灭鼠是预防本病的关键。

（二）切断传播途径

加强食品卫生及个人防护，防止鼠类排泄物污染食物，不用手接触鼠类及其排泄物。进入疫区或野外工作人员应按要求戴口罩，穿“五紧服”，系好领口、袖口等，并避免被鼠类咬伤。还应注意防螨、灭螨。

（三）保护易感人群

高危人群应接种疫苗，我国研制的沙鼠肾细胞疫苗（Ⅰ型汉滩病毒）和地鼠肾细胞疫苗（Ⅱ型汉城病毒），每次 1 ml，共注射 3 次，保护率 88%～94%。一年后加强注射 1 次。

【常见护理诊断】

1. 体温过高　与汉坦病毒感染有关。
2. 组织灌注量改变　与血管壁损伤造成血浆大量外渗有关。
3. 体液过多　与血管通透性增加及肾脏损害有关。
4. 皮肤完整性受损　与血管壁损伤造成出血有关。
5. 潜在并发症：出血、肺水肿、继发感染。

【护理措施】

（一）一般护理

1. 休息　发病后应绝对卧床休息，且不宜搬动，以免加重组织脏器的出血，轻型患者注意劳逸结合。恢复期患者仍要注意休息，逐渐增加活动量。

2. 饮食　①给予高热量、高维生素、清淡可口、易消化的流质或半流质饮食；②发热期应注意适当补充液体；③少尿期限制液体摄入，限制钠盐及蛋白质的摄入，以免加重钠水潴留、氮质血症。患者口渴时，可以采用漱口或湿棉签擦拭口唇的方式予以缓解；④多尿期应注意液体及电解质等的补充，指导患者多食用含钾高的食物，如橘子、香蕉等；⑤消化道出血的患者应予禁食。

（二）病情观察

本病具有病情危重且变化快的特点，因此，及时而准确的病情观察是本病护理的重点。病情观察包括：①密切监测生命体征及意识状态的变化；②充血、渗出及出血的变化：如“三红”、“三痛”的变化，皮肤瘀斑的分布、大小及有无破溃，有无腔道出血等表现；③严格记录 24 h 出入量，注意尿量、颜色、性状及尿蛋白的变化；④氮质血症的表现：注意有无厌食、恶心、呕吐、顽固性呃逆等症状；⑤有关检查：血尿素氮、肌酐、电解质及酸碱平衡的监测及血小板、凝血功能检查等。

（三）对症护理

1. 高热的护理　①监测体温的变化；②物理降温可应用冰袋冷敷，忌用乙醇擦浴以免加重皮肤充血、出血；③忌用强烈退热药，以免出汗过多进一步丧失血容量。

2. 肾衰竭的护理　①遵医嘱给予利尿、导泻、放血或血透治疗，观察疗效；②记录 24 h 出入液量，严格控制入量，坚持“量出而入”的原则；③及时抽血进行肾功能、电解质检测；④出现高血容量综合征者，应立即减慢输液速度或停止输液；取半坐位或坐位，双下肢下垂，并报告医生。

3. 循环衰竭的护理 ①迅速建立静脉通道，遵医嘱准确、迅速地补液，以扩充血容量，应用碱性液及血管活性药，以迅速纠正休克。快速扩容时，注意观察心功能，避免发生急性肺水肿；②给予吸氧；③做好各种抢救的准备工作，如交叉配血、备好抢救药品及抢救设备；④监测脉搏、血压、心率、四肢冷暖、尿量及神志；并观察治疗效果。

4. 皮肤、黏膜的护理 ①保持皮肤清洁，禁用肥皂、乙醇擦拭皮肤；②避免推、拉、拽等动作，以免造成皮肤破损；③保持床单位清洁、平整，衣着宽松，内衣裤勤换洗。

【健康教育】

1. 进行预防疾病的教育，大力宣传防鼠、灭鼠的重要性；注意加强食品卫生和个人防护；提倡高危人群接种疫苗，以预防肾综合征出血热。

2. 向患者及家属介绍本病的发生、发展过程，目前无特效治疗药物，且病情变化快并危重，患者应按医护要求进行治疗，以便顺利康复。

3. 由于肾功能的完全恢复需要较长时间，出院后仍需继续休息1～3个月，加强营养，并定期复查血、尿常规及肾功能。

小结

肾综合征出血热是由汉坦病毒引起的自然疫源性疾病，鼠为主要传染源，可经多途径传播。临床上以发热、充血、出血、休克和急性肾衰竭为主要表现。典型病例有发热期、低血压休克期、少尿期、多尿期、恢复期五期经过。本病经适当治疗多在发病后3～4周后逐渐恢复。重症患者要经过三关：休克关、肾衰竭关和大出血关，预后较差。护理措施是做好病情观察及各种治疗的配合，针对患者的各种症状如发热、体液过多、体液不足进行对症护理。预防本病的关键是做好防鼠、灭鼠工作，加强食品卫生及个人防护，高危人群接种疫苗。

思考题

病例分析题

患者，男，31岁。5日前患者无明显诱因出现畏寒、高热，体温最高达40.3℃，伴头痛、眼眶痛和腰痛、乏力、恶心、食欲不振、腹泻，为稀水样便，4～5次/日。于当地医院就诊，考虑“肠炎”，予退热补液治疗，病情无明显好转。4日前开始出现尿少，200～300 ml/d。2日前体温恢复正常，尿量逐渐减少至不足100 ml/d。因病情加重于4月26日急诊入院。

患者为河北省人，1月前来京打工，住处有老鼠，无类似发病者。

身体评估：T36.7℃，R36次/分，P102次/分，BP160/100 mmHg，神清，颜面、颈部及前胸部皮肤轻度充血，前胸可见多个瘀点，眼睑水肿，球结膜水肿、充血，双肺可闻及散在湿啰音，肝、脾不大，肾区叩痛（+），双下肢无水肿，脑膜炎刺激征（－），病理反射（－）。

辅助检查：①血常规：Hb122.4 g/L，WBC 15×10^9/L，N 65%，L 30%，异型淋巴细胞5%，血小板 60×10^9/L。②尿常规：尿蛋白（+++），白细胞2～3个/HP，红细胞满视野。③血生化：BUN 20.4 mmol/L，Scr 610 μmol/L。

问题

1. 该患者可能的诊断及诊断依据是什么？
2. 存在哪些主要的护理诊断？
3. 如何对患者实施护理？

（邵阳医学高等专科学校 邓梦秦）

第十节 狂犬病

学习目标

1. 掌握狂犬病的流行病学特点、临床表现及预防措施。
2. 熟悉狂犬病的治疗、护理措施及健康教育。
3. 了解狂犬病毒的病原学特点、发病机制及病理特点。

狂犬病（rabies）又名恐水症，是由狂犬病毒引起的一种以侵犯中枢神经系统为主的急性人兽共患传染病。人多因被病兽咬伤而感染发病。临床表现为特有的恐水、怕风、恐惧不安、咽肌痉挛、进行性瘫痪等。病死率几乎达100%。

【病原学】 狂犬病毒是一种嗜神经病毒，属弹状病毒科。病毒形似子弹，核心是单股负链RNA，外绕以蛋白质衣壳，表面有脂蛋白和糖蛋白包膜。从患者或病兽体内分离的病毒称野毒株或街毒株，其特点是致病力强。街毒株经多次在兔脑内传代后成为固定毒株，其毒力减弱，对人和犬失去致病力，但仍然保持其免疫原性，故可供制备疫苗。

狂犬病毒易为紫外线、苯扎溴铵（新洁尔灭）、碘酊、高锰酸钾、乙醇、甲醛等灭活，加热100℃ 2min可灭活。

【流行病学】

（一）传染源

带狂犬病毒的动物是本病的传染源，我国狂犬病的主要传染源是病犬，其次为病猫，狼、狐狸、食血蝙蝠等也能传播本病。近年来有多起报道，人被“健康”的犬、猫抓咬后而患狂犬病。一般认为狂犬病患者很少感染他人。

（二）传播途径

病毒主要通过咬伤传播，也可由带毒的唾液经各种伤口和抓伤、舔伤的皮肤黏膜甚至结膜而侵入体内，少数可在宰杀病犬、切割、剥皮等过程中被感染。偶可因吸入蝙蝠群居洞穴中含病毒的气溶胶经呼吸道感染发病。

（三）人群易感性

人群普遍易感。兽医与动物饲养员感染多见。人被病犬咬伤而未预防接种者，发病率为15%～30%，若及时进行伤口处理和全程接种疫苗后，其发病率可降至0.2%～0.3%。被病兽咬伤是否发病与下列因素有关：①咬伤部位：头、面、颈、手指处被咬伤后发病机会多；②咬伤的严重性：伤口深而大者发病率高；③伤口局部处理情况：咬伤后迅速彻底清洗者发病机会降低；④及时、全程、足量注射狂犬病疫苗和免疫球蛋白者发病率低；⑤被咬伤者免疫功能低下或免疫缺陷者发病机会多。

【发病机制】 狂犬病毒自皮肤或黏膜破损处侵入人体后，对神经组织有强大的亲和力，致病过程可分为三个阶段：①组织内病毒小量增殖期：病毒先在伤口附近的肌细胞小量增殖，在局部可停留 3 日或更久，然后入侵近处的末梢神经；②侵入中枢神经系统期：病毒沿周围神经的轴突向中枢神经系统向心性扩展，主要侵犯脑干和小脑等处的神经细胞；③向各器官扩散期：病毒从中枢神经沿周围神经呈离心性扩散，侵入各器官组织，尤以唾液腺、舌部味蕾、嗅神经上皮等处病毒量较多。

由于迷走、舌咽及舌下脑神经核受损，致吞咽肌及呼吸肌痉挛，临床上出现恐水、吞咽和呼吸困难等症状。交感神经受累可出现唾液腺和汗腺分泌增加。交感神经节、迷走神经节和心脏神经节的损害，可引起心血管功能紊乱和猝死。

病理变化主要为急性弥漫性脑脊髓膜炎，尤以大脑基底部海马回、脑干和小脑等处为重。脑实质充血、水肿，伴有脑组织和脑膜的点状出血，镜下可见非特异性神经细胞变性和炎性细胞浸润。在患者的神经细胞胞质中可见嗜酸性包涵体，称内基小体，为狂犬病毒集落，是本病特征性病变，具有诊断意义。

【临床表现】 潜伏期一般为 1～3 个月，最长可达 10 年以上。典型临床经过分三期：

（一）前驱期

常有低热、倦怠、头痛、恶心、全身不适等非特异性症状，继而出现烦躁、惊恐不安，对声、光、风等刺激敏感并有咽喉紧缩感。已愈合的伤口及其神经支配区有痒、痛、麻及蚁走感，是最有意义的早期症状。本期持续 2～4 日。

（二）兴奋期

患者逐渐进入高度兴奋状态，突出表现为表情极度恐怖，恐水、怕风、发作性咽肌痉挛及呼吸困难，伴有体温升高（38～40℃）。恐水为本病的特征，但不一定每例都有。典型患者虽极渴但不敢饮水，见水、闻水声或仅提及饮水时均可引起咽肌痉挛。严重发作时可出现全身肌肉阵发性抽搐，因呼吸肌痉挛致呼吸困难和发绀。患者常出现大汗、流涎、瞳孔散大、心率增快、血压升高等交感神经功能亢进表现。多数患者神志清晰，部分患者可出现精神失常、幻听等。本期持续 1～3 日。

（三）麻痹期

患者痉挛发作停止，进入全身弛缓性瘫痪，渐由安静进入昏迷状态，最后因呼吸、循环衰竭而死亡。本期持续 6～18 h。

本病全程一般不超过 6 日。

【辅助检查】

（一）血常规及脑脊液检查

血白细胞总数轻至中度增多，中性粒细胞占 80%以上。脑脊液细胞数及蛋白质可稍增多，糖及氯化物正常。

（二）免疫学检查

1. 狂犬病毒抗原检测　可取患者的唾液或脑脊液直接涂片、角膜印片。也可取咬伤部位皮肤组织或脑组织通过免疫荧光法检测抗原，阳性率可达 98%。

2. 狂犬病毒抗体检测　国内多采用酶联免疫吸附试验（ELISA）检测血清中特异性抗体，该抗体仅在疾病晚期出现。

（三）病理学检查

取动物或死者脑组织做切片染色，镜检找内基小体，阳性时可确诊。

【治疗】 狂犬病发病后以对症、综合治疗为主。

（一）一般治疗

隔离患者，防止唾液污染。尽量保持患者安静，减少声、光、风等刺激。

（二）对症治疗

加强监护，镇静，解除痉挛；给氧，必要时气管切开；纠正酸中毒，维持水、电解质平衡；纠正心律失常，稳定血压；出现脑水肿时给予脱水剂等。

【预防】

（一）管理传染源

加强犬的管理，捕杀野犬，管理和免疫家犬，是预防狂犬病最有效的措施。病犬、病猫及其他病兽应立即击毙并焚毁或深埋。

（二）伤口处理

及时、有效地处理伤口至关重要。

1. 伤后应尽快用20%肥皂水或0.1%苯扎溴铵（新洁尔灭）或清水彻底冲洗伤口至少半小时，伤口深时要用注射器反复灌注冲洗，力求去除狗涎，挤出污血。注意苯扎溴铵不可与肥皂水合用。

2. 冲洗后用75%乙醇或2%碘酊涂擦伤口。伤口一般不予缝合或包扎，以便排血引流。

3. 若咬伤部位为头、面、手、颈部或严重咬伤者还需应用抗狂犬病免疫血清或抗狂犬病免疫球蛋白，在伤口底部及其周围行局部浸润注射（免疫血清试验阳性者可进行脱敏注射）。

4. 需注意预防破伤风及细菌感染，必要时使用破伤风抗毒素及抗菌药物。

（三）预防接种

1. 主动免疫　目前我国常用的是地鼠肾细胞疫苗。

（1）暴露前预防接种：主要用于高危人群，即兽医、山洞探险者，从事狂犬病毒研究人员和动物管理人员。共接种3次，于0、7、21日各肌内注射一针，每次2ml，1～3年加强注射一次。

（2）暴露后预防接种：凡被犬或其他可疑动物咬伤、抓伤者或医护人员破损的皮肤被狂犬病患者的唾液玷污者，均需做暴露后预防。共接种5次，分别在0、3、7、14和30日各肌内注射一次，每次2ml。严重咬伤者疫苗可加用至全程10针，即当日至第6日每日一针，随后分别于第10、14、30、90日各注射一针。

2. 被动免疫　常用的制品有人抗狂犬病毒免疫球蛋白和抗狂犬病马血清，以前者为佳。抗狂犬病马血清使用前应做皮肤过敏试验。咬伤严重或伤口在头面、手、颈部等部位，咬人动物又确有狂犬病可能时，须立即注射。可用人抗狂犬病毒免疫球蛋白（或抗狂犬病马血清）总量的一半于局部伤口周围行浸润注射，剩余剂量行肌内注射。

【常见护理诊断】

1. 体液不足　与饮水、进食困难、多汗有关。

2. 气体交换受损　与呼吸肌痉挛有关。

3. 潜在并发症：惊厥、呼吸衰竭、循环衰竭。

【护理措施】

（一）隔离和消毒

采取接触隔离；患者住单人病房。及时清理患者口腔分泌物，并进行严格消毒。

（二）一般护理

1. 休息 绝对卧床休息，保持病室安静、光线暗淡，避免风、光、声的不良刺激。狂躁患者应注意安全，设置防护栏，必要时给予约束。

2. 饮食 应给予鼻饲高热量流质饮食，若插鼻饲管有困难时，插管前可在患者咽喉部喷涂可卡因溶液。必要时静脉输液。

（三）病情观察

应密切观察：①生命体征；②恐水、恐风的表现及变化；③抽搐部位、持续时间及发作次数；④麻痹期应密切观察呼吸与循环衰竭的进展情况；⑤记录24小时出入水量。

（四）对症护理

1. 减少肌肉痉挛的措施 ①避免各种不良的刺激：不在病室内放水容器，不使患者闻及水声，不在患者面前提及水字。输液时注意将液体部分遮挡，操作过程中勿使液体触及患者，关好门窗避免风的刺激，使用门帘、窗帘避光；②各种检查、治疗与护理尽量集中进行，操作时动作要轻巧，以减少对患者的不良刺激；③遵医嘱给以镇静止惊治疗。

2. 呼吸衰竭的护理 ①保持呼吸道通畅，及时清除口腔及呼吸道分泌物；②必要时做好气管切开的准备工作；③呼吸肌麻痹者行人工呼吸机辅助呼吸。

（五）心理护理

狂犬病患者大多数神志清醒，内心恐惧不安，加上恐水造成的痛苦，故对待患者应倍加爱护与同情、语言谨慎，做好治疗与专人护理，使之有安全感。

【健康教育】

1. 宣传狂犬病对人类的严重危害和预防措施，说明本病缺乏特效疗法，被病兽咬伤后应立即、彻底进行伤口处理及预防接种，并加强对犬的管理，预防狂犬病。

2. 讲述狂犬病的临床表现，恐水、怕风、兴奋、咽肌痉挛原因，嘱家属避免刺激患者，配合治疗及护理。

小结

狂犬病是由狂犬病毒引起的急性传染病，人多因被病兽咬伤而感染。临床特点有恐水、怕风、恐惧不安、咽肌痉挛、进行性瘫痪。由于本病缺乏特效疗法，一旦发作病死率几乎达100%，因此被病兽咬伤后，应及时、有效地进行伤口处理和预防接种，这对预防狂犬病有着极其重要的作用。护理措施是控制肌肉痉挛，保持呼吸道通畅，防止窒息，维持水、电解质平衡。

思考题

简答题

1. 简述被狂犬咬伤后的伤口处理方法。
2. 如何进行狂犬病的主动免疫？

（邵阳医学高等专科学校 邓梦秦）

第十一节 登革热

学习目标

1. 掌握登革热的临床表现及护理措施。
2. 熟悉登革热的流行病学特征、预防措施及健康教育。
3. 了解登革热的病原学特点、发病机制及治疗要点。

登革热（Dengue fever，DF）是由登革热病毒引起的，经伊蚊传播的一种急性传染病。临床特征为起病急骤，高热，全身肌肉、骨骼及关节痛，极度疲乏，部分患者可有皮疹、出血倾向和淋巴结肿大和白细胞减少。

本病主要在热带和亚热带地区流行。我国首次正式的登革热流行是在1978年发生于广东省的佛山市，至今共有4个血清型登革病毒均先后在我国被发现。

【病原学】 登革热病毒属B组虫媒病毒，现归入黄病毒科黄热病毒属。电镜下，病毒颗粒呈哑铃状、棒状或球形。髓核基因组为单股正链RNA。登革病毒可分为Ⅰ、Ⅱ、Ⅲ、Ⅳ4个血清型，各型之间及与乙型脑炎病毒之间有部分交叉免疫反应。

登革病毒对寒冷的抵抗力强，在人血清中的病毒储存于普通冰箱可保持传染性数周，－70℃可存活8年之久，但不耐热，60℃加热30 min或100℃加热2 min，皆能使之灭活，不耐酸和乙醚，用乙醚、紫外线或0.05%甲醛溶液可以灭活。

【流行病学】

（一）传染源

患者和隐性感染者是主要传染源。患者在潜伏期末及发热期内有传染性，主要局限于发病前6～18 h至发病后第3日，少数患者在病程第6日仍可在血液中分离出病毒。本病尚未发现慢性患者和病毒携带者。

（二）传播途径

传播媒介为伊蚊，已知12种伊蚊可传播本病，但最主要的是埃及和白伊蚊。在非流行期间，伊蚊也可能是病毒的储存宿主。

（三）人群易感性

在新疫区普遍易感，以青壮年发病率最高。在地方性流行区，发病者多为儿童。感染后对同型病毒有免疫力，并可维持多年，对异型病毒也有1年以上免疫力，如登革热流行后，乙型脑炎发病率随之降低。

（四）流行特征

1. 地方性 凡有伊蚊孳生的自然条件及人口密度高的地区，均可发生地方性流行，在城市中流行一段时间之后，可逐渐向周围的城镇及农村传播，在同一地区，城镇的发病率高于农村。

2. 季节性 本病流行与伊蚊孳生有关，主要发生在夏秋季节。在气温高而潮湿的热带地区，蚊虫常年繁殖，全年均可发病。我国广东、广西为5至11月，海南省3至12月。

3. 周期性 在地方性流行区有隔年发病率升高的趋势，但近年来流行周期常表现为不规则性。

【发病机制】 登革病毒通过伊蚊叮咬进入人体，在毛细血管内皮细胞和单核-吞噬细胞系统增殖至一定数量后，即进入血液循环，形成第一次病毒血症。然后再定位于单核-吞噬细胞系统和淋巴组织中复制，再次释放入血流中，引起第二次病毒血症。体液中的抗登革病毒抗体，可促进病毒在上述细胞内复制，并可与登革病毒形成免疫复合物，激活补体系统，导致血管通透性增加，同时抑制骨髓中的白细胞和血小板，导致白细胞、血小板减少和出血倾向。

【临床表现】 潜伏期 5～15 日，通常为 5～8 日。我国近年来所见的登革热可分为典型登革热、轻型登革热和重型登革热。

（一）典型登革热

1. 发热　所有患者均发热。起病急，先寒战，随之体温迅速升高，24 h 内可达 40℃。一般持续 5～7 日，然后骤降至正常，热型多不规则，部分病例于第 3～5 日体温降至正常，1 日后又再升高，称为双峰热或马鞍形热。儿童病例起病较慢，体温较低，毒血症状较轻，恢复较快。

2. 全身毒血症症状　发热时伴全身症状，如头痛、腰痛，尤其骨、关节疼痛剧烈，严重者影响活动，但外观无红肿。消化道症状可有食欲下降，恶心、呕吐、腹痛、腹泻。脉搏早期加快，后期可有相对缓脉。严重者疲乏无力呈衰竭状态。

3. 皮疹　于病程 3～6 日出现，为斑丘疹或麻疹样皮疹，也有猩红热样疹，红斑疹及出血点等，可同时有两种以上皮疹，重者为出血性皮疹。皮疹分布于全身、四肢、躯干和头面部，多有痒感，大部分不脱屑，持续 3～4 日消退。

4. 出血　25%～50%病例有不同程度出血，如牙龈出血、鼻出血、消化道出血、咯血、血尿等。

5. 其他　多有浅表淋巴结肿大。约 1/4 病例有肝肿大，个别病例可出现黄疸，脾大少见。

（二）轻型登革热

症状体征较典型登革热轻。表现类似流行性感冒，短期发热，全身疼痛较轻，皮疹稀少或不出疹，无出血倾向，常有浅表淋巴结肿大，病程一般为 1～4 日，流行期间此型病例多见，因症状不典型，常被忽视。

（三）重型登革热

早期具有典型登革热的所有表现，但于发病 3～5 日后病情突然加重。出现剧烈头痛、呕吐、谵妄、昏迷、抽搐、大汗、血压骤降、颈强直、瞳孔缩小等脑膜脑炎表现。有些病例表现为消化道大出血和出血性休克。本型罕见，但病死率高。

【并发症】 以急性血管内溶血最常见，发生率约为 1%，多发生于葡萄糖-6-磷酸脱氢酶（G-6-PD）缺陷的患者。其他并发症有精神异常、心肌炎、尿毒症、肝肾综合征、急性脊髓炎及眼部病变等。

【辅助检查】

（一）血常规

白细胞总数减少，一般可低于 $(2\sim4)\times10^9$/L，退热后 1 周血象恢复正常。

（二）血清学检查

单份血清补体结合抗体效价达到 1∶32 以上有诊断意义；双份血清效价递升 4 倍以上可确诊。用酶联免疫吸附试验（ELISA）检测血清 IgM 抗体可作为早期特异性诊断。

（三）分子生物学诊断方法

反转录聚合酶链反应（RT-PCR）、原位杂交技术具有高度敏感性和特异性，可用于早期快速诊断及血清型鉴别。

（四）病毒分离

取急性期患者（3日以内）血清接种于乳鼠脑内，分离病毒阳性率可达40%～50%。或接种于C6/36白纹伊蚊传代细胞株中，阳性率可提高至86%。

【治疗要点】 本病为自限性疾病，目前尚无特效治疗方法，治疗中应注意以下几点：

（一）一般治疗

急性期应卧床休息，给予流质或半流质饮食，在有防蚊设备的病室中隔离到完全退热为止，不宜过早下地活动，防止病情加重。保持皮肤和口腔清洁。

（二）对症治疗

1. 高热应以物理降温为主。对出血症状明显的患者，应避免乙醇擦浴。解热镇痛剂对本病退热效果不理想，且可诱发G-6-PD缺乏的患者发生急性血管内溶血，应谨慎使用。高热不退或毒血症状严重的患者，可短期使用小剂量肾上腺皮质激素，如口服泼尼松每次5mg，3次/日。

2. 维持水、电解质平衡 对于大汗或腹泻者应鼓励患者口服补液，非必要时不滥用静脉补液，以避免诱发脑水肿。

3. 止血药物的应用 有出血倾向者可选用卡巴克洛、酚磺乙胺及维生素K等止血药物。对大出血病例，应输入新鲜全血或血小板，大剂量维生素K_1静脉滴注，口服云南白药等，严重上消化道出血者可口服甲氰咪胍。

4. 休克病例 应快速输液以扩充血容量，并加用血浆和代血浆（羧甲基淀粉），合并DIC的患者，不宜输全血，避免血液浓缩。

5. 脑型病例 应及时选用20%甘露醇250～500ml，快速静脉注入脱水，同时静脉滴注地塞米松，以降低颅内压，防止脑疝发生。

【预防】

（一）控制传染源

做好疫情监测，及时通报疫情，做到早发现、早诊断、早治疗。同时尽快进行特异性实验室检查，识别轻型患者。加强国境卫生检疫。

（二）切断传播途径

防蚊、灭蚊是预防本病的根本措施。应改善卫生环境，消灭伊蚊孳生地。喷洒杀蚊剂消灭成蚊。

（三）保护易感人群

疫苗预防接种处于研究试验阶段，尚不能用于疫区。

【常见护理诊断】

1. 体温过高 与登革热病毒感染导致毒血症有关。
2. 疼痛 与血管壁损伤和通透性增加有关。
3. 组织灌流量改变 与病毒感染引起免疫反应，导致血管壁损伤和通透性增加有关。
4. 有出血的危险 与病毒感染导致出血倾向有关。

【护理措施】

（一）隔离

采取虫媒隔离。患者应隔离在有防蚊设备的病室内至体温正常后3日。

（二）一般护理

1. 休息与活动 发病早期宜卧床休息，恢复期患者也不宜过早活动，待体温正常，血小板计数恢复正常，无出血倾向时方可适当活动。

2. 饮食护理 给予高蛋白、高维生素、易消化的流质、半流质饮食，如牛奶、肉汤、鸡汤等。嘱患者多饮水，对腹泻、频繁呕吐、不能进食、潜在血容量不足的患者，可静脉补液。

（三）病情观察

1. 生命体征 密切观察体温、呼吸、脉搏、血压等生命体征，特别是体温的变化，注意热程和热型；观察患者的意识状况，有无抽搐、嗜睡、昏迷等。

2. 皮疹的观察 注意皮疹的形态、数量、分布部位、有无出血点、痒感、脱屑结痂等。

3. 出血的观察 严密观察心率、血压及相应的出血征象，有无牙龈、鼻黏膜、皮下出血，便血、尿血和注射部位出血等。

（四）对症护理

1. 发热的护理 ①密切观察热型、热程和体温的变化；②及时补充热量、水分、电解质和维生素；③物理降温可用温水擦浴，在大血管处、头部放置冰袋、冰帽等；必要时可遵医嘱用解热药，对出血症状明显者应避免乙醇擦浴。

2. 皮肤护理 出现瘀斑、皮疹时常伴有瘙痒、灼热感，提醒患者勿搔抓，以免抓破皮肤引起感染。可采用冰敷或冷毛巾湿敷，使局部血管收缩，减轻不适。有出血倾向者，应避免穿紧身衣、留长指甲及过度用力擤鼻涕。静脉穿刺选用小号针头，并选择粗、直静脉，力求一次成功。注射结束后局部按压至少 5 min，液体外渗时禁止热敷。保持皮肤清洁，每日以温水沐浴，若皮肤有损伤，应保持局部清洁避免感染。

3. 疼痛的护理 卧床休息，保持环境安静、舒适，注意观察疼痛的性质、部位、持续时间等。必要时遵医嘱使用止痛、镇静药，肌肉及关节痛可给予热敷，以减轻疼痛。

（五）心理护理

因本病发病突然，重型患者症状明显，患者及家属对疾病认识不足，担心预后，从而产生紧张、焦虑的情绪。医护人员要及时、耐心向患者及其家属解释本病的治疗效果和预后，消除顾虑，增强战胜疾病的信心，配合治疗，促进康复。

【健康教育】

1. 进行预防教育，强调防蚊、灭蚊的重要性。

2. 讲述登革热的发生原因、主要的症状特点、治疗方法、疗程和预后等，使患者及家属对此病有所了解，以便能配合医护进行治疗。

小结

登革热是热带、亚热带地区非常严重的，经伊蚊传播的，由登革病毒引起的一种急性传染病。临床特征主要是起病急骤，高热，全身肌肉、骨骼及关节痛，极度疲乏，可有皮疹、出血倾向和淋巴结肿大。此病目前尚无特效治疗方法，防蚊、灭蚊是预防本病的根本措施。护理措施为做好发热、皮肤护理和疼痛护理。

思考题

简答题

1. 简述登革热的临床分型及各型的主要临床表现。
2. 简述登革热的传染源、传播途径及其主要的预防措施。
3. 如何进行登革热患者的皮肤护理？

（湖南环境生物职业技术学院 周 全）

第十二节 手足口病

学习目标

1. 掌握手足口病的临床表现及护理措施。
2. 熟悉手足口病的流行病学特征、治疗要点、预防措施及健康教育。
3. 了解手足口病的病原学特点及辅助检查。

手足口病（hand foot mouth disease，HFMD）是由肠道病毒引起的急性传染病，以柯萨奇病毒A组16型（CoxA16）、肠道病毒71型（EV71）多见，多发生于学龄前儿童，尤以3岁以下年龄组发病率最高。大多数患者症状轻微，主要表现为手、足、口腔等部位的斑丘疹、疱疹，少数重症病例可出现呼吸系统、中枢神经系统损害，引起脑膜炎、脑炎、脑脊髓炎、肺水肿、循环障碍、弛缓性麻痹等症状，多由EV71感染引起，致死原因主要为重症脑干脑炎及神经源性肺水肿。

【病原学】 引起手足口病的肠道病毒有20多种，主要为小RNA病毒科、肠道病毒属的柯萨奇病毒A（CoxA）组16、4、5、7、9、10型和B组2、5、13型；埃可病毒和肠道病毒71型（EV71）等，其中以EV71及CoxAl6型最为常见。

肠道病毒适合在湿、热的环境下生存与传播，对乙醚、去氯胆酸盐等不敏感，75%乙醇和5%甲酚皂溶液（来苏）也不能将其灭活，但对紫外线及干燥敏感。各种氧化剂（高锰酸钾、漂白粉等）、甲醛、碘酊均能灭活病毒。病毒在50℃可被迅速灭活，4℃可存活1年，－20℃可长期保存，在外环境中病毒可长期存活。

【流行病学】

（一）传染源

人是肠道病毒唯一宿主，患者、隐性感染者和无症状带病毒者均为本病的传染源。发病前数日，感染者咽部与粪便中均可检出病毒，通常在发病一周内传染性最强。

（二）传播途径

主要经粪-口途径传播，也可经飞沫呼吸道分泌物传播。另外还可经手、毛巾、手绢、牙杯、玩具以及医疗器具等接触传播。

（三）人群易感性

人对肠道病毒普遍易感，感染后可获免疫力，病毒的各型间无交叉免疫。各年龄组均可感染发病，但以≤3 岁年龄组发病率最高。

（四）流行病学特征

手足口病分布极广泛，无严格地区性，四季均可发病，以夏秋季多见，在本病流行期间，幼儿园和幼托机构易发生暴发流行。

【发病机制】 病毒进入人体后，在咽部、肠上皮细胞及附近淋巴组织内复制，进而侵入血液形成第一次病毒血症。病毒随血流进入各靶组织，并在其中繁殖导致细胞发生损害。再次侵入血液，导致第二次病毒血症。最终病毒可随血流播散至全身各器官，如皮肤、黏膜、中枢神经系统、心脏、肺、肝、脾等处，在这些部位进一步繁殖并引起病变，引起临床表现。

【临床表现】 潜伏期多为 2～10 日，平均 3～5 日。

（一）普通病例

起病急，发热，口腔黏膜出现散在疱疹，手、足和臀部出现斑丘疹、疱疹，疱疹周围可有炎性红晕，疱内液体较少（彩图 6）。可伴有咳嗽、流涕、食欲不振等症状。部分病例仅表现为皮疹或疱疹性咽峡炎，多在 1 周内痊愈，预后良好。部分病例皮疹不典型，如在单一部位或仅表现为斑丘疹。

（二）重症病例

少数病例（尤其是小于 3 岁者）病情进展迅速，可出现脑炎、脑膜炎、脑脊髓炎、肺水肿和循环衰竭等表现，病情凶险，可致死亡或留有后遗症。

1. 神经系统表现　精神差、嗜睡、易惊、头痛、呕吐、谵妄甚至昏迷；肢体抖动，肌痉挛、眼球震颤、共济失调、眼球运动障碍；无力或急性弛缓性麻痹，惊厥。查体可见脑膜刺激征，腱反射减弱或消失，巴宾斯基征等病理征阳性。

2. 呼吸系统表现　呼吸浅促、呼吸困难或节律改变，口唇发绀，咳嗽，咳白色、粉红色或血性泡沫样痰液；肺部可闻及湿啰音及痰鸣音。

3. 循环系统表现　面色苍白、皮肤花纹、四肢发凉、指（趾）发绀；出冷汗；毛细血管再充盈时间延长。心率增快或减慢，脉搏浅速或减弱甚至消失；血压升高或下降。

【辅助检查】

（一）血常规

普通病例白细胞计数正常，重症病例白细胞计数可明显升高。

（二）血生化检查

部分病例可有轻度谷丙转氨酶（ALT）、谷草转氨酶（AST）、肌酸激酶同工酶（CK-MB）升高，重症病例可有肌钙蛋白、血糖升高。

（三）脑脊液检查

神经系统受累时脑脊液外观清亮，压力增高，白细胞增多，蛋白正常或轻度增多，糖和氯化物正常。

（四）病原学检查

肠道病毒（CoxA16、EV71 等）特异性核酸阳性或分离到肠道病毒。咽、气道分泌物、疱疹液、粪便阳性率较高。

（五）血清学检查

急性期与恢复期血清 CoxA16、EV71 等肠道病毒中和抗体有 4 倍以上的升高。

（六）影像学检查

胸片可表现为双肺纹理增多，呈网格状、斑片状阴影，部分病例以单侧为著。核磁共振发现神经系统受累者可有异常改变，以脑干、脊髓灰质损害为主。脑电图可表现为弥漫性慢波，少数可出现棘（尖）慢波，心电图一般无特异性表现。

【治疗要点】

（一）普通病例

注意隔离，避免交叉感染。适当休息，清淡饮食，做好口腔和皮肤护理，对发热等症状可采用中西医结合治疗。

（二）重症病例

1. 神经系统受累治疗　控制颅内高压，每次给予甘露醇 0.5～1.0 g/kg，每 4～8 h 一次，必要时加用呋塞米。静脉注射免疫球蛋白，酌情应用糖皮质激素治疗，并用降温、镇静、止惊等对症治疗。

2. 呼吸、循环衰竭治疗　需监测呼吸、心率、血压和血氧饱和度，保持呼吸道通畅，吸氧。有呼吸功能障碍时，及时气管插管并使用正压机械通气。在维持血压稳定的情况下，限制液体入量。根据血压、循环的变化可选用多巴胺、多巴酚丁胺、米力农等药物；酌情应用利尿药物治疗。

3. 恢复期治疗　避免继发呼吸道感染，促进各脏器功能恢复，可采用功能康复治疗或中西医结合治疗。

【预防】 手足口病传播途径多，婴幼儿和儿童普遍易感。做好儿童、家庭和托幼机构的卫生是预防本病的关键。

（一）管理传染源

早发现、早诊断、早报告、早隔离、早治疗患者。发现可疑患儿时，及时送诊，轻症患儿、无并发症者不必住院，可居家治疗和休息。

（二）切断传播途径

饭前便后、外出后要用肥皂或洗手液给儿童洗手，不要让儿童喝生水、吃生冷食物。本病流行期间不宜带儿童到人群聚集、空气流通差的公共场所，注意保持家庭环境卫生，居室要经常通风，勤晒衣被。

（三）保护易患人群

对密切接触者应加强自身防护，并定期检查。疫苗正在研制中。

【常见护理诊断】

1. 体温过高　与病毒感染有关。

2. 皮肤完整性受损　与病毒侵犯皮肤有关。

3. 潜在并发症：呼吸功能障碍、暴发性心肌炎、病毒性脑炎。

【护理措施】

（一）隔离与消毒

一旦发现手足口病患儿，应将患儿隔离，以免引起流行蔓延，直到发热、皮疹消退及水疱结痂，一般需隔离 2 周。患儿用过的物品应彻底消毒。可用含氯的消毒液浸泡，不宜浸泡的物品可置于日光下曝晒。患儿居室定期开窗通风，保持空气新鲜、流通。

（二）一般护理

1. 休息　出疹期或有并发症者应卧床休息。

2. 饮食　给予患儿高蛋白、高维生素、清淡、易消化的流质或半流质饮食，多喂温水和新鲜果汁；禁食冰冷、辛辣、过咸等刺激性食物；对于进食不足的患儿，应给予静脉补液，以预防脱水及水、电解质紊乱。

（三）病情观察

观察患儿手、足、口、臀部位疱疹的数量、有无破溃；密切观察患儿的神志、精神状况、肌张力及末梢循环状况，有无胸闷、头痛、昏睡、恶心、呕吐、抽搐等症状；及时监测生命体征及血糖；以便及早发现和治疗，并预防并发症的发生。

（四）对症护理

1. 高热的护理　可选用物理或化学的方法进行降温，物理降温可采用冷毛巾、冰袋、化学制冷袋，通过传导方式散热，有皮疹的患儿不要进行乙醇擦浴。化学方法可口服布洛芬或肌注阿尼利定、对乙酰氨基酚等退热药，注意出汗后及时更换衣物、床单。协助多饮水，以补充高热消耗的大量水分。

2. 皮肤护理　①保持皮肤清洁，洗澡时不用肥皂等刺激性的化学用品，用温水即可，水温不宜过高，以免加重皮肤损伤；②保证患儿衣服、被褥清洁，床单平整干燥，尽量减少对皮肤的刺激；③勤剪指甲，必要时包裹双手，防止患儿抓破皮疹；④臀部有皮疹时要保持臀部的清洁干燥，避免皮疹感染；⑤皮疹或疱疹已破裂者，局部皮肤可涂抗生素软膏或炉甘石水剂；⑥已结痂处应让其自行脱落，不能强行撕脱。

3. 口腔护理　保持口腔清洁，每次进食前后，用温水或生理盐水漱口。禁食患儿每日用生理盐水清洁口腔 2～3 次，预防细菌继发感染。已有溃疡者可给予超声雾化吸入，同时将维生素 B_2 直接涂于口腔糜烂部位，亦可口服维生素 C、B_1、B_2 等，或者给予双料喉风散局部涂抹，以消炎止痛和促进溃疡面愈合。

4. 呼吸及循环衰竭的护理

（1）呼吸衰竭的护理：①保持呼吸通畅，及时吸痰、拍背、引流等以利于痰液排出。痰液黏稠者可雾化吸入 α-糜蛋白酶，伴有支气管痉挛可用异丙肾上腺素雾化吸入。无效者行气管插管、气管切开；②持续给氧，必要时行人工辅助呼吸；③肺部感染者遵医嘱使用抗菌药物；④遵医嘱应用呼吸兴奋剂，无效者应用人工呼吸机维持呼吸。

（2）循环衰竭的护理：①迅速建立静脉通道，按医嘱补充血容量及血管活性药，迅速纠正休克，快速扩容时，注意观察心功能，避免发生急性肺水肿；②急性左心衰患者应吸高浓度大流量氧；③密切观察治疗效果，做好各种抢救的准备工作，备好抢救药品及抢救设备；④应做好交叉配血、备血，为输血做好准备。

5. 脑炎的护理　①密切观察并记录呕吐次数、呕吐物性状及量，定时监测患儿的意识、瞳孔、生命体征和颅内压、脑膜刺激征等；②抬高患儿的头部 15°～30°，以利颅内血液的回流；③频繁呕吐者取侧卧位，及时清除口腔内的分泌物，防止误吸；④遵医嘱应用糖皮质激素或 20％甘露醇等，减轻脑水肿，降低颅内压。

（五）诊疗护理

1. 对颅高压患儿应给予 20％甘露醇降颅压，甘露醇必须在 20～30 min 内静脉注射完毕，并注意观察降压效果。在用噻嗪类利尿剂与洋地黄类药物时应注意观察有无毒副作用的发生。使用多巴胺与多巴酚丁胺应选择中心静脉输入，防止外周血管收缩引起局部皮肤坏死。

2. 对有并发症的患儿需严密观察治疗效果。

（六）心理护理

手足口病患者因发热、皮疹等可导致烦躁不安、焦虑，病情严重者，可出现并发症，甚至危及生命，引起患者及家属担忧、恐惧、紧张等心理反应。要注意评估患者及家属的心理反应及应对方式，家庭对患者的照顾能力等。做好解释工作，关心安慰患者，鼓励其树立信心，积极配合治疗和护理。

【健康教育】

1. 进行预防教育。本病流行期间不带儿童到人群密集、空气流通差的公共场所。居室要经常通风，勤晒衣被。饭前便后要洗手，不喝生水，不吃生冷食物，养成良好的卫生习惯。

2. 进行疾病知识教育，如手足口病流行病学特点、主要临床表现、治疗措施等。轻症患儿可居家治疗，并对患儿的衣物晾晒或消毒，粪便及时消毒处理。若患者出现体温过高或下降后又升高、呼吸困难、发绀、躁动不安等提示可能出现并发症，应立即就诊。

小结

手足口病是由多种肠道病毒引起的急性传染病。患者、隐性感染者和无症状带毒者均为本病的传染源，主要经粪-口途径传播，也可经飞沫呼吸道分泌物传播，好发于3岁内幼儿。临床以手、足、口等部位的皮疹或疱疹为主要特征，少数病例引起呼吸系统、中枢神经系统损害。护理措施是对患者实施呼吸道、消化道隔离，加强口腔、皮肤黏膜和发热护理，对重症病例，要严密观察病情，加强对呼吸、循环衰竭、脑炎及心肌炎的护理。

思考题

简答题

1. 手足口病的主要临床特点有哪些？
2. 手足口病病情观察内容有哪些？

（怀化医学高等专科学校　周兰英）

第十三节　脊髓灰质炎

学习目标

1. 掌握脊髓灰质炎的临床表现、护理措施及预防措施。
2. 熟悉脊髓灰质炎的治疗原则及流行病学特征。
3. 了解脊髓灰质炎的发病机制及辅助检查。

脊髓灰质炎（poliomyelitis）是由脊髓灰质炎病毒引起的一种急性传染病。临床表现主要有发热、咽痛、肢体疼痛和皮肤感觉过敏，少数患者可发生弛缓性神经麻痹并留下瘫痪后遗症，严重患者因呼吸麻痹而死亡。一般多感染 5 岁以下小儿，故俗称“小儿麻痹症”。

【病原学】 脊髓灰质炎病毒为嗜神经病毒，属微小核糖核酸病毒科的肠道病毒属。电镜下病毒呈小圆球形，直径为 27～30 nm 的圆形颗粒，内含单股 RNA，无包膜。根据其抗原性不同，可将本病毒分为Ⅰ、Ⅱ、Ⅲ型血清型，各型间很少交叉免疫。

脊髓灰质炎病毒在外界有较强的生存力，在污水、粪便中可生存数月，在冷冻环境下可保存数年。在酸性环境中较稳定，不易被胃酸和胆汁灭活，对热和干燥敏感，60℃ 30 min 或煮沸、紫外线照射 1 h 均可使之灭活，对各种氧化消毒剂，如过氧化氢、高锰酸钾、漂白粉、2%碘酊等均敏感。

【流行病学】

（一）传染源

人类是脊髓灰质炎病毒的唯一自然宿主。患者、隐性感染者及无症状病毒携带者是传染源。因隐性感染者和无症状病毒携带者数量多且不易发现，故成为主要的传染源。

（二）传播途径

主要是经粪-口途径传播。粪便中病毒含量高，持续时间长（数周至数月），主要的传播方式是通过污染的水、食物、手、用具、玩具以及日常用品等，也可经呼吸道飞沫传播，发病初期（1 周内）可自鼻咽部分泌物排出病毒。

（三）人群易感性

人群普遍易感，感染后可获得同型病毒持久的免疫力。本病隐性感染率高达 90%以上，5 岁以上儿童及成年人大多通过显性或隐性感染而获得免疫。

（四）流行特征

本病可散发或流行，在温带地区，夏秋季发病率显著高于冬春季，在热带及亚热带地区则不明显。6 个月以下儿童可从母体获得抗体，故以 6 个月至 5 岁小儿发病率最高。随着脊髓灰质炎疫苗的普种，小儿感染的机会减少，发病率显著下降。

我国自 20 世纪 60 年代开始服用减毒活疫苗以来，发病率迅速下降。2000 年 10 月，世界卫生组织宣布西太平洋地区成为无脊髓灰质炎区域，标志着我国已达到无脊髓灰质炎目标。目前，国外特别是与我国接壤的部分国家仍有脊髓灰质炎流行，近几年我国也发现了脊髓灰质炎疫苗变异为病毒导致的病例，这些对于保持无脊髓灰质炎目标以及全球消灭脊髓灰质炎工作提出了新的挑战。

【发病机制】 脊髓灰质炎病毒经口咽或消化道进入人体，先在咽部扁桃体及肠道淋巴组织内复制，并刺激机体产生特异性抗体，此时可无症状而形成隐性感染。如果免疫应答未能将局部病毒清除，病毒可经淋巴进入血液循环形成第一次病毒血症。若病毒未侵犯神经系统，机体免疫系统又能清除病毒，患者可不出现神经系统症状，为顿挫型；少数患者因病毒毒力强或机体免疫力差，病毒随血流扩散到全身淋巴组织或其他组织中进一步增殖后再度入血，形成第二次病毒血症。病毒通过血脑屏障，侵入中枢神经系统，在脊髓前角运动神经细胞中增殖，引起脊髓前角灰质的炎症。轻者不引起瘫痪（无瘫痪型），病变重者可引起瘫痪（瘫痪型），亦可引起脑膜炎或脑炎。在此期间，如劳累、感染、外伤、受寒、预防接种和怀孕等因素都可促进瘫痪的发生。

脊髓灰质炎病毒主要引起中枢神经系统广泛病变，以脊髓病变最重，脑干次之，大脑皮层很少出现病变。其中脊髓病变以前角运动神经元最显著，通常脊髓颈段及腰段的前角灰白质细胞损害较多，故临床上可见四肢瘫痪，且尤以下肢瘫痪更多见。

【临床表现】 本病潜伏期为3～35日，一般为5～14日。临床上可分为轻型（隐性感染）、顿挫型、无瘫痪型及瘫痪型。其中90%以上为无症状或轻型病例，顿挫型占4%～8%。瘫痪型可分为以下各期。

（一）前驱期

主要表现为上呼吸道感染及胃肠炎的症状，如发热、乏力、多汗、全身不适、咽痛、头痛、轻咳、食欲减退、恶心、呕吐、腹泻、便秘或腹痛等。症状多轻微，持续1～4日，多数患者体温下降，症状消失，此为顿挫型。部分患者可无此期表现。

（二）瘫痪前期

可由前驱期直接进入，或在症状消失后1～6日出现体温再次上升。可有高热、头痛或烦躁不安、嗜睡、全身肌肉酸痛、感觉过敏。体检可有颈抵抗或凯尔尼格征、布鲁津斯基征阳性。三脚架征，即患儿坐起时因颈背强直不能屈曲，需双臂向后伸直以支撑身体而呈“三脚架”样。吻膝实验阳性，即患儿坐起、弯颈时不能以下颌抵膝。此外，还可有交感神经功能紊乱而出现面色潮红、多汗、括约肌功能障碍等表现。此期脑脊液多有改变。一般患者经3～6日后热退康复成“无瘫痪型”，少数患者进入瘫痪期。

（三）瘫痪期

通常于起病后3～10日出现肢体瘫痪，多于体温开始下降时出现，瘫痪前可有肌力减弱，伴腱反射减弱或消失，并逐渐加重，至体温正常后瘫痪停止发展。可分为以下几型。

1. 脊髓型 最常见。为非对称性下运动神经元性瘫痪，呈弛缓性，肌张力减退，腱反射减弱或消失，无感觉障碍。常见四肢瘫痪，尤以下肢多见，大多为单肢瘫痪，其次为双肢，三肢、四肢同时瘫痪者少见。可累及任何肌肉及肌群，肢体近端大肌群较远端小肌群出现早且重。躯干肌群瘫痪时常不能抬头，颈背无力，不能坐起和翻身；颈胸部脊髓病变严重时可累及呼吸肌而影响呼吸运动，表现为呼吸浅促、咳嗽无力等。

2. 延髓型（脑干型或球型） 病变主要在延髓及脑桥。呼吸中枢受损时出现呼吸不规则和呼吸暂停，严重时可出现呼吸衰竭。血管运动中枢受损时可表现为脉搏细弱、血压下降、心律失常、面色苍白、肢体冰冷及循环衰竭。脑神经受损时则出现相应的症状和体征，面神经及第Ⅹ对脑神经损伤多见。

3. 脑型 较少见，表现为高热、抽搐、意识障碍、脑膜刺激征阳性及强直性瘫痪等。

4. 混合型 上述各型同时存在为混合型。

（四）恢复期

起病1～2周后体温下降，瘫痪肢体功能逐渐恢复，腱反射随之出现。轻者经1～3个月基本恢复，重者常需6～18个月甚或更长时间。

（五）后遗症期

瘫痪1～2年仍不能恢复者称后遗症，引起肢体或躯干畸形，如足内翻、足外翻、足下垂、脊柱畸形等，导致跛行或不能站立行走。

【并发症】 多见于延髓型患者。常见有吸入性肺炎或肺不张、泌尿道感染、心肌炎、消化道应激性溃疡穿孔与出血等并发症。

【辅助检查】

（一）血常规

多正常，部分患者急性期红细胞沉降率增快。

（二）脑脊液检查

脑脊液压力升高，外观浑浊，细胞数稍增，早期中性粒细胞百分率增高，后以淋巴细胞为主。蛋白早期可以正常，以后逐渐增加，糖和氯化物正常。

（三）病毒分离

起病1周内，可从患者鼻咽部、粪便、血液、脑脊液等标本中分离出病毒。

（四）免疫学检查

可用中和试验、补体结合试验及酶标等方法检测特异抗体，其中以中和试验较常用，阳性率及特异性均较高。

【治疗要点】 本病尚无特效治疗，主要原则是对症治疗、预防及处理并发症、康复治疗。

（一）前驱期及瘫痪前期治疗

1. 一般治疗　①卧床休息至热退后1周；②避免各种引起瘫痪发生的因素，如剧烈活动、肌内注射、手术等；③保证足够的液体量、电解质及热量的供给。

2. 对症治疗　必要时使用退热药物、镇静剂缓解全身肌肉痉挛和疼痛。

（二）瘫痪期

1. 肢体瘫痪　①保持肢体功能位，可用支架以防止肢体受压和足下垂；②给予充足的营养及水分，维持电解质平衡；③使用神经细胞的营养药物如维生素 B_1、B_{12} 及促进神经传导药物地巴唑，增加肌肉张力药物，如加兰他敏等，一般在急性期后使用。

2. 延髓型瘫痪　①保持气道通畅，及时吸出气管内分泌物，防止梗阻；②监测血气、电解质、血压等，发现问题及时处理；③声带麻痹、呼吸肌瘫痪者，需行气管切开术，必要时使用呼吸机辅助通气。

（三）恢复期及后遗症期

体温恢复正常，肌肉疼痛消失和瘫痪停止发展后应积极进行康复治疗。畸形较严重者行外科矫形治疗，还可应用中医按摩、针灸、康复锻炼及其他理疗措施促进功能的恢复。

【预防】

（一）管理传染源

患者自起病日起至少隔离40日，对密切接触的易感者应医学观察3周。

（二）切断传播途径

患者的粪便和呼吸道分泌物及其污染物品必须彻底消毒。流行期间，要特别注意饮食饮水卫生，对餐具、食具要彻底消毒。

（三）保护易感人群

1. 主动免疫　可口服脊髓灰质炎减毒活疫苗（OPV）糖丸，按计划免疫方法服用，即第一次在出生后2个月开始服三价混合疫苗，连续3次，间隔一个月；4岁加强一次。服疫苗2周后可产生中和抗体。服用疫苗应注意：①宜在冬春季进行，忌用热开水；②口服减毒活疫苗后很少引起不良反应，偶有轻度发热、腹泻；③患活动性结核病，严重佝偻病，慢性心、肝、肾病者以及急性发热者，暂不宜服此类疫苗；④免疫低下者，无论是先天性免疫缺陷，或因服药、感染、肿瘤引起的继发性免疫低下者，宜用灭活疫苗（IPV）。

2. 被动免疫　未服过疫苗的幼儿、孕妇、医务人员、免疫低下者若与患者密切接触，应及早肌注丙种球蛋白。

3. 本病流行期间，儿童应少去人群众多的场所，避免过分疲劳和受凉，推迟各种预防注射和不急需的手术等，以免促使顿挫型变成瘫痪型。

【常见护理诊断】

1. 体温过高 与脊髓灰质炎病毒感染有关。

2. 躯体移动障碍 与运动神经受损有关。

3. 营养失调：低于机体需要 与高热及进食困难有关。

4. 清理呼吸道无效 与呼吸道梗阻、呼吸中枢受损有关。

5. 有皮肤完整性改变的危险 与局部皮肤长期受压有关。

【护理措施】

（一）隔离

采取消化道隔离、呼吸道隔离。

（二）一般护理

1. 休息和活动 急性期症状明显或有肢体瘫痪者要绝对卧床休息，急性期过后，要特别注意肢体功能锻炼，防止肌肉废用性萎缩。

2. 饮食 ①应给予清淡、流质少渣饮食，可选用瓜汁、菜汤、绿豆汤、牛奶和稀饭；②病情严重者，不能口服可以管饲或静脉供给营养，以保证机体足够的能量；③恢复期要逐渐加强营养，给予高蛋白、高热量、高维生素饮食。

（三）病情观察

密切注意病情的发展，特别注意观察体温和瘫痪的变化，以及有无呼吸衰竭发生。

（四）对症护理

1. 高热的护理 ①监测体温，对体温过高的患者可根据具体情况用温水或乙醇擦浴，必要时可行头部冷敷；②加强腔道护理，防止继发细菌感染。

2. 瘫痪的护理 ①及时评估瘫痪肢体的程度及类型；②对已发生瘫痪的肢体，应避免刺激和受压，可用支架保持患肢功能位，防止足下垂或足外翻；③及时开始肢体的主动或被动功能锻炼及康复治疗，促进神经功能最大程度的恢复，防止肌肉挛缩畸形。

3. 呼吸衰竭的护理 ①密切观察呼吸的频率、节律、幅度等，定时监测血气分析；②保持呼吸道通畅，定时翻身、拍背、吸痰、雾化吸入以稀释其分泌物，鼓励神志清醒的患者做深呼吸及有效咳嗽排痰；③保持舒适的体位卧床休息，减少机体的氧耗量，减轻呼吸困难。

4. 皮肤的护理 保持皮肤清洁，定时协助翻身、定时检查压疮好发部位，对受压部位的骨突处，可用30％～50％乙醇轻轻按摩，改善局部血液循环。

（五）心理护理

患儿长期卧床丧失活动能力，对情绪造成很大影响。工作人员应以满腔热情对待患儿，及时解除不适，尽量满足日常生活需要，鼓励患者树立战胜疾病的信心。

【健康教育】

1. 广泛宣传脊髓灰质炎预防措施，积极宣传预防接种的重要性，特别是要做好儿童的预防接种工作。在流行期间，幼儿园、托儿所等儿童较集中的机构应加强空气饮水、饮食消毒等。

2. 做好疾病有关的知识教育，如早期诊断和治疗可避免瘫痪的发生，向社区广泛宣传前驱期、瘫痪前期的表现，以及早就医。本病经过积极治疗和护理，预后较好。

小结

脊髓灰质炎是由脊髓灰质炎病毒引起的一种急性传染病，以隐性感染和无瘫痪病例多见。临床表现主要有发热、咽痛、肢体疼痛和皮肤感觉过敏，部分患者可发生弛缓性麻痹，主要通过粪-口途径传播。主要护理措施是对患者实施消化道、呼吸道隔离，做好急性期患者的高热、呼吸障碍的护理以及后期瘫痪患者的康复护理。口服脊髓灰质炎减毒活疫苗（OPV）糖丸是预防本病的主要措施。

思考题

简答题

1. 简述脊髓灰质炎的临床分型及其临床表现。
2. 简述脊髓灰质炎减毒活疫苗的服用方法及其注意事项。

（湖南环境生物职业技术学院　周　全）

第三章　细菌感染性疾病患者的护理

第一节　细菌性痢疾

学习目标

1. 掌握细菌性痢疾的临床表现、护理措施及预防措施。
2. 熟悉细菌性痢疾的流行病学特征及治疗要点。
3. 了解细菌性痢疾的病原学特点、发病机制及辅助检查。

细菌性痢疾（bacillary dysentery）简称菌痢，是由志贺菌属引起的、经消化道传播的常见传染病，又称志贺菌病。主要临床表现为腹痛、腹泻、排黏液脓血便及里急后重，可伴有发热及全身中毒症状，严重者可有感染性休克和（或）中毒性脑病。

【病原学】　痢疾杆菌属肠杆菌科志贺菌属，革兰染色阴性，有菌毛，无鞭毛。按其抗原结构和生化反应不同分为4群47个血清型：A群（痢疾志贺菌群）、B群（福氏志贺菌群）、C群（鲍氏志贺菌群）、D群（宋内志贺菌群）。我国流行的菌群以B群为主，近年来D群有增多的趋势。

各群痢疾杆菌均产生内毒素，是引起发热、毒血症、休克等全身反应的主要因素，但A群还可产生外毒素，具有肠毒性、神经毒性和细胞毒性，故A群所致的临床症状比其他三群更为严重。

在各群志贺菌中，D群在外环境中生命力最强，A群最弱。志贺菌可在瓜果、蔬菜、牛奶及污染物上生存1～3周。对各种化学消毒剂敏感，日光照射30 min、加热60℃ 10 min均可将其杀灭。

【流行病学】

（一）传染源

为急、慢性患者和带菌者。其中轻型患者、慢性患者及无症状带菌者，由于症状轻或无症状，不易被发现，故在流行病学上意义更大。

（二）传播途径

粪-口传播为主要途径。志贺菌随粪便排出体外，经直接或间接（苍蝇、蟑螂等）污染食物、水源、手及生活用品，经口感染。

（三）人群易感性

人群普遍易感，病后可获得短暂免疫力，不同菌群和血清型之间无交叉免疫，故易反复感染。

（四）流行特征

以儿童青壮年多见。本病呈全年散发，夏秋季发病率高可能与降雨量多、苍蝇等传播媒介增多以及进食生冷瓜果食品的机会多有关。

【发病机制】　志贺菌经口进入人体后是否发病，取决于细菌数量、致病力及人体的抵抗力。

机体抵抗力正常时，经口进入胃内的志贺菌可被胃酸杀死，即使侵入肠道，也可被肠道的正常菌群和肠黏膜分泌型 IgA 抗体排斥，阻止其对肠黏膜上皮细胞的吸附而不发病。机体免疫力低下或志贺菌数量多、致病力强时，到达肠道的志贺菌借助菌毛作用黏附于肠黏膜，侵入上皮细胞和固有层并在其中繁殖。引起肠黏膜的炎症反应，出现局部细胞变性、坏死、溃疡而出现临床上的腹痛、腹泻和脓血便，直肠括约肌受刺激后还可产生里急后重。志贺菌产生的内毒素吸收入血后，可引起发热等全身毒血症症状。

志贺菌释放的内毒素入血后，不但可引起发热和毒血症，还可通过直接作用于肾上腺髓质、刺激交感神经系统和网状内皮系统，释放各种血管活性物质，引起急性微循环障碍，进而出现感染性休克、DIC 和重要脏器功能衰竭。临床上表现为中毒型菌痢（休克、意识障碍、抽搐、呼吸衰竭等）。中毒型菌痢以儿童多见，其发生可能与患者的特异性体质有关。

肠道病变主要在结肠，以乙状结肠和直肠病变最为显著。急性期病理变化主要是黏膜弥漫性纤维蛋白渗出性炎症和多数不规则的浅表溃疡。慢性期可有肠黏膜水肿和肠壁增厚，肠黏膜溃疡不断发生与修复导致瘢痕和息肉形成，少数可引起肠腔狭窄。中毒性菌痢肠道病变不明显而肠外病变较重。

【临床表现】 潜伏期数小时至 7 日，一般 1～3 日。症状的轻重缓急主要与菌群、菌量、机体状况及反应性有关。A 群感染最重，D 群最轻，B 群介于两者之间，但易转为慢性。依据病情轻重和病程长短，可分为以下临床类型：

（一）急性菌痢

1. 普通型（典型） 起病急，畏寒、发热，体温可达 39℃，可伴头痛、乏力；继之出现腹痛、腹泻，大便每日十多次至数十次。初为稀便，1～2 日后转为黏液脓血便，每次量不多，里急后重明显。体检可有左下腹压痛及肠鸣音亢进。治疗及时，多于 1 周左右病情逐渐恢复而痊愈，少数患者可转为慢性。如腹泻次数多，可引起脱水、酸中毒及电解质紊乱。

2. 轻型（非典型） 全身症状轻，无明显发热，腹泻每日数次，为黏液稀便，常无脓血，腹痛轻。病程 3～7 日可痊愈，少数患者亦可转为慢性。

3. 中毒型 多见于 2～7 岁儿童。起病急骤，病情凶险。表现为突起畏寒、高热（体温可达 40℃以上）、反复惊厥、嗜睡、昏迷，迅速发生循环衰竭和呼吸衰竭。而肠道症状轻微或缺如，经用生理盐水灌肠或用直肠拭子采便，镜检可见大量白细胞及红细胞。根据临床表现分为三型：

（1）休克型（周围循环衰竭型）：主要表现为感染性休克。由于全身微循环障碍，患者早期可出现精神萎靡、面色苍白、四肢厥冷、脉细速、血压正常或偏低。后期出现发绀、皮肤花斑、血压明显降低甚至测不到或休克。少尿或无尿、意识障碍。并可出现心、肾功能不全表现。

（2）脑型（呼吸衰竭型）：由于脑血管痉挛引起脑缺氧、脑水肿、颅内压增高，甚至脑疝。可出现烦躁不安、剧烈头疼、呕吐、血压偏高、嗜睡、反复惊厥、迅速进入昏迷。瞳孔大小不等或忽大忽小、对光反应迟钝或消失，呼吸节律不整、深浅不匀、双吸气等，最终因呼吸衰竭死亡。此型严重，病死率高。

（3）混合型：兼有以上两型表现，病情最为凶险，病死率很高（90％以上）。

（二）慢性菌痢

细菌性痢疾反复发作或迁延不愈，病程超过 2 个月即称为慢性菌痢。慢性菌痢可能与下列因素有关：①急性期治疗不及时、不彻底或为耐药菌感染；②营养不良；③免疫功能低下；④合并其他疾病如胃肠疾病、肠道寄生虫病等。

慢性菌痢根据临床表现可分为3型。以慢性迁延型多见。

1. 慢性迁延型 急性菌痢发作后，迁延不愈，时轻时重。长期腹泻可导致营养不良、贫血、乏力等。大便常间歇排菌。

2. 急性发作型 有慢性菌痢史，间断一段时间又出现急性菌痢的表现，但发热等全身毒血症状不明显。

3. 慢性隐匿型 有急性菌痢史，有明显临床症状，但大便培养可检出志贺菌，结肠镜检可发现黏膜炎症或溃疡等病变。

【辅助检查】

（一）血常规

急性期患者白细胞总数轻度至中度增高，多在（10～20）$\times 10^9$/L，中性粒细胞增高。慢性菌痢可有贫血。

（二）粪便检查

1. 常规检查 外观为黏液脓血便，镜检可见大量脓细胞或白细胞，少量红细胞和吞噬细胞。

2. 粪便细菌培养 粪便培养出志贺菌为确诊的依据。为提高培养阳性率，应在使用抗菌药物前采取标本，选取粪便的黏液脓血部分，并要做到粪便新鲜、尽早送检、多次培养。

（三）免疫学检查

采用免疫学方法检测细菌或抗原，具有早期、快速的优点，对菌痢的早期诊断有一定的帮助。但由于粪便中抗原成分复杂，易出现假阳性，故目前尚未推广使用。

（四）乙状结肠镜检查

仅适用于慢性菌痢患者的辅助检查。

【治疗要点】

（一）急性菌痢

1. 对症治疗 脱水者可口服或静脉补液，保证水、电解质及酸碱平衡。高热患者可用退热药物或物理降温。腹痛剧烈者可给予解痉药如阿托品、山莨菪碱等。

2. 病原治疗

（1）氟喹诺酮类：对痢疾杆菌有较强的杀菌作用，尽管近年来耐药菌株有所上升，但目前仍将此类药物作为治疗细菌性痢疾的首选药物，常用诺氟沙星（氟哌酸），成人每日0.6～0.8g，分3～4次口服，疗程5～7日。另外，还可应用环丙沙星（环丙氟哌酸）、左氧氟沙星等，病情重不能口服者可静脉滴注。因此类药可影响骨骺发育，故孕妇、哺乳期妇女和儿童不宜使用。

（2）其他：如头孢噻肟、头孢曲松等三代头孢菌素以及复方磺胺甲基异噁唑（SMZco）、庆大霉素等也可酌情选用。

（二）中毒型菌痢

1. 病原治疗 控制感染是救治中毒型菌痢的主要环节，选用敏感、抗菌作用强的药物静脉滴注，病情好转后改为口服。

2. 高热和惊厥的治疗 高热易引起惊厥而加重脑缺氧及脑水肿，应积极用退热药及物理降温。惊厥者可用安定、水合氯醛灌肠等。如无效或躁动不安、反复惊厥者，可用亚冬眠疗法，使体温尽快降至37℃左右。

3. 抗休克治疗

（1）扩充血容量：是纠正休克的重要措施。扩容原则是晶体、胶体交叉输注，常用的扩容液体有低分子右旋糖酐、生理盐水、平衡盐液等，补液量、速度及液体成分视脱水情况、患者心和肺功能及尿量而定，力争在数小时内改善微循环，逆转休克。

（2）纠正酸中毒：休克时常伴有代谢性酸中毒，而酸中毒又加重微循环障碍，应及时给予纠正。常用5%碳酸氢钠200～300 ml（儿童5 ml/kg）、11.2%乳酸钠等。

（3）血管活性药：在补充血容量及纠正酸中毒基础上应用血管活性药物，以解除血管痉挛，常用山莨菪碱（654-2）、阿托品等静脉推注。山莨菪碱成人每次20～60 mg、儿童0.5～2 mg/kg，每5～10 min静脉注射一次，直至面色红润、四肢变暖、血压回升后停用。如血压回升不佳者，可用多巴胺、酚妥拉明等。

（4）肾上腺皮质激素：可以减轻毒血症症状，解除小血管痉挛，改善微循环，增加心肌收缩力，纠正休克。常用地塞米松、氢化可的松等。短期应用，一般不超过3日。

（5）保护重要脏器功能：主要是心、脑、肾等脏器的功能，如有心功能不全者可用强心剂。

4. 呼吸衰竭的治疗

（1）脱水治疗：脑水肿患者可用20%甘露醇快速静脉滴注进行脱水治疗，每6～8 h重复使用，以防止发生脑疝及呼吸衰竭。

（2）肾上腺皮质激素：可减轻脑水肿，降低颅内压，常应用地塞米松静脉点滴。

（3）对于呼吸衰竭患者应给予吸氧，并保持呼吸道通畅，应用呼吸兴奋剂，必要时行气管切开及应用人工呼吸器。

（三）慢性菌痢

1. 病原治疗　结合粪便培养及药物敏感试验选用有效抗菌药物，常联合应用2种不同类型抗菌药物，疗程应适当延长，必要时可采用多疗程治疗。亦可应用药物保留灌肠。

2. 微生态制剂　如出现肠道菌群失调，可应用乳酸杆菌或双歧杆菌制剂进行纠正。

【预防】　应采取以切断传播途径为主的综合措施。

（一）管理传染源

对患者应采取消化道隔离至症状消失，粪便培养2次阴性。对接触者观察1周。从事饮食业、自来水厂及保育工作人员应定期做粪便培养，发现带菌者应调离工作，并进行彻底治疗。

（二）切断传播途径

加强对饮食、饮水和粪便的管理，消灭苍蝇，改善环境卫生，注意个人卫生。对患者的污染物及排泄物做好消毒工作。

（三）保护易感人群

口服多价痢疾活菌苗已取得较好效果，免疫力可维持6～8个月，但尚未广泛应用。

【常见护理诊断】

1. 体温过高　与志贺菌感染有关。

2. 腹泻　与志贺菌引起肠道病变有关。

3. 有体液不足的危险　与发热、腹泻、摄入减少有关。

4. 有皮肤完整性受损的危险　与排便次数增多及排泄物刺激有关。

5. 潜在并发症：休克、呼吸衰竭、脑水肿、脑疝。

【护理措施】

（一）隔离和消毒

采取消化道隔离。患者的食具、便具每日消毒1次，呕吐物、大便要随时消毒。

（二）一般护理

1. 休息和活动　急性期卧床休息，中毒型菌痢应严格卧床休息，避免精神紧张、烦躁，必要时按医嘱给予镇静剂。腹泻症状不重者可适当活动。

2. 饮食　严重腹泻伴呕吐者暂禁食，由静脉补充水分和热量。急性期给予低脂流质饮食，如米汤、脱脂奶等；病情好转后改半流质饮食。少量多餐，避免生冷、刺激性、高纤维素和多渣食物。慢性菌痢患者的营养尤为重要，给予高热量、高蛋白、高维生素的易消化饮食。

（三）病情观察

严密监测：①生命体征情况；②大便的次数、量及性状，准确记录24 h出入量；③脱水及电解质紊乱表现：如皮肤弹性是否下降、口腔黏膜是否干燥及有无四肢无力、腹胀、心律不齐及腱反射减低等低钾表现；④观察神志、面色、瞳孔的变化以及时发现脑疝；⑤肛门周围皮肤有无破损。

（四）对症护理

1. 高热的护理　监测体温，给予物理和药物降温。

2. 腹泻的护理　密切观察大便情况；保护肛门周围皮肤，如排便后用温水清洗肛门，然后局部涂以消毒凡士林油膏，保持肛门周围皮肤清洁及保持内裤、床单清洁和干燥。有脱肛者戴橡皮手套轻柔局部，以助肠管回纳。

3. 循环衰竭的护理　①置患者于休克卧位，注意保暖，给予氧气吸入，氧流量为2～4 L/min；②迅速建立静脉通路，保证输液畅通和药物及时使用。并在中心静脉压监测下调整滴速；③治疗中注意观察休克症状改善情况，如患者口唇红润、肢端温暖、发绀消失，提示组织灌注量良好。收缩压稳定在90 mmHg（12.0 kPa）以上，脉压＞30 mmHg（4.0 kPa）、脉搏＜100次/分、充盈有力，尿量＞30 ml/h，表示肾血液灌注良好；④准备好各种抢救药品和物品，积极配合抢救。

4. 呼吸衰竭的护理　保持呼吸道通畅，及时吸痰、吸氧。若有呼吸停止者，应配合气管切开、气管插管，给予机械通气。

（五）诊疗护理

应注意药物种类、剂量、使用方法、服药时间、疗效及不良反应。如氟喹诺酮类药物可引起恶心、呕吐、食欲不振等胃肠道反应或过敏反应，告诉患者与食物同服可减轻胃肠道反应。应用解痉剂如阿托品时，应注意观察有无口干、心动过速及视力模糊；药物降温应注意出汗情况等。

【健康教育】

1. 进行预防教育　宣传细菌性痢疾的传播方式，改善环境卫生、注意个人卫生，防止病从口入。

2. 讲述急性细菌性痢疾的疾病知识，患病时对休息、饮食、饮水的要求，肛门周围皮肤护理的方法等，还应嘱患者遵医嘱及时、按时、按量、按疗程坚持服药，一定要在急性期彻底治愈，以防转变成慢性痢疾。

3. 出院指导　嘱患者出院后仍应避免过度劳累、受凉、暴饮暴食、情绪波动，以防慢性菌痢再次发作。帮助患者寻找及避免诱因，并嘱患者加强体育锻炼、保持生活规律，增强体质。复发时应及时治疗。

小结

菌痢是由志贺菌属引起的，经消化道传播的常见传染病。轻型患者、慢性患者及带菌者是主要传染源，人群普遍易感。临床主要表现为腹痛、腹泻，排黏液脓血便，里急后重等消化道症状，可伴有发热及全身毒血症状，其中中毒型菌痢消化道症状轻，病情凶险，儿童多见，主要表现为呼吸、循环衰竭。主要护理措施为密切观察病情变化，做好饮食和腹泻的护理。本病预防以切断传播途径为主，加强对饮食、饮水和粪便的管理。

思考题

病例分析题

患儿，女，6 岁，突起寒战、高热，继之迅速出现意识不清 4 小时，于 2008 年 8 月 5 日入院，其家属诉 10 小时前曾使用久置的熟食肉制品。

身体评估：T 41℃，P 120 次，R 30 次/分，BP 70/40 mmHg，神志不清，烦躁，查体欠合作，压眶有反应，瞳孔等大等圆，对光反射存在，巩膜无黄染，结膜充血无水肿，皮肤花斑，颈软，心、肺、腹无明显阳性体征发现，克氏征和布氏征（一）。

辅助检查：血常规为 WBC 31×10^9/L，N 88%，L 12%，Hb 126 g/L。

问题

1. 该患者最可能的诊断是什么？
2. 该患者需进一步做何检查？
3. 该患者的主要治疗和护理措施是什么？

（柳州医学高等专科学校　陆　春）

第二节　伤寒、副伤寒

学习目标

1. 掌握伤寒的临床表现、护理措施及预防措施。
2. 熟悉伤寒的流行病学特征、治疗要点及辅助检查。
3. 了解伤寒的病原学特点、发病机制及副伤寒的临床特点。

一、伤寒

伤寒（typhoid fever）是由伤寒杆菌引起的急性消化道传染病。临床表现主要为持续发热、表情淡漠、相对缓脉、玫瑰疹、肝脾肿大及白细胞减少。主要并发症为肠出血及肠穿孔。

【病原学】 伤寒杆菌为沙门菌属D群，革兰染色阴性，有鞭毛，能运动。主要抗原有菌体（O）抗原、鞭毛（H）抗原和表面（Vi）抗原，均能刺激机体产生相应的抗体，通过检测血清中“O”及“H”抗体可辅助伤寒的临床诊断；Vi抗体的检测有助于流行病学调查。伤寒沙门菌菌体裂解释放出强烈的内毒素，是致病的主要因素。

伤寒杆菌在自然环境中生命力较强，耐低温，在水中可以存活1～3周，在粪便、污水中可以存活1～2个月。其对热及一般消毒剂较敏感，60℃加热15 min、煮沸或消毒饮水余氯达0.2～0.4 mg/L时迅速死亡。

【流行病学】

（一）传染源

患者和带菌者均为伤寒的传染源。伤寒患者从潜伏期末即可从粪便排菌，起病后2～4周内排菌量最多，传染性最强，恢复期后排菌减少。排菌在3个月以上者为慢性带菌者，是引起伤寒不断传播流行的重要传染源。

（二）传播途径

通过被病原菌污染的水、食物、日常生活接触及苍蝇、蟑螂等经消化道传播。水源和食物的污染是引起暴发流行的主要原因。

（三）人群易感性

人群普遍易感，病后可产生持久免疫力。伤寒与副伤寒之间无交叉免疫。

（四）流行特征

本病终年可见，但以夏、秋季为多。人群中以儿童及青壮年多见。

【发病机制】 伤寒沙门菌经口进入胃，一般可被胃酸杀死。当侵入的病原菌数量多或胃酸缺乏时，细菌则进入小肠，进一步侵入小肠壁淋巴组织及肠系膜淋巴结进行繁殖并致敏。然后经胸导管进入血流，引起第一次菌血症。此阶段相当于潜伏期，患者无症状。伤寒沙门菌随血流进入肝、脾、胆囊、骨髓等全身各脏器组织内继续大量繁殖，再次进入血流，引起第二次菌血症，同时释放内毒素，致使全身出现发热，不适、皮肤玫瑰疹和肝脾肿大等临床症状。此时相当于病程的第1～2周，毒血症状逐渐加重，血、骨髓中伤寒沙门菌最多，持续时间较长，故培养阳性率最高。在病程第2～3周，伤寒沙门菌随胆汁排入肠道，此时粪便、尿液培养可获阳性。细菌经小肠黏膜再度侵入肠壁淋巴组织，使原已致敏的淋巴组织产生严重的超敏反应，导致其坏死及溃疡形成。如果累及病变部位的血管可引起肠出血，侵入肌层与浆膜层可引起肠穿孔。病程第4周，人体免疫力进一步加强，在血液及脏器中的细菌逐渐被消灭，肠壁溃疡逐渐愈合，病情缓解，进入恢复期。少数患者由于免疫功能低下，潜伏在体内的细菌可再度繁殖，并侵入血流而形成复发。或因胆囊内长期有病菌存留，成为慢性带菌者。

伤寒的病理特点是单核-吞噬细胞系统增生性反应，其中以回肠末段的集合淋巴结及孤立淋巴滤泡病变最具特征性。第一周淋巴组织高度肿胀、隆起；第二周肿大淋巴结发生坏死；第三周坏死组织脱落，形成溃疡，可并发肠出血和肠穿孔；第四周后溃疡逐渐愈合，不留瘢痕。

【临床表现】 潜伏期7～23日，一般7～14日。伤寒的典型临床经过分为下述4期：

（一）初期

病程第1周，起病缓慢，主要为发热，体温呈阶梯形上升，于5～7日内可高达39～40℃。并常伴有畏寒、全身不适、乏力、食欲减退等。

（二）极期

病程第2～3周，主要表现为：

1. 发热　多呈稽留热，少数呈弛张热型或不规则热型，持续10～14日。

2. 消化道症状　明显食欲不振，腹部不适、腹胀、便秘，少数患者可有腹泻，右下腹有轻压痛。

3. 神经系统症状　可有耳鸣、听力下降、表情淡漠、反应迟钝、精神恍惚。重症者呈谵妄、昏迷、病理反射等中毒性脑病表现。

4. 相对缓脉　成人多见，儿童或并发心肌炎时不明显。重症患者可出现心率增快及心律失常等。

5. 玫瑰疹　约一半以上的患者，在病程第7～14日，皮肤可出现直径为2～4 mm的小丘疹，淡红色、压之退色、稍隆起，多分布于胸腹部，数量少，一般在10个以下，分批出现，约2～3日后消退。

6. 肝脾肿大　大多数患者有轻度的肝脾大，质软，伴轻度压痛。并发中毒性肝炎时可见黄疸或肝功能异常。

（三）缓解期

病程第3～4周，体温在波动中逐渐下降，各种症状逐渐减轻，脾开始回缩。肠出血和肠穿孔等并发症常发生于此期。

（四）恢复期

病程第5周，体温逐渐下降至正常，症状消失，食欲好转，1个月左右完全恢复。

部分伤寒患者于缓解期体温还没有下降至正常时，又重新升高，持续5～7日后退热，血培养可以阳性，称为再燃，可能与菌血症未被完全控制有关。少数伤寒患者体温正常后1～3周，临床症状再度出现，血培养再次阳性，称为复发，与病灶内的细菌未被完全清除、重新侵入血流有关。

另外，还有其他临床类型，如轻型伤寒、迁延型伤寒、逍遥型伤寒、暴发型伤寒、儿童伤寒、老年伤寒等，临床经过多不典型。

【并发症】

（一）肠出血

为常见的并发症，多见于病程第2～3周。因出血量多少不同而临床表现轻重不一，出血量少可无症状，仅大便潜血阳性或血便；大量出血可出现暗红色血便或黑便，并可引起出血性休克。饮食不当、腹泻、便秘用力过度、高压灌肠等常为肠出血诱因。

（二）肠穿孔

为最严重并发症，多见于病程第2～3周，穿孔部位好发于回肠末段，发生穿孔前先表现腹胀、腹痛、腹泻或肠出血，穿孔时常有急性腹膜炎症状及体征。成人比小儿多见。

（三）中毒性肝炎

发生率可达10%～50%，常见于病程第1～3周，有肝大、压痛、ALT上升。少数患者可有轻度黄疸，肝损害一般在2～3周可恢复。

另外，伤寒还可并发中毒性心肌炎、溶血性尿毒综合征、急性胆囊炎、脑膜炎、肾盂肾炎等，严重者还可并发中毒性脑病。

【辅助检查】

（一）血常规

白细胞数减少，并伴中性粒细胞减少、嗜酸性粒细胞减少或消失。嗜酸性粒细胞计数对伤寒的诊断和病情评估有帮助，其数值减少随病情好转而恢复，复发者再度减少或消失。

（二）细菌培养

应在使用抗菌药物前进行，细菌培养阳性可确诊。

1. 血培养　为最常用的确诊伤寒的依据。病程第1～2周的阳性率高达80%～90%，可以应用于早期诊断。

2. 骨髓培养　阳性率高于血培养，阳性持续时间亦较长，对早期曾用抗生素而未被确诊者，骨髓培养更有价值。

3. 粪便培养　病程第3～4周阳性率最高，可达80%。应用于慢性带菌者的检查。

4. 尿培养　于病程第3～4周阳性率最高，约20%。

（三）免疫学检查

1. 肥达反应　病程从第2周开始，伤寒抗体的阳性率逐渐增加，第4周最高，可达90%，并可持续数月。菌体（O）抗体凝集效价在1∶80及鞭毛（H）抗体在1∶160或以上时，可确定为肥达反应阳性。每周复验1次，效价逐渐上升其诊断价值更大。Vi抗体的检测有助于伤寒慢性带菌者的调查，效价在1∶32以上时意义大。

2. 检测特异性抗原或抗体　均有助于伤寒的诊断。

【治疗要点】

（一）一般治疗

发热可给予物理降温，不宜用大量退热剂，以免虚脱。便秘、腹胀时给予对症处理。毒血症症状严重的患者，在足量、有效抗菌治疗的同时，可短期加用小剂量肾上腺皮质激素来减轻毒血症状。

（二）病原治疗

1. 喹诺酮类　此类药物抗菌谱广、耐药的发生率低、杀菌作用强、体内分布广、使用方便。氧氟沙星（氟嗪酸）、环丙沙星（环丙氟哌酸）、伊诺沙星等，对伤寒杆菌（包括耐氯霉素株）有强大的抗菌作用，为首选药物。

氧氟沙星：成人每次0.2 g，每日3次，口服，或每次0.2 g，每8～12 h一次，静滴，症状控制后改口服，疗程14日。

环丙沙星：成人每次0.5 g，每日2次，口服，或每次0.2 g，每日2次，静滴，症状控制后改口服，疗程14日。

2. 头孢菌素类　第二、三代头孢菌素对伤寒沙门菌有强大的抗菌活性，毒副反应轻，尤其适用于孕妇、儿童及哺乳期妇女。头孢曲松：成人每次1～2 g，每日2次，静滴；儿童每次50 mg/kg，每日2次，静滴，疗程14日。也可用头孢噻肟。

3. 氯霉素　对氯霉素敏感的病例可选用，治疗期间应密切观察血常规的变化。

4. 其他　如复方磺胺甲噁唑，对非耐药菌株也有一定疗效。

（三）并发症治疗

1. 肠出血　严格卧床休息，禁食。严密观察血压、脉搏、神志及便血情况。适量输液或输新鲜血。内科治疗无效时，可考虑手术治疗。

2. 肠穿孔　禁食、胃肠减压。除局限者外，应及早手术治疗，同时加用足量抗生素，以控制腹膜炎。

（四）慢性带菌者的治疗

应用氨苄西林与丙磺舒联合治疗 4～6 周。或应用喹诺酮类药物，疗程 10～14 日。若内科治疗效果不佳，合并胆道炎、胆石症可考虑手术切除胆囊。

【预防】

（一）管理传染源

及早隔离、治疗患者，体温正常后 15 日或体温正常后每隔 5 日做粪便培养 1 次，连续 2 次阴性，则可解除隔离。密切接触者医学观察 23 日。对饮食业从业人员定期检查，及时发现带菌者。带菌者调离饮食服务业工作，并予以治疗。

（二）切断传播途径

为预防本病的关键。加强对粪便、水源、饮食卫生的管理，消灭苍蝇，养成良好的个人卫生习惯。

（三）保护易感人群

应用伤寒，副伤寒甲、乙三联菌苗预防注射，可提高人群免疫力。

【常见护理诊断】

1. 体温过高　与伤寒沙门菌、副伤寒沙门菌感染有关。
2. 潜在并发症：肠穿孔或肠出血。
3. 营养失调：低于机体需要量　与高热及摄入减少有关。

【护理措施】

（一）隔离与消毒

采取消化道隔离；对患者排泄物、呕吐物及其污染物品进行严格消毒。

（二）一般护理

1. 休息和活动　患者应绝对卧床休息至热退后 1 周才能逐渐增加活动，休息可减少患者能量消耗，并可减少肠蠕动，有利于预防肠道并发症。

2. 饮食　①发热期间应给予营养丰富、易消化的无渣流质或半流质饮食，如蛋汤、清肉汤、新鲜果汁等，少量多餐。并要保证每日有足够的液体量，入量不足者给予静脉输液；②退热期间，可给高热量、无渣或少渣、少纤维素、不易产生肠胀气的半流质饮食，如软面条、米粥等，另加瘦肉末、菜末等，并观察进食反应；③进入恢复期患者食欲好转，可进软饭，逐渐恢复至正常，饮食量一定要逐渐增加，切忌饮食不节制及食用生冷、粗糙不易消化食物，以避免发生肠穿孔或肠出血。

（三）病情观察

应密切观察：①生命体征、面色、神志变化；②大便颜色、性状、有无血便，并注意检查大便隐血；③如有肠出血时应注意有无血容量不足体征；④有无腹痛及肠穿孔体征。

（四）对症护理

1. 腹胀　腹胀时停食牛奶及糖类食物，并注意钾盐的补充。可用松节油热敷腹部及肛管排气，禁用新斯的明，以免引起剧烈肠蠕动，诱发肠穿孔或肠出血。

2. 便秘 伤寒患者应保证至少间日排便1次，如有便秘则可用开塞露或温生理盐水低压灌肠。忌用泻药，并避免排便时过度用力，防止因剧烈肠蠕动或腹腔内压力过大而造成不良后果。

3. 肠出血、肠穿孔 肠出血的患者要绝对卧床休息，保持安静，必要时给镇静剂，密切观察患者的面色、脉搏、血压变化及每次大便的颜色和量。肠穿孔的患者应密切监测生命体征，如需手术治疗，应积极配合医生做好术前准备。

（五）心理护理

伤寒病程较长，患者易出现消极、焦虑的情绪，护士应针对患者及其家属的心理状况，关心体贴患者，鼓励其战胜疾病的信心，消除不良反应，主动积极地配合治疗和护理。

【健康教育】

1. 预防教育 普及卫生知识，注意饮食、饮水及个人卫生，把住病从口入关，易感人群注射疫苗，以预防伤寒、副伤寒发生。讲述本病的消毒、隔离知识，预防传播。

2. 疾病知识教育 讲解本病的疾病过程、治疗药物、疗程、药物不良反应、预后等，重点讲述并发症知识及饮食管理的重要性，以预防或减少并发症。伤寒如不发生并发症则预后良好。

二、副伤寒

副伤寒（paratyphoid fever）是由副伤寒甲、乙、丙杆菌所致的急性传染病。包括副伤寒甲、副伤寒乙、副伤寒丙三种。我国成人以副伤寒甲为主，儿童以副伤寒乙多见。

副伤寒甲、乙可引起肠黏膜层炎症性病变，溃疡少而表浅，但病变范围广泛，可波及结肠。常以腹痛、呕吐、腹泻等急性胃肠炎症状起病，发热可为弛张热型，热程较伤寒短，毒血症状较轻，但肠道症状则较显著。皮疹出现较早、较多、较大、颜色较深。副伤寒甲复发与再燃多见，而肠出血、肠穿孔少见，病死率较低。副伤寒丙主要以脓毒血症型多见，其次为伤寒型或急性胃肠炎型。临床表现比较复杂。发病急、寒战、高热、热型不规则。半数以上患者可出现全身多处组织化脓性病变，病情危重，多有皮疹、肝脾肿大。肠出血、肠穿孔少见。

副伤寒甲、乙、丙的临床疾病过程、治疗、护理等与伤寒相同。但当副伤寒丙出现化脓性病灶时，应行外科手术排脓，并加强抗菌药物的使用。

小结

伤寒是由伤寒杆菌引起的急性消化道传染病。带菌者和患者为本病传染源，主要经消化道途径传播，人群普遍易感，病后可产生持久免疫力。其临床表现主要以持续高热、表情淡漠、相对缓脉、玫瑰疹、肝脾肿大及白细胞减少为主。并发症可有肠出血及肠穿孔。护理措施是加强饮食指导，对症护理并预防并发症的发生。预防本病措施为对患者实施消化道隔离并做好饮食饮水卫生切断传播途径。

思考题

病例分析题

患者，女，50岁，农民。因发热2周，腹泻1周入院。患者2周前外出就餐后出现低热、乏力，以后体温逐渐上升，近1周持续在39～39.5℃，诉乏力、纳差并伴有腹泻、每日6～8次稀水样便，无黏液脓血便和无里急后重感，于2008年10月6日入院。

身体评估：肝大，肋下2 cm，脾肋下1 cm；腹部可见3个玫瑰疹。

辅助检查：血常规：WBC为3.5×10^9/L，N 0.58，L 0.42，嗜酸性粒细胞消失，肥达反应“O”抗体1∶160，“H”抗体1∶320。

问题

1. 该患者最有可能的诊断及诊断依据是什么？
2. 对帮助本病例确诊意义阳性率最高的实验室检查是什么？
3. 列出本病例的护理诊断并提出护理措施。

（柳州医学高等专科学校 陆 春）

第三节 细菌性食物中毒

学习目标

1. 掌握细菌性食物中毒的临床表现、护理措施及预防措施。
2. 熟悉细菌性食物中毒的流行病学特征、治疗要点及健康教育。
3. 了解细菌性食物中毒的病原学特点、发病机制及辅助检查。

细菌性食物中毒（bacterial food poisoning）是由进食被细菌或细菌毒素污染的食物而引起的急性感染中毒性疾病。临床上可分为胃肠型与神经型两大类。

一、胃肠型食物中毒

胃肠型食物中毒较常见，多发生于夏秋季。本病潜伏期短，常集体发病。临床上主要表现为以恶心、呕吐、腹痛、腹泻为特征的急性胃肠炎症状。

【病原学】 引起胃肠型食物中毒的细菌种类很多，常见的有以下几种：

（一）沙门菌属

为革兰阴性杆菌，是最常见的病原菌之一，其中以猪霍乱沙门菌、鼠伤寒沙门菌、肠炎沙门菌较常见。沙门菌广泛存在于家畜、家禽及鼠类的肠道、内脏和肌肉中。细菌由粪便排出污染饮水、食物、餐具等，人进食后造成感染。

该菌属在自然界的抵抗力较强，可在水、肉、蛋及乳类食品中存活数月，在22～30℃下可在食品中大量繁殖，不耐热，55℃加热1 h或60℃加热10～20 min即可灭活，5%苯酚5 min可将其杀灭。

（二）副溶血性弧菌

为革兰阴性杆菌或稍弯曲的弧菌，亦称嗜盐菌。该菌广泛存在于海产品及含盐较高的腌制食品中，偶尔亦存在于淡水中。

本菌存活能力强，在海水中能存活47日以上，淡水中生存1～2日。但对酸及热敏感，普通食醋中3～5 min或加热至56℃ 5 min、90℃ 1 min可将其灭活。

（三）大肠埃希菌

属肠杆菌科，是肠道正常存在的主要菌群，一般情况下不致病，少数血清型可以引起食物中毒，如产毒型大肠埃希菌、致病性大肠埃希菌、侵袭性大肠埃希菌、肠出血性大肠埃希菌等。

大肠埃希菌在室温下可存活数月，在水和土壤中存活数周，加热60℃ 15～20分钟可被灭活。

（四）金黄色葡萄球菌

革兰阳性球菌，不形成芽胞，无荚膜。细菌广泛存在于人体的皮肤、鼻腔、鼻咽部、指甲或皮肤化脓性病灶。在乳类、肉类食物、剩饭菜中易生长。此菌污染食物后，在37℃经6～12 h繁殖产生肠毒素。此毒素对热的抵抗力很强，加热煮沸30 min仍能致病。

（五）蜡样芽孢杆菌

革兰阳性的粗大杆菌。本菌广泛分布于土壤、尘埃、米、面粉、奶粉等食物中。其芽胞耐高温，煮沸后仍可灭活。

【流行病学】

（一）传染源

被致病菌感染的动物或人。

（二）传播途径

通过进食被细菌或其毒素污染的食物而传播。苍蝇和蟑螂等可作为主要传播媒介。

（三）人群易感性

人群普遍易感。感染后产生的免疫力弱，故可重复感染发病。

（四）流行特征

多发生在夏、秋季节。可散发，亦可集中发病。后者的特点是：有共同进食可疑食物的经历，未食者不发病，病情轻重常与进食量有关；停止进食被污染的食物后疫情可控制。

【发病机制】 细菌及其毒素随污染的食物进入人体后，发病与否、病情轻重与食物受细菌或其毒素污染的程度、进食量、人体的抵抗力等因素有关。最基本的致病因素是细菌的侵袭力及其释放的毒素（肠毒素或内毒素）。

1. 侵袭性损害　沙门菌、侵袭性大肠埃希菌等可直接侵入肠壁，引起肠黏膜充血、水肿，上皮细胞变性、坏死并形成溃疡。

2. 肠毒素　金黄色葡萄球菌、产毒型大肠埃希菌、副溶血性弧菌等产生的肠毒素，可激活肠上皮细胞膜上的腺苷酸环化酶而引起一系列的酶反应，抑制肠上皮细胞对水和钠的吸收，促进肠液和氯离子的分泌，导致腹泻。

3. 内毒素　沙门菌的菌体裂解后释放的内毒素可引起发热、胃肠黏膜炎症，进而导致呕吐和腹泻。

【临床表现】 潜伏期短，常于进食后数小时发病，超过72小时的病例可基本排除食物中毒。各种细菌引起的胃肠型食物中毒临床表现大致相似，主要为恶心、呕吐、腹痛、腹泻等急性胃肠炎症状。

沙门菌属食物中毒：恶心、呕吐，腹部绞痛后腹泻，呈水样便，量多。常有发热伴畏寒、脱水等。

金黄色葡萄球菌食物中毒：呕吐较明显，呕吐物含胆汁，有时带血和黏液。腹痛以上腹部及脐周多见。腹泻频繁，多为黄色稀便和水样便。

侵袭性细菌食物中毒：可有发热、腹部阵发性绞痛、里急后重和黏液脓血便。

副溶血弧菌食物中毒：腹痛明显，呈阵发性绞痛，腹泻。部分病例大便呈血水样，无里急后重感。

腹泻严重者可导致脱水、酸中毒，甚至休克。病程大多为1～3日。

【辅助检查】

（一）细菌培养

取患者的吐、泻物及可疑食物做细菌培养，分离出相同病原菌可确诊。

（二）血清学检查

可取患者急性期和恢复期血清与病原菌做凝集试验，效价呈4倍以上增高可确诊。

【治疗要点】 本病的病原菌或其毒素多于短期内迅速排出体外，故以对症治疗为主。

（一）对症治疗

呕吐、腹痛严重者可应用解痉剂。剧吐不能进食或腹泻频繁者，可静脉滴注葡萄糖生理盐水。脱水严重甚至休克者应积极补液及抗休克治疗，并注意维持水、电解质和酸碱平衡。

（二）病原治疗

一般不用抗生素。但是，症状较重考虑为感染性食物中毒的患者，应及时选用抗菌药物，如氟喹诺酮类、氨基糖苷类或根据细菌培养及药物敏感试验加以选择。

【预防】 加强食品卫生管理，搞好饮食卫生，是预防本病的关键。

（一）管理传染源

一旦发生可疑食物中毒后，应立即上报当地卫生防疫部门，及时进行调查、分析，并制定防疫措施，及早控制疫情。

（二）切断传播途径

认真贯彻《中华人民共和国食品卫生法》，加强对屠宰场、食品加工和饮食卫生行业的监督，严禁出售病死动物的肉类及腐败变质食物。不吃不洁、腐败、变质的食品。

（三）保护易感人群

养成良好的卫生习惯。饮食行业工作人员要定期体检。

【常见护理诊断】

1. 疼痛　与胃肠道炎症及痉挛有关。
2. 腹泻　与细菌和毒素导致胃肠型食物中毒有关。
3. 体液不足或有体液不足的危险　与呕吐、腹泻引起大量体液丢失有关。
4. 潜在并发症：酸中毒、休克。

【护理措施】

（一）隔离

感染性食物中毒患者应采取消化道隔离。

（二）一般护理

1. 休息　严重者绝对卧床休息。

2. 饮食　鼓励患者多饮淡盐水以补充液体，促进毒素的排泄。吐泻、腹痛剧烈者暂禁食，呕吐停止后可给予易消化的流质或半流质饮食，剧吐不能进食或腹泻频繁者，可静脉滴注葡萄糖生理盐水。恢复期后可逐渐过渡到正常饮食。

（三）病情观察

应密切观察：①生命体征；②呕吐、腹泻情况：呕吐及腹泻的次数、量及性状的变化；

③伴随症状：如畏寒、发热、恶心、腹痛等；④记录24小时出入量；⑤吐、泻严重者应密切注意脱水、电解质紊乱及酸碱平衡失调的表现。

（四）对症护理

1. 呕吐　呕吐有助于清除胃肠道内残留的毒素，一般不予止吐处理。但应注意及时清理呕吐物，保持口腔及床单位的清洁卫生。呕吐频繁者，可遵医嘱给予止吐剂，以减少呕吐次数，以利于患者休息。

2. 腹泻　早期不用止泻药，见第三章第一节细菌性痢疾的护理。

3. 腹痛　注意腹部保暖，禁食冷饮。剧烈腹痛者可遵医嘱给予解痉剂。

【健康教育】

1. 进行预防食物中毒的健康教育，重点是加强饮食卫生，严把“病从口入”关；做好卫生宣传教育工作，不吃不洁、腐败、变质的食品。

2. 进行有关细菌性食物中毒的知识教育，感染性食物中毒患者的呕吐物和排泄物可携带病菌，有传染性，应注意消毒隔离。胃肠型食物中毒较多见，预后良好。

二、神经型食物中毒

神经型细菌性食物中毒又称肉毒中毒（botulism），是因进食被肉毒杆菌外毒素污染的食物而引起的中毒性疾病。临床上以中枢神经系统症状如眼肌、咽肌甚至呼吸肌麻痹等症状为主要表现，若抢救不及时，病死率较高。

【病原学】　肉毒杆菌为严格厌氧的芽胞杆菌，革兰染色阳性，能运动。本菌主要存在于土壤及家畜中。火腿、腌制品、罐装或瓶装食物被肉毒杆菌污染后，在缺氧条件下大量繁殖，并产生一种剧毒的嗜神经外毒素——肉毒素，其对人的致死量仅为0.01mg左右，毒性比氰化钾强一万倍。各型肉毒杆菌可产生抗原性不同的外毒素，引起人类发病的主要是A型、B型和E型。

肉毒杆菌因有芽胞，在外界抵抗力极强。干热180℃ 15min、煮沸后5h、高压蒸气灭菌120℃ 20min方可灭活。5%苯酚、20%甲醛24h才能将其杀灭。其外毒素对酸有抵抗力，但不耐热。A型毒素80℃ 5min、B型毒素88℃ 15min可被破坏。

【流行病学】

（一）传染源

为携带肉毒杆菌的动物，患者无传染性。肉毒杆菌存在于动物肠道内，随粪便排出体外，芽胞污染食品，在缺氧环境下肉毒杆菌大量繁殖，产生外毒素。

（二）传播途径

主要通过进食被肉毒毒素污染的食物传播。

（三）人群易感性

人群高度易感，病后无免疫力。

【发病机制】　外毒素经口进入消化道后，不被胃酸和消化酶破坏，经肠黏膜吸收入血，主要作用于颅神经核、神经肌肉连接处和自主神经末梢，抑制胆碱能神经传导介质——乙酰胆碱的释放，导致肌肉收缩运动发生障碍而致瘫痪。

【临床表现】　潜伏期一般为12～36h，亦可短至2h，最长可达10日。中毒剂量越大则潜伏期越短，病情亦越重。

起病突然，以神经系统症状为主，胃肠道症状较轻。早期有全身乏力、头痛、眩晕，继而出现眼内外肌瘫痪的眼部症状，如视力模糊、复视、眼睑下垂、瞳孔散大、对光反射消失等。严重者可出现咽肌麻痹，表现为吞咽、咀嚼、发音等困难，甚至出现呼吸困难。患者体温一般正常，神志清楚，知觉不受影响。婴儿患者首发症状常为便秘。

病程长短不一，通常于4～10日后逐渐恢复，但全身乏力、眼肌麻痹可持续数月之久。危重者可在3～6日内死于呼吸衰竭或继发感染。

【辅助检查】

（一）细菌培养

取可疑食物或患者粪便做厌氧菌培养发现肉毒杆菌，可确诊。

（二）动物试验

取可疑食物渗出液做动物试验，动物可出现外毒素所致的四肢瘫痪表现且迅速死亡，即可确诊。

【治疗要点】

（一）一般治疗

早期（在进食可疑食物4h内）可选用5%碳酸氢钠溶液或1∶4000高锰酸钾溶液洗胃，口服50%硫酸镁导泻以清除毒素。吞咽困难者可鼻饲或静脉输液以补充营养和液体。呼吸困难者给予吸氧，必要时及早气管切开，使用人工呼吸器。继发感染者给予抗生素治疗，为防止肉毒杆菌在肠道内繁殖产生神经毒素，可应用青霉素消灭肠道内肉毒杆菌。

（二）抗毒素治疗

早期应用多价抗毒血清（包括A型、B型和E型）治疗有效，尤以病后24h内或肌肉麻痹出现前应用效果最佳。剂量为每次5万～10万U，静脉或肌内注射。必要时6h后同样剂量重复1次。用药前先做皮肤过敏试验，阳性者采用脱敏疗法。

【预防】 一般措施同胃肠型食物中毒。加强对罐装及瓶装食品、火腿、腊肠、发酵的豆制品及面制品的卫生监督检查。对进食可疑食物而未发病者，特别是进食的食物已证实被肉毒杆菌或其外毒素污染，或同食者已发生中毒表现时，应立即肌注多价抗毒血清1000～2000U，皮下注射，每周1次，共3次，以防发病。

【常见护理诊断】

1. 有受伤的危险　与眼肌麻痹引起视物不清有关。
2. 营养失调：低于机体需要量　与咽肌麻痹所致进食困难有关。
3. 潜在并发症：窒息、呼吸衰竭。

【护理措施】

（一）隔离

患者应采取消化道隔离。

（二）一般护理

1. 休息　严格卧床休息。
2. 饮食　胃肠道症状较轻者，可进普通饮食，以满足机体对营养和液体需要。有进食困难者可鼻饲或静脉输液。

（三）病情观察

密切注意：①监测生命体征的变化，注意有无呼吸困难或继发感染的表现；②观察患者眼肌麻痹的表现及进展情况，特别是视觉功能的改变；③注意有无咽肌麻痹的表现，如吞咽困难、咀嚼困难、发音困难等；④注意有无胃肠道症状，如恶心、便秘或腹胀等。

（四）对症护理

1. 眼肌麻痹　患者可因眼肌麻痹而影响视觉功能，应注意环境安全，并协助患者进行日常活动，以防受伤。

2. 咽肌麻痹　①有咽肌麻痹者易致口腔分泌物积聚于咽喉部而引起吸入性肺炎，应及时吸出；②呼吸困难者予以吸氧；③做好气管切开等抢救准备。

（五）诊疗护理

1. 宜早期、尽快应用多价抗毒血清，注射前应做过敏试验。阴性者可静脉注射，但速度不宜过快，开始应缓慢注射，以后最快速度不应超过 4 ml/min，并注意观察患者的反应。阳性者采用脱敏疗法。为防止过敏性休克的发生，注射前应备好抢救物品，注射后应密切观察有无呼吸急促、脉率增加等过敏反应的表现，一旦出现，应立即给予肾上腺素、吸氧等抢救处理。

2. 洗胃和导泻应在进食可疑食物后 4 h 内进行，以清除肠道内尚未吸收的毒素；宜选用碱性溶液，以利于毒素的灭活。向患者及家属说明目的和要求以取得他们的理解与配合。

【健康教育】

1. 进行预防食物中毒的健康教育　重点是加强饮食卫生，严把“病从口入”关；必要时尽早注射多价抗毒血清。

2. 进行有关细菌性食物中毒的知识教育　感染性食物中毒患者的呕吐物和排泄物可携带病菌，有传染性，应注意消毒隔离。神经型食物中毒的预后与摄入毒素的量及治疗早晚有关，病死率较高，宜尽早治疗。

小结

细菌性食物中毒是由进食被细菌或细菌毒素污染的食物而引起的急性感染中毒性疾病，不食用不发病。可分为胃肠型和神经型两大类。本病的传染源是被致病菌感染的动物和人（神经型食物中毒患者无传染性），以消化道传播途径为主，人群普遍易感。前者主要临床表现为恶心、呕吐，腹部绞痛后腹泻，排水样便或黏液脓血便；后者主要表现为中枢神经系统症状如眼肌、咽肌、呼吸肌麻痹等。主要护理措施是加强病情观察及呕吐、腹泻、肌肉麻痹等的对症护理。预防本病的关键是搞好饮食卫生，加强食品卫生管理。

思考题

病例分析题

患者，女，20 岁。因发热、腹泻 6 小时于 2009 年 10 月 5 日 7 点就诊。自诉中午与朋友进食海产品后当晚相继出现畏寒、发热、恶心、呕吐，呕吐物为胃内容物，腹泻 6～7 次，为水样便，其中 1 人为脓血便，并伴有阵发性脐周疼痛，无里急后重感，因此来急诊就诊。

身体评估：T 38℃，BP 100/70 mmHg，P 90 次/分，R 24 次/分，神志清楚，口腔黏膜干燥，心肺（—），腹软，腹部无压痛，肠鸣音亢进。

辅助检查：粪便常规：稀水样便。镜检：WBC（+）/HP、RBC（+）/HP。

问题

1. 该患者最可能的诊断是什么？
2. 患者的饮食护理应注意什么？

（柳州医学高等专科学校 陆 春）

第四节 霍 乱

学习目标

1. 掌握霍乱的临床表现、护理措施及预防措施。
2. 熟悉霍乱的流行病学特征、治疗要点及健康教育。
3. 了解霍乱的病原学特点、发病机制及辅助检查。

霍乱（cholera）是由致病性霍乱弧菌所致的一种烈性肠道传染病，属国际检疫的传染病，本病发病急、传播快、涉及面广，在《中华人民共和国传染病防治法》中被列为甲类传染病。临床表现轻重不一，多数患者仅有轻度腹泻；典型患者由于剧烈腹泻、呕吐，可引起脱水、肌肉痉挛，严重者导致周围循环衰竭及急性肾衰竭，病死率可高达40%。

【病原学】 霍乱弧菌属于弧菌科弧菌属，革兰染色阴性，有荚膜，菌体尾端有鞭毛，活动力极强，在碱性肉汤或蛋白胨水中繁殖迅速。有两个生物型，即古典生物型和埃尔托生物型，两个生物型均属 O_1 群霍乱弧菌，且临床表现和流行病学特征基本相同，二者所致感染统称为霍乱。近年来又发现非 O_1（O_2～O_{200}）群霍乱弧菌，其中 O_{139} 血清型也可以引起典型霍乱样疾病的流行。

霍乱弧菌对热、干燥、日光、酸及一般常用消毒剂均很敏感，经煮沸或0.2%～0.5%过氧乙酸溶液可立即死亡，但对低温和碱耐受力强。

【流行病学】

（一）传染源

患者和带菌者是主要传染源。尤其是中、重型患者，排菌量较大、污染面广泛，传染性强，是重要的传染源。而轻型患者及隐性感染者多不易检出，因而在霍乱传播中也起着重要作用。

（二）传播途径

主要通过污染的水、食物、日常生活接触和苍蝇等进行传播，其中水源传播是最重要的传播途径。

（三）人群易感性

人群普遍易感，患病后可获得一定程度的免疫力。

（四）流行特征

霍乱在热带地区全年均可发病，我国以夏、秋季为流行季节，高峰在7～10月，流行地区主要是以沿海一带如广东、广西、浙江、上海等省、自治区、直辖市多见。

自1817年以来，霍乱已经引起7次世界性大流行，先后波及一百多个国家和地区。自从1820年霍乱传入我国后，每次世界性大流行均波及我国。新中国成立后古典生物型霍乱在我国的流行得到了控制，但由于对外交往频繁，20世纪60年代埃尔托生物型霍乱传入我国沿海一带。目前应警惕O_{139}型在我国大流行的可能。

【发病机制】 霍乱弧菌经口进入胃后，在正常情况下，一般可被胃酸杀灭。

细菌侵入期：当胃酸分泌减少或因入侵的细菌数量较多时，未被胃酸杀死的弧菌进入小肠，黏附于小肠上皮细胞表面并迅速繁殖，产生大量霍乱肠毒素。

毒素侵入期：霍乱外毒素由A、B两个亚单位组成，B亚单位首先与小肠上皮细胞膜的受体——神经节苷脂结合，改变了肠道上皮细胞膜的通透性，然后A亚单位通过细胞膜而进入细胞，并作用于上皮细胞里的腺苷酸环化酶（AC）使之活化。

毒素作用期：毒素激活腺苷酸环化酶（AC）后，使三磷酸腺苷（ATP）变成环磷酸腺苷（cAMP）。细胞内浓度增高的cAMP发挥第二信使的作用，促使细胞内一系列酶的反应，最后结果是抑制肠黏膜绒毛细胞对钠的正常吸收，并且刺激隐窝细胞，使其分泌氯化物、水和碳酸氢盐的功能增强，以致大量水分与电解质分泌并聚积于肠腔内。

泻吐期：大量的肠液分泌于肠腔，超过了肠道正常吸收功能的吸收，因而出现本病特征性的剧烈水样腹泻及呕吐。剧烈泻、吐可致脱水和电解质紊乱、代谢性酸中毒、周围循环衰竭及肾衰竭。由于胆汁分泌减少以及肠液中大量水分、电解质及黏液的聚集，吐泻物成“米泔水”样。

本病病理改变不显著，仅见脱水、皮肤干燥、发绀。皮下组织和肌肉极度干瘪，内脏浆膜呈深红色、无光泽。胆囊充满黏稠胆汁。心、肝、脾等脏器多见缩小，肾小球及肾间质毛细血管扩张，肾小管变性及坏死。

【临床表现】 潜伏期一般为1～3日（数小时至7日）。多为突然起病，少数病例病前1～2日有头昏、倦怠、腹胀及轻度腹泻等前驱症状。典型病例的病程通常分为三期。

（一）泻吐期

腹泻是发病的第一个症状，其特点为多无发热，无里急后重感，多数不伴腹痛，排便后自觉轻快感。最初大便有粪质呈黄色稀水样，继之呈水样或“米泔水”样，少数患者大便可呈洗肉水样，无粪臭。每日大便数次至数十次，甚至排便失禁。患者腹泻量自数千毫升至上万毫升不等。呕吐一般发生在腹泻后，少有恶心，呈喷射性，呕吐物初为胃内食物残渣，后为清水样，严重者可呕出“米泔水”样液体。本期可持续数小时至1～2日。

（二）脱水虚脱期

由于严重泻、吐引起水、电解质丢失，可出现脱水和周围循环衰竭。患者表现为烦躁不安、口渴、声音嘶哑、眼窝凹陷、皮肤皱缩湿冷且弹性消失、指纹皱瘪、腹下陷成舟状、血压下降、脉细数、尿量减少或无尿、意识障碍。且电解质紊乱、低钠可导致腓肠肌或腹直肌痉挛，低钾有肌张力减低、反射消失、腹胀鼓肠、心律不齐等。此期一般为数小时至2～3日。

（三）反应（恢复）期

病情好转脱水纠正后，症状逐渐消失，体温、脉搏、血压恢复正常。少数患者可有反应性低热，可能为循环改善后肠毒素吸收增力所致。

根据脱水程度、血压、脉搏及尿量，临床上分为轻、中、重3型（表3-1）。

表 3-1　轻型、中型及重型霍乱患者的临床比较

临床表现	轻型	中型	重型
脱水情况	体重减轻 5%以下	体重减轻 5%～10%	体重减轻 10%以上
意识状况	尚好	眼神呆滞、轻度烦躁	极度烦躁、神志淡漠或不清
声音嘶哑	无	有	声音嘶哑、失声
皮肤情况	稍干，弹性略差	干燥，缺乏弹性	弹性消失，抓起后久不恢复
口唇表现	稍干	干燥	极度干裂
眼窝凹陷	眼窝稍陷	眼窝明显凹陷	眼窝深凹，脸颊内陷
指纹皱缩	不皱	皱瘪	干瘪
腓肠肌痉挛	无	痉挛	明显痉挛
脉搏	正常	细速	微弱而速或无
血压（收缩压）	正常	12.0～9.3 kPa	9.3 kPa 以下或测不出
尿量	稍减少	很少，一日 500 ml 以下	少尿或无尿

【辅助检查】

（一）血液检查

白细胞可增至（10～30）$\times 10^9$/L，中性粒细胞及大单核细胞增多。因血容量减少和血液浓缩，血浆比重、血细胞比容、血红蛋白均可增高，尿素氮增加。血清钾、钠和碳酸氢盐均降低。

（二）尿液检查

少数患者尿中可有蛋白、红细胞、白细胞及管型。

（三）粪便检查

1. 常规检查　粪便呈水样，镜检仅见少数白细胞。

2. 细菌学检查

（1）悬滴试验（动力试验）：将新鲜粪便滴于玻片上，在暗视野显微镜下可见穿梭样或流星样运动的弧菌，即为动力试验（+）。结合制动试验可以作为快速初筛诊断。

（2）制动试验：加入霍乱免疫血清后可抑制弧菌的动力，为制动试验（+），可作为初筛试验。

（3）涂片染色：粪便涂片做革兰染色，显微镜下可见革兰阴性呈鱼群样排列的弧菌。

（4）细菌培养：粪便标本直接接种于碱性蛋白胨水培养基增菌，然后在碱性琼脂培养基上进行分离培养，可检出霍乱弧菌，可确诊。

（四）血清学检查

可检测血清中抗体，具有追溯性诊断意义。

【治疗要点】　治疗本病的关键是早期、迅速、足量补充液体及电解质。

（一）补液疗法

1. 静脉补液　适合于重型、不能口服的中型及少数轻型患者。输液量和速度应视病情轻重、脱水程度、血压和脉搏、尿量及血浆比重等而定。原则：早期、快速、足量，先盐后糖，先快后慢，纠酸补钙，见尿补钾。

液体的种类：①541 溶液：每升含氯化钠 5 g、碳酸氢钠 4 g、氯化钾 1 g。可按下列配比组合：0.9%氯化钠 550 ml、1.4%碳酸氢钠 300 ml、10%氯化钾 10 ml、10%葡萄糖 140 ml。

②2∶1溶液：2份生理盐水、1份1.4%碳酸氢钠。③林格乳酸钠溶液：3份生理盐水、2份5%葡萄糖盐水、1份1.4%碳酸氢钠。④生理盐水：0.89%NaCl溶液。

输液的量和速度：第一个24小时的补液量按轻、中、重型分别为3000～4000 ml、4000～8000 ml和8000～12 000 ml（儿童分别为100～150 ml/kg、150～200 ml/kg和200～250 ml/kg）。脱水严重者先按40～80 ml/mim速度静脉推注，以后按20～30 ml/min的速度通过两条静脉快速滴注2500～3500 ml，直至桡动脉搏动增强变得有力时再减慢速度。补液同时注意纠正酸中毒及补充钾盐。

2. 口服补液　腹泻患者肠道对葡萄糖的吸收能力并无改变，而葡萄糖的吸收还能促进水、钠的吸收，故可采用口服补液。口服补液适用于轻、中型患者及重型患者经过静脉补液情况改善、血压回升者。WHO推荐的口服补盐液（ORS）配方为：氯化钠3.5 g、碳酸氢钠2.5 g、氯化钾1.5 g、葡萄糖20 g，溶于1000 ml可饮用水内。最初6小时成人每小时给750 ml，以后根据腹泻量适当增减，一般以排出1份大便给以1.5份口服补盐液为宜。口服液体中电解质及葡萄糖浓度与血浆比较大致是等渗的，且具有配制方便、服用简便而且安全、患者免受输液的痛苦等优点。

（二）病原治疗

抗菌治疗只作为辅助治疗，可缩短腹泻时间、减少腹泻量及缩短排菌期。常用药物有诺氟沙星，成人每次200 mg，3次/日，口服。还可应用环丙沙星、复方磺胺甲噁唑、多西环素等，可选择其中一种连服3日。

（三）其他治疗

重症患者经补足液体后，血压仍未上升，可用肾上腺皮质激素及血管活性药。有心功能不全、肾功能不全等并发症者给以相应处理。早期采用氯丙嗪（1～4 mg/kg）对肠上皮细胞AC有抑制作用，可减少腹泻量。

【预防】

（一）管理传染源

按甲类传染病进行管理。加强疫情监测，建立、建全腹泻门诊，发现霍乱患者，应进行严格隔离至症状消失后6天，并隔日粪便培养1次，连续3次阴性可解除隔离。对密切接触者应检疫5日，并给予预防性服药，如诺氟沙星每次0.2 g，3次/日，连服2日。

（二）切断传播途径

加强饮水消毒及食品卫生管理，改善环境卫生，做好粪便管理，消灭苍蝇。对患者或带菌者的粪便及排泄物均应严格消毒。

（三）保护易感人群

霍乱疫苗的使用在一定程度上可提高人群的免疫力。以往应用的全菌体死菌苗或合用类毒素疫苗由于保护率低、保护时间短，且不能防止隐性感染和带菌状态，已不提倡使用。WHO于1999年推荐在霍乱高发地区口服B亚单位-全菌体疫苗BS-WC。减毒口服活疫苗CVD103-HgR涉及毒性基因转移的可能，有一定的潜在不良反应发生率，故不推荐普遍使用。O_{139}疫苗尚在研究中。

【常见护理诊断】

1. 腹泻　与细菌外毒素作用致肠细胞分泌功能增强有关。
2. 体液不足　与大量腹泻、呕吐有关。
3. 恐惧　与外界严密隔离有关。

4. 潜在并发症：休克、电解质紊乱、急性肾衰竭。

【护理措施】

（一）隔离与消毒

采取严密隔离措施，发现疫情就地隔离，并立即上报卫生防疫部门，采取消毒隔离措施，防止疫情蔓延。

（二）一般护理

1. 休息　应绝对卧床休息。最好卧于带孔的床上，床下对孔放置便器，便于患者排便。应注意保持床铺清洁、平整、干燥。

2. 饮食　有剧烈泻、吐者应禁食，泻、吐不剧烈者可给流质饮食，恢复期给予易消化半流质饮食。应注意少量多餐，并应逐渐增加食量。

（三）病情观察

密切监测：①生命体征，以便及时发现休克；②腹泻、呕吐物的量、颜色、性状、伴随症状；③严格记录 24 h 出入量；④水、电解质平衡紊乱症状，特别是低钾表现，如肌张力减低、鼓肠、心律失常等；⑤血清钾、钠、氯、钙、CO_2CP、尿素氮等检验结果，发现异常及时报告医生；⑥治疗效果、脱水纠正情况。

（四）对症护理

1. 腹泻　参见总论“腹泻”的护理。

2. 肌肉痉挛　有腹直肌及腓肠肌痉挛者，可用局部热敷、按摩、针灸的方法止痛，或按医嘱给以药物治疗。

3. 口腔护理　每次呕吐后协助患者用温水漱口，预防口腔炎。

（五）诊疗护理

1. 迅速补充液体和纠正酸碱失衡、电解质紊乱是霍乱治疗的关键，因此对于重型患者应迅速建立静脉通道或使用加压输液装置，快速输入液体，及时纠正脱水、酸碱失衡、电解质紊乱。输液种类、先后顺序及速度应严格按医嘱执行，做好输液计划，分秒必争，使患者迅速得到救治。

2. 大量、快速输入的溶液应适当加温至 37～38℃，以免发生输液反应。

3. 注意观察脱水改善情况及有无急性肺水肿表现，如呼吸困难、发绀、咳粉红色泡沫样痰及肺部啰音等，一旦出现上述症状应酌情减慢输液速度或暂停输液，并立即通知医生，配合医生采取急救措施。

4. 对于口服补液者应注意补液量及观察脱水纠正情况。

（六）心理护理

由于患者需采取严密隔离，因而社交中断，而重型患者更因病情严重及知识缺乏常产生恐惧、孤独、自卑等心理活动。应及时评估患者及家属的心理状态，耐心解释病情，并介绍强制管理的重要性，以取得合作，解除心理负担。

【健康教育】

1. 预防教育　说明霍乱是烈性肠道传染病，起病急、传播快、重症者死亡率高，故对疫点、疫区需进行封锁；对患者采取严密隔离及严格的消毒措施，以防止霍乱传播。还应说明霍乱是经消化道传播的传染病，采取切断传播途径的措施有利于预防霍乱。

2. 疾病知识教育　讲述本病的临床过程及治疗方法，使患者消除紧张情绪，配合治疗，以尽快控制病情发展。

小结

霍乱由霍乱弧菌所致，在我国《传染病防治法》中被列为甲类传染病。患者和带菌者是本病主要传染源，主要通过水源传播。典型患者主要临床表现为剧烈呕吐，腹泻大量“米泔水”样物，并引起严重脱水、电解质紊乱、酸碱失衡、周围循环衰竭及急性肾衰竭等，病死率高。早期、迅速足量补充液体及电解质是治疗本病的关键。其主要护理措施是加强腹泻和液体治疗的护理，做好病情观察。预防措施是按甲类传染病进行管理。

思考题

病例分析题

患者，女性，34 岁，工人。因腹泻 1 天入院。自诉一天来急起腹泻，共数十次，为大量水样便，并呕吐 3 次，为胃内容物，无腹痛及发热，病后尿少。病前曾与类似腹泻者接触。

身体评估：T 36.7℃，BP 85/55 mmHg，P 108 次/分，细速，神志清楚，皮肤弹性差，眼窝凹陷，心、肺、腹（—）。

辅助检查：①粪便常规检查：粪便为水样，WBC 0～2/HP。②粪便悬滴试验：可见运动力很强的细菌。③涂片染色检查：可见革兰染色阴性弧形菌。

问题

1. 本病最有可能的诊断是什么？
2. 该患者的治疗及护理需要立即采取的关键措施是什么？
3. 应行何种隔离？如何预防？

（柳州医学高等专科学校　陆　春）

第五节　流行性脑脊髓膜炎

学习目标

1. 掌握流脑的临床表现及护理措施。
2. 熟悉流脑的流行病学特征、治疗要点、预防措施及健康教育。
3. 了解流脑的病原学特点、发病机制及辅助检查。

流行性脑脊髓膜炎（epidemic cerebrospinal meningitis）简称流脑，是由脑膜炎奈瑟菌引起的急性化脓性脑膜炎。主要临床表现为突发高热、剧烈头痛、频繁呕吐、皮肤黏膜瘀点、瘀斑及脑膜刺激征。严重者可有感染性休克和脑实质损害，常可危及生命。部分患者暴发起病，可迅速致死。

【病原学】 脑膜炎奈瑟菌（又称脑膜炎球菌）属奈瑟菌属，为革兰染色阴性双球菌，呈卵圆形或肾形，凹面相对成双排列。根据表面特异性荚膜多糖抗原的不同可分为 13 个血清群，其中以 A、B、C 群多见。我国目前流行菌群以 A 群为主。

细菌裂解后可释放内毒素，是致病的重要因素。并可产生自溶酶，在体外极易自溶而死亡，因此，采集标本后应注意保温，并立即送检或在床边接种。本菌仅存在于人体，可在患者鼻咽部、血液、脑脊液、皮肤瘀斑中发现，也可从带菌者鼻咽部分离出来。

脑膜炎球菌为专性需氧菌，在普通培养基上不易生长，在巧克力或血培养基上生长良好。在体外抵抗力很弱，对干燥、寒冷、热及一般消毒剂均很敏感。在体外低于 30℃或高于 50℃的环境中易死亡。

目前在全球范围内脑膜炎奈瑟菌对磺胺类药物的耐药情况比较严重。

【流行病学】

（一）传染源

带菌者和患者是本病的传染源。本病隐性感染率高，流行期间人群带菌率可达 50%，带菌者数量多、不易发现，作为传染源意义更大。患者从潜伏期末至发病后 10 日均有传染性。

（二）传播途径

病原菌主要通过咳嗽、打喷嚏等借助飞沫由呼吸道直接传播。因本菌在体外生活力极弱，故通过日常用品间接传播的机会极少。但密切接触，如同睡、怀抱、接吻等对 2 岁以下婴幼儿的发病有重要意义。

（三）人群易感性

人群普遍易感，隐性感染率高。人群感染后仅约 1%出现典型临床表现。5 岁以下儿童尤其是 6 个月至 2 岁的婴幼儿的发病率最高，新生儿有来自母体的杀菌抗体而很少发病。人感染后产生持久免疫力。

（四）流行特征

本病全年均可发病，但以冬、春季节最多（11 月至次年 5 月）。中小城市发病较多见，农村或边远山区偶尔可有局部点状暴发流行。以往流脑通常每 3～5 年出现一次小流行，7～10 年出现一次大流行。这主要与人群免疫力下降、易感者的积累、人口频繁流动等有关。1984 年以来，由于普遍接种流脑菌苗，此规律已不明显。

【发病机制】 病原体自上呼吸道侵入人体后，病情的发展取决于人体防御功能和细菌毒力和数量。感染后，约 50%～70%成为带菌者，30%为上呼吸道感染型和出血点型，仅 1%表现为典型的化脓性脑膜炎。人体免疫功能强，病原菌则迅速被消灭。免疫力不足以杀灭病原菌时，细菌可在鼻咽部繁殖而成为无症状带菌状态，或仅有轻微上呼吸道感染症状。当免疫力明显低下或细菌毒力较强时，细菌可从鼻咽部进入血液循环，形成短暂菌血症，表现为皮肤、黏膜出血点。仅少数患者发展为败血症，细菌可通过血脑屏障侵犯脑脊髓膜，形成化脓性脑脊髓膜炎。血液里的细菌还可迁徙到其他器官引起相应器官的化脓性病灶，如肺炎、心内膜炎、化脓性关节炎等。

暴发型流脑休克型发病迅速，目前认为主要是由于脑膜炎球菌内毒素所致的急性微循环障碍造成的，表现为早期休克症状，易并发播散性血管内凝血（DIC）；暴发型流脑脑膜脑炎型则主要是由于脑部微循环障碍所致，内毒素引起脑血管痉挛、缺氧、酸中毒，血管通透性增加，血浆渗出而形成脑水肿、颅内压增高，引起惊厥、昏迷等症状，严重者可发生脑疝，出现瞳孔改变及呼吸衰竭。

【临床表现】 潜伏期1～7日，一般2～3日。

(一) 普通型

最常见，占全部病例的90%以上。

1. 上呼吸道感染期　多数患者无明显症状，部分患者可有咽痛、咳嗽等上呼吸道感染表现，鼻咽拭子培养可发现脑膜炎球菌。此期持续1～2日。

2. 败血症期　起病急，表现为突然高热、寒战、头痛、呕吐、全身不适及精神委靡等毒血症症状。幼儿有哭啼吵闹、烦躁不安、皮肤感觉过敏及惊厥等。70%～90%的患者有皮肤、黏膜瘀点或瘀斑，大小为1～2 mm至1～2 cm，开始为鲜红色，后变为紫红色。病情严重者瘀点或瘀斑迅速扩大，中央呈紫黑色坏死或大疱。以肩、肘、臀等部位多见。此期血培养可阳性，瘀点涂片可找到病原菌。多数病例于1～2日后进入脑膜炎期。

3. 脑膜炎期　脑膜炎症状可与败血症症状同时出现。除高热及毒血症症状外，还出现剧烈头痛、频繁呕吐、烦躁不安、惊厥、意识障碍等，脑膜刺激征阳性。有些婴儿脑膜刺激征可缺如，前囟未闭者可隆起，有助于诊断。

4. 恢复期　经治疗体温逐渐降至正常，皮肤瘀点、瘀斑消失，症状逐渐好转，神经系统检查均恢复正常，患者一般在1～3周内痊愈。病程中约10%患者在口唇周围可出现单纯性疱疹，提示预后较好。

(二) 暴发型

多见于儿童，起病急骤，病情凶险，病死率高。根据临床表现可分为3型：

1. 休克型　突起寒战、高热，短时间内出现全身皮肤及黏膜广泛瘀点、瘀斑，并迅速融合成大片伴中央坏死。出现休克症状，多发生在病后24小时内。表现为面色苍白、四肢厥冷、皮肤呈花斑状、口唇及肢端发绀、脉搏细速、血压下降或测不出。大多数患者脑膜刺激征缺如，脑脊液澄清，细胞数正常或轻度增加。瘀点、瘀斑涂片和血培养多阳性。本型易并发DIC。

2. 脑膜脑炎型　以脑实质损害的临床表现为主要特征。患者除高热、瘀斑外，还可有剧烈头痛、频繁呕吐、反复惊厥、迅速进入昏迷、血压升高、锥体束征阳性。部分患者可发展为脑疝。

3. 混合型　兼有上述两型的临床表现，是本病最严重的类型，病死率极高。

(三) 轻型

多发生于流行后期，病变轻微。

【辅助检查】

(一) 血常规

白细胞总数明显增高，一般为(10～20)×10^9/L，中性粒细胞在80%以上，有DIC者血小板明显减少。

(二) 脑脊液检查

是明确诊断的重要方法。在病初或休克型患者，脑脊液多无改变；典型的脑膜炎期，脑脊液压力升高，外观混浊呈米汤样或脓样，白细胞数明显升高达1000×10^6/L以上，以多核细胞为主，蛋白含量增高，糖及氯化物明显降低。

(三) 病原学检查

是确诊的重要手段。

1. 涂片检菌　皮肤瘀点涂片检查简便、迅速，细菌阳性率为50%～70%。脑脊液沉淀涂片检查，阳性率为60%～80%，是早期诊断的重要方法。

2. 细菌培养 可取瘀斑组织液、血液或脑脊液作细菌培养，应在抗菌药物使用前进行检测。

（四）血清免疫学检测

1. 特异性抗原 检测患者早期血及脑脊液中细菌抗原，有助于早期诊断。

2. 特异性抗体 检测A群脑膜炎球菌特异性抗体，如恢复期效价较急性期升高4倍以上，则有诊断价值。目前已较少应用。

【治疗要点】

（一）普通型

1. 一般治疗 维持水及电解质平衡，保持呼吸道通畅，呼吸困难者给予吸氧。

2. 病原治疗

（1）青霉素 青霉素G为首选药，成人每日800万U，每8h一次。儿童按每日20万～40万U/kg计算，分3次加入5%葡萄糖液中静脉滴注，疗程5～7日。

（2）头孢菌素 第三代头孢菌素对脑膜炎球菌抗菌活性强，易透过血脑屏障，且毒性低。如头孢噻肟成人每日2g，儿童50mg/kg，每6h静脉滴注1次，疗程7日。

（3）磺胺类药物 多用于普通型患者，常用磺胺嘧啶或复方磺胺甲基异噁唑口服，必要时可肌注或静脉滴注，疗程5～7日。用药时为防止磺胺对肾的损害，需同时加用等量碳酸氢钠。由于耐药菌株增加，现已少用或不用。

（4）氯霉素 脑膜炎球菌对氯霉素高度敏感，且易通过血脑屏障，可口服、肌注或静脉给药，疗程5～7日。

3. 对症治疗 高热者可用药物或物理降温；如有颅内压增高表现者可用20%甘露醇进行脱水治疗。

（二）暴发型

1. 休克型

（1）病原治疗 尽早应用有效抗生素，如青霉素进行病原治疗。

（2）循环衰竭治疗 见第三章第一节中毒型菌痢的抗休克治疗。

（3）DIC的治疗 如皮肤瘀点、瘀斑不断增加，且融和成大片，并有血小板减少者，应及早应用肝素治疗。

2. 脑膜脑炎型

（1）病原治疗 尽早应用有效抗菌药物进行病原治疗。

（2）减轻脑水肿及防止脑疝 应用20%甘露醇进行脱水治疗。也可同时应用肾上腺皮质激素，有利于减轻脑水肿，降低颅内压。

（3）呼吸衰竭的治疗 除进行脱水治疗及应用肾上腺皮质激素外，还应注意保持呼吸道通畅、应用呼吸兴奋剂、必要时行气管切开及应用人工呼吸器。

（4）高热、惊厥 应用物理及药物降温，并应用镇静剂，必要时行亚冬眠疗法。

【预防】

（一）管理传染源

早期发现患者，并就地隔离治疗，一般隔离至症状消失后3日。密切接触者医学观察7日。

（二）切断传播途径

流行期间做好卫生宣传工作，搞好个人及环境卫生，保持室内通风，避免到拥挤的公共场所，减少集会，外出戴口罩。

（三）保护易感人群

1. 菌苗预防注射 以15岁以下儿童为主要对象，新兵入伍及免疫缺陷者均应注射。应用脑膜炎球菌A群多糖体菌苗0.5 ml皮下注射，保护率达90%以上。近年由于C群流行，我国已开始接种A+C结合菌苗，也有很好的保护率。

2. 药物预防 对密切接触者可用磺胺嘧啶或复方磺胺甲基异噁唑进行预防，剂量均为成人每日2 g，儿童50～100 mg/kg，连服3日。

【常见护理诊断】

1. 体温过高 与脑膜炎球菌感染有关。
2. 皮肤完整性受损 与皮肤血管受损有关。
3. 组织灌注量改变 与脑膜炎球菌内毒素引起微循环障碍有关。
4. 意识障碍 与脑膜炎症、脑水肿、颅内压增高有关。
5. 疼痛 与脑膜炎症、脑水肿、颅内压增高有关。
6. 潜在并发症：休克、脑水肿、脑疝、呼吸衰竭。

【护理措施】

（一）隔离

采取呼吸道隔离。

（二）一般护理

1. 休息 安静卧床休息，病室应保持空气流通、舒适、安静。

2. 饮食 应给以高热量、高蛋白、高维生素、易消化的流食或半流食。鼓励患者少量、多次饮水。频繁呕吐不能进食及意识障碍者应按医嘱静脉输液，注意维持水、电解质平衡。

（三）病情观察

流脑患者在住院24 h内可从普通型转为暴发型，病情急剧恶化，故密切观察病情变化十分重要。应观察：①生命体征变化，以早期发现循环衰竭及呼吸衰竭；②意识障碍是否加重；③皮疹是否继续增加、融合；④面色变化；⑤瞳孔大小、形状变化；⑥抽搐先兆及表现；⑦准确记录出入量。

（四）对症护理

1. 发热 如体温不超过38.5℃可不予处理，如体温过高，可用微温毛巾敷于前额或用温水擦浴（忌用乙醇擦浴），或遵医嘱使用退热剂。

2. 头痛 头痛不重者无需处理，头痛较重者可按医嘱给予止痛药或进行脱水治疗，并向患者说明头痛原因。

3. 呕吐的护理 呕吐时患者应取侧卧位；呕吐后及时清洗口腔，并更换脏污的衣服、被褥，创造清洁环境；呕吐频繁者可给予镇静剂或脱水剂，并应观察有无水、电解质平衡紊乱的表现。

4. 皮疹的护理 流脑患者可出现大片瘀斑，甚至坏死，因此应注意皮肤护理。①对有大片瘀斑的皮肤应注意保护，定时进行皮肤消毒，翻身时应避免拖、拉、拽等动作，防止皮肤擦伤，也可使用保护性措施，如海绵垫、气垫等，尽量不使其发生破溃；②若皮疹发生破溃后应注意及时处理，小面积者可涂以甲紫或抗生素软膏，大面积者用消毒纱布包扎，防止继发感染；③内衣应宽松、柔软，并应勤换洗；④病室应保持整洁、定时通风、定时空气消毒。

5. 循环衰竭的护理　见“中毒性痢疾”的护理。

6. 惊厥、意识障碍、呼吸衰竭的护理见本教材“流行性乙型脑炎”的护理。

（五）诊疗护理

1. 抗菌药　应用青霉素时应注意给药剂量、间隔时间、疗程及青霉素过敏反应。应用磺胺类药物应注意其对肾的损害（尿中可出现磺胺结晶，严重者可出现血尿），需观察尿量、性状及每日查尿常规，并鼓励患者多饮水，以保证足够入量，或给予口服（静脉）碱性药物。应用氯霉素者应注意观察皮疹、胃肠道反应及定期查血象。

2. 脱水剂　应用脱水剂治疗时应注意按规定时间输入药物（250 ml 液体应在 20～30 min内注射完毕）、准确记录出入量、注意观察有无水、电解质平衡紊乱的表现并注意患者心功能状态。

3. 抗凝治疗　应用肝素进行抗凝治疗时应注意用法、剂量、间隔时间，并注意观察过敏反应及有无自发性出血，如皮肤及黏膜出血、注射部位渗血、血尿及便血等，发现异常应立即报告医生。

4. 标本采集　注意标本及时送检、保暖、及时检查。

（六）心理护理

因暴发型流脑病情危重、死亡率高，患者、家属均可产生紧张、焦虑及恐惧心理。此时，护理人员应保持镇静，以认真、负责的工作作风和娴熟的操作技术，取得患者及家属的信赖，使其产生安全感。还应耐心做好安慰、解释工作，使患者增强治疗信心，与医护人员合作，争取抢救获得成功。

【健康教育】

1. 进行预防教育，流行期间不去公共场所，避免呼吸道传播。在冬、春季节，如有高热、抽搐、意识障碍及皮肤瘀点患者，应及早送至医院诊治。流脑菌苗注射是预防流脑的重要措施。

2. 讲述流脑的流行过程、传播途径、预防措施、治疗用药知识、皮肤自我护理方法及预后等，以促进患者康复。

小结

流行性脑脊髓膜炎是由脑膜炎球菌引起的急性化脓性脑膜炎。经呼吸道传播，6 个月至 2 岁婴幼儿发病率最高，感染后可产生持久免疫力。主要临床表现为突起高热、头痛、呕吐、皮肤黏膜瘀点、瘀斑及脑膜刺激征。有三种临床类型：普通型、暴发型和轻型，其中暴发型流脑起病急骤，病情凶险，病死率极高。护理措施是对患者实施呼吸道隔离，密切观察病情变化，做好皮肤的护理及对症护理。接种流脑菌苗是预防流脑的有效措施。

思考题

病例分析题

2 岁男孩，于 2005 年 3 月 17 日因高热 10 小时、精神面色不好来诊。

身体评估：T 40℃，BP 50/40 mmHg，P 140/分，R 48/分，嗜睡，胸背、四肢皮肤有

散在的10余个小米至黄豆大小出血点及瘀斑，颈软、克氏征阴性，心、肺未发现异常，肝、脾未扪及。

辅助检查：血常规：WBC 13×10^9/L，N 87%，L 13%。

问题

1. 本例最可能的诊断是什么？
2. 进一步做哪些检查有助于诊断？
3. 处理原则是什么？

（柳州医学高等专科学校 曾海金）

第六节 猩红热

学习目标

1. 掌握猩红热的临床表现及护理措施。
2. 熟悉猩红热的流行病学特征、治疗要点、预防措施及健康教育。
3. 了解猩红热的病原学特点、发病机制及辅助检查。

猩红热（scarlet fever）是由A组β型溶血性链球菌引起的急性呼吸道传染病，临床特点主要是急性起病，发热、咽峡炎、全身弥漫性鲜红色皮疹和疹后脱屑。少数患者在病后可出现变态反应性心、肾、关节损害。

【病原学】 病原体是A组β型溶血性链球菌，革兰染色阳性。根据其菌体细胞壁上所含多糖抗原（C抗原）的不同可分为19个组，A组是猩红热的主要病原体。A组溶血性链球菌又可依其表面蛋白抗原M分为80个血清型，且M蛋白与细菌的致病力有关。A组溶血性链球菌在繁殖过程中可产生多种与致病有关的毒素和酶，主要有：①红疹毒素：可引起发热和猩红热皮疹，还可抑制吞噬系统功能；②溶血素：有溶解红细胞，杀伤白细胞、血小板以及损害心脏的作用；③透明质酸酶与链激酶：能溶解组织间的透明质酸，有利于细菌在组织中扩散。

此菌对热及干燥的抵抗力较弱，加热56℃ 30分钟及一般消毒剂均可将其灭活。在痰液和渗出物中可生存数周。

【流行病学】

（一）传染源

主要是猩红热患者和带菌者。自发病前1天至出疹期传染性最强。

（二）传播途径

主要经空气飞沫传播。亦可经皮肤伤口或产妇产道等处侵入机体，导致“外科型猩红热”或“产科型猩红热”。

（三）人群易感性

人群普遍易感，感染后机体可产生抗菌免疫和抗毒素免疫。抗菌免疫有型特异性，且型间多无交叉免疫。而对红疹毒素产生的免疫力较持久，由于红疹毒素有5种血清型，其间无交叉免疫，若感染另一种红疹毒素的A组链球菌仍可再发病。

（四）流行特征

全年均可发生，但冬、春季节多发，可发生于任何年龄，但以儿童最为多见。近几十年来，猩红热的临床表现已逐渐减轻，发病率和病死率均有明显降低。

【发病机制】 病原体侵入机体后主要产生三种病变：

（一）化脓性病变

病原体从咽部和扁桃体侵入后，通过M抗原黏附于咽部黏膜，并依靠其抵抗机体白细胞的吞噬作用使局部产生化脓性炎症，引起咽峡炎和扁桃体炎。在透明质酸酶、链激酶及溶血素作用下，使炎症扩散和组织坏死。

（二）中毒性病变

病原菌产生的红疹毒素及其产物经咽部丰富的血管侵入血流，引起发热等全身中毒症状。红疹毒素使皮肤和黏膜充血、水肿、上皮细胞增生和白细胞浸润，以毛囊周围最明显，形成典型的猩红热皮疹。恢复期表皮细胞死亡，角化层脱落，形成脱屑和脱皮。

（三）变态反应性病变

在病程第2～3周，少数患者可在心、肾、关节滑膜等组织出现变态反应性病变。

【临床表现】 潜伏期1～12日，一般2～5日。以普通型猩红热最多见，具有以下三大特征性表现：

（一）发热

多为持续性发热，体温在39℃左右，伴有头痛、全身不适、食欲不振等一般中毒性症状，发热程度及热程均与皮疹多少及其消长相一致。

（二）咽峡炎

表现为咽痛，尤以吞咽时更明显，咽及扁桃体充血并有片状脓性渗出物。腭部可见充血性或出血性黏膜疹。

（三）皮疹

发热第2日开始出现皮疹，始于耳后、颈部及上胸部，24小时内迅速蔓延至全身，典型皮疹是在皮肤上出现均匀分布的弥漫性充血性针尖大小的丘疹，疹间无正常皮肤，压之褪色，伴有痒感。少数患者可见有带黄白色脓头不易破溃的皮疹，称为“粟粒疹”。严重者可有出血性皮疹。在皮肤皱褶处如肘窝、腋窝、腹股沟等处皮疹密集，该处常因压迫、摩擦而引起皮下出血，形成紫红色线状，称为帕氏（pastia）线。如颜面部仅有充血而无皮疹，口鼻周围相对苍白，称“口周苍白圈”。多数情况下，皮疹于48小时达高峰，然后依出疹先后顺序消退，2～3日退尽。疹退后皮肤开始脱屑，皮疹越多越密则脱屑越明显，多呈片状脱皮，手掌、足底可见大片脱皮，甚至呈手套、袜套状。面部虽无皮疹，但可有糠屑样脱皮。

在病程初期，患者舌面覆盖白苔，红肿的舌乳头突出于舌苔之外，称为“草莓舌”。2～3日后，舌苔脱落，舌面光滑呈绛红色，舌乳头仍突起，称为“杨梅舌”。

除上述典型表现外，临床上还有轻型、中毒型、脓毒型、外科型或产科型。

【并发症】 并发症的发生率与治疗的早晚有密切关系，治疗越早，并发症越少。

（一）化脓性或中毒性并发症

在初期发生，如化脓性淋巴结炎、中耳炎、中毒性心肌炎、中毒型肝炎等。

（二）变态反应性并发症

发生于病程第2～3周，主要有急性肾小球肾炎、风湿性关节炎等。

【辅助检查】

（一）血常规

白细胞总数增高，中性粒细胞增加。

（二）细菌培养

咽拭子或病灶分泌物培养可有 A 组 β 型溶血性链球菌生长，细菌培养阳性可确诊。

（三）尿常规

若发生肾并发症，则尿蛋白增加，并出现红、白细胞及管型。

【治疗要点】

（一）病原治疗

首选青霉素，成人每次 80 万 U，儿童每次 2 万～4 万 U/kg，每日 2～4 次，根据病情选择肌内注射或静脉给药，疗程 5～7 日。严重病例应加大用药剂量并延长疗程。对青霉素过敏者可改用红霉素、罗红霉素或阿奇霉素。

（二）并发症治疗

发生急性肾小球肾炎、风湿热等时，给以相应治疗。

【预防】

（一）管理传染源

对患者应隔离至咽拭子培养 3 次阴性或从治疗日起隔离 7 日。密切接触者医学观察 7～12 日。在儿童机构工作的带菌者应暂调离工作，并进行治疗，连续 3 次咽拭子培养阴性后方可恢复工作。

（二）切断传播途径

在流行期间应避免儿童到公共场所。室内注意通风换气。

（三）保护易感人群

对儿童机构的密切接触者可采用青霉素或磺胺类药物预防。

【常见护理诊断】

1. 体温过高　与 A 组 β 型溶血性链球菌感染有关。

2. 皮肤完整性受损　与细菌产生红疹毒素引起皮肤损害有关。

3. 疼痛　与咽及扁桃体炎症有关。

4. 潜在并发症：急性肾小球肾炎、风湿性关节炎。

【护理措施】

（一）隔离

采取呼吸道隔离。

（二）一般护理

1. 休息　急性期卧床休息 2～3 周，以防出现并发症。如合并心肌炎则卧床休息时间适当延长。

2. 饮食　发热期给以营养丰富、高维生素的流食、半流食。餐后用生理盐水或用稀释后的朵贝溶液漱口。鼓励患者多饮水。

（三）病情观察

应密切观察：①体温变化；②咽痛症状及咽部分泌物变化；③皮疹变化；④并发症观察：有无其他部位化脓性病灶。注意定时检查尿常规，及时发现肾脏损害。

（四）对症护理

1. 发热的护理　给予适当物理降温，可头部冷敷、温水擦浴或遵医嘱服用解热止痛剂。忌用冷水或乙醇擦浴。

2. 皮疹的护理　①注意保持皮肤清洁，每日用温水轻擦皮肤，禁用肥皂水擦拭皮肤；②有皮肤瘙痒者应避免搔抓，并注意修剪指甲，必要时可戴手套，防止抓伤皮肤造成感染。皮肤剧痒者可涂止痒剂等；③疹退后若皮肤干燥可涂以润肤露保护皮肤；④皮肤脱皮时让其自行脱落，不要强行撕脱，翘起的部分可用消毒剪刀剪去；⑤衣着应宽松，内衣裤应勤换洗。床褥应保持清洁、松软、平整、干燥。

3. 咽痛的护理　注意口腔卫生，进行常规口腔护理，咽痛明显者可用硼酸液漱口，口含溶菌酶含片。

（五）诊疗护理

应用青霉素治疗时，注意观察疗效及过敏反应。

【健康教育】

1. 进行预防教育，流行期间小儿应避免到公共场所，房间应注意通风。对可疑猩红热、咽峡炎患者及带菌者，都应给予隔离治疗。

2. 轻型患者可在家中治疗及护理，并向家属讲述猩红热的临床表现、治疗药物、疗程及病情观察等，对发热及皮疹的护理方法给予具体指导。

3. 在病程第2～3周易出现并发症，其中以急性肾小球肾炎多见，应注意每周查一次尿常规，以便及时发现、早期治疗。如有其他并发症表现及时就医。

小结

猩红热是由A组β型溶血性链球菌引起的急性呼吸道传染病。传染源主要是猩红热患者及带菌者，儿童多见。临床特点主要是急性起病，发热、咽峡炎、全身弥漫性鲜红色皮疹和疹后脱屑。护理措施是对患者实施呼吸道隔离，做好皮疹和发热的护理，密切观察皮疹的特点及有无并发症的发生。

思考题

病例分析题

患者女，6岁，因发热、咽痛3天，周身皮疹2天入院。

身体评估：T38.2℃，精神差，躯干及四肢可见弥漫性、充血性，针尖大小的丘疹，疹间皮肤不正常，颜面皮肤充血，口唇周围较苍白，可见草莓舌，咽部充血明显，扁桃体Ⅱ度肿大，可见脓性分泌物。

辅助检查：血常规：WBC 15.2×10^9/L，N 80.5%，L 19.5%。

问题

1. 该患者可能的诊断及诊断依据是什么？
2. 存在哪些主要的护理诊断？
3. 如何对患者实施护理？

（柳州医学高等专科学校　曾海金）

第七节 白 喉

学习目标

1. 掌握白喉的临床表现及护理措施。
2. 熟悉白喉的流行病学特征、治疗要点、预防措施及健康教育。
3. 了解白喉的病原学特点、发病机制及辅助检查。

白喉（diphtheria）是由白喉杆菌引起的急性呼吸道传染病。临床特征为咽、喉、鼻部形成灰白色假膜和全身中毒症状。严重者可并发心肌炎和周围神经瘫痪。

【病原学】 白喉杆菌属棒状杆菌属，革兰染色阳性，一端或两端稍膨大，不运动，无芽孢。该菌侵袭力较弱，但能产生强烈外毒素，是致病的主要因素。外毒素经0.3%～0.5%甲醛处理后可制成无毒性而保持其抗原性的类毒素，可用于预防接种或制备抗毒素血清。

白喉杆菌在外界生活能力较强，耐寒、耐干燥，在各种物品、食品、衣服上可生存数月，对热及一般消毒剂抵抗力弱，58℃ 10 min或直射阳光下数小时即可灭活。

【流行病学】

（一）传染源

患者和带菌者是传染源。患者在潜伏期末即有传染性。

（二）传播途径

主要经呼吸道飞沫传播，也可经被污染的手、用具和玩具间接传播，偶可通过破损皮肤和黏膜感染。

（三）人群易感性

人群普遍易感，2～10岁儿童发病率最高。新生儿可经胎盘和母乳获得免疫力，到1岁时基本消失。患病后可产生针对外毒素的抗体，免疫力持久。

（四）流行特征

白喉为世界性分布，以散发为主。由于计划免疫的实施，使发病年龄推迟，成人发病明显增多。一年四季均可发生，以冬、春季多发，居住拥挤、卫生条件差则更易造成流行。我国目前白喉已少见。

【发病机制】 白喉杆菌侵入上呼吸道黏膜后，在局部黏膜表层组织内迅速繁殖，造成局部组织炎症，并分泌外毒素，加重了局部炎症。大量渗出的纤维蛋白与坏死组织、炎症细胞和白喉杆菌凝结在一起，形成本病特征性的假膜。假膜呈灰白色，与黏膜粘连较紧，不易脱落，用力剥脱时可发生出血。喉、气管、支气管形成的假膜可脱落引起窒息。假膜范围越大，毒素吸收越多，临床症状则越重。白喉杆菌外毒素局部吸收后，随着血、淋巴循环到达全身各组织并与组织细胞结合引起病变。主要以心肌、周围神经及肾脏等病理改变为主。

【临床表现】 潜伏期1～7日，多为2～4日。按假膜所在部位分为以下几种类型：

（一）咽白喉

最常见，占白喉患者的80%，又分为4型：

1. 轻型　全身及咽部症状均很轻，可有轻微发热和咽痛。扁桃体轻度红肿，假膜常局限于扁桃体上，呈点状或小片状，假膜也可不明显而白喉杆菌培养可阳性。

2. 普通型　缓慢起病，常有咽痛、乏力、食欲减退、低热等。咽部充血，扁桃体中度红肿，上有片状灰白色假膜，用力剥离则发生出血。常有颌下淋巴结肿大与压痛。

3. 重型　全身中毒症状重，有高热、面色苍白、极度乏力、恶心呕吐等。假膜范围广且厚，常可扩大到鼻部及喉部，色灰黄、污秽，伴口臭。颈淋巴结肿大、压痛，周围软组织可有水肿。常并发心肌炎和周围神经麻痹。

4. 极重型　起病急，假膜范围更广且呈污黑色。扁桃体和咽部高度肿胀，影响呼吸和吞咽。颈部软组织明显水肿，状似“牛颈”。患者体温可高达40℃，伴有呼吸急促、烦躁不安、面色苍白、口唇发绀。可有心脏扩大、心律失常或中毒性休克，抢救不及时常导致死亡。

（二）喉白喉

约占白喉患者的20%，其中1/4为原发性喉白喉，其余为咽白喉向下延续所致。其特征性表现为“犬吠样”咳嗽、声音嘶哑甚至失声、吸气性呼吸困难，严重者吸气时出现喉梗阻所致的“三凹征”，伴明显发绀、恐惧、冷汗。假膜延伸至气管、支气管或假膜脱落可因窒息而死亡。

（三）鼻白喉

原发性少见，多继发于咽、喉白喉。多见于婴幼儿。主要症状为鼻塞、流浆液血性鼻涕，鼻孔周围皮肤受侵蚀而发红、糜烂或结痂，鼻前庭可有假膜。全身症状轻，可有张口呼吸、哺乳困难等。

【并发症】　以中毒性心肌炎和神经麻痹（以软腭麻痹为主）较多见，多发生在病程2～4周。中毒性心肌炎表现为心动过速、心律失常、心电图异常，甚至出现休克或心力衰竭，是引起死亡的主要原因。

【辅助检查】

（一）血常规

白细胞总数升高至（10～20）$\times 10^9$/L，中性粒细胞增高。

（二）细菌学检查

1. 咽拭子涂片　于假膜与黏膜交界处取分泌物涂片，镜检可查到白喉杆菌。

2. 细菌培养　确诊应取假膜与黏膜交界处分泌物进行细菌培养。

3. 荧光抗体法　分泌物中的白喉杆菌可与用荧光素标记的特异性抗体相结合，在荧光显微镜下白喉杆菌呈现荧光染色。本法特异性强，阳性率高，可作为早期诊断手段。

【治疗要点】

（一）病原治疗

抗毒素和抗生素合用，抗毒素治疗是关键。

1. 抗毒素　白喉抗毒素治疗是本病的特异性治疗方法。由于白喉抗毒素不能中和进入细胞内的外毒素，应尽早、足量使用。剂量应根据假膜范围大小、中毒症状轻重及治疗的早晚而定，早期轻、中型可用3万～5万U，晚期重型可用6万～10万U，并常需静脉缓慢滴注。

2. 抗生素　首选青霉素G每次80万～160万U，每日2～4次，肌内注射，连用7～10日。青霉素过敏者可用红霉素。

（二）对症治疗

中毒症状重或并发心肌炎者可给予肾上腺皮质激素。喉白喉有梗阻或假膜脱落阻塞气道者，应行气管切开术。

【预防】

（一）管理传染源

早期发现并隔离治疗患者，患者假膜脱落后 2 次（隔日 1 次）咽拭子培养阴性方能解除隔离。接触者检疫 7 日。带菌者可用青霉素或红霉素隔离治疗 7 日。

（二）切断传播途径

患者住所进行通风及紫外线消毒。患者的鼻咽分泌物及所用物品均应严格消毒。

（三）保护易感人群

应用百白破（PDT）三联疫苗进行预防接种是最主要的预防措施，7 岁以上儿童首次免疫或保护流行时的易感者时，接种吸附精制白喉类毒素或吸附精制白喉和破伤风类毒素。密切接触的易感者应使用精制白喉抗毒素，成人 1000～2000 U，儿童 1000 U 肌内注射行被动免疫，有效期 2～3 周，一个月后再行类毒素全程免疫。

【常见护理诊断】

1. 体温过高　与白喉杆菌感染有关。
2. 疼痛　与白喉杆菌所致局部炎症有关。
3. 有窒息的危险　与白喉假膜脱落有关。
4. 潜在并发症：中毒性休克、中毒性心肌炎、神经麻痹、窒息。

【护理措施】

（一）隔离

采取呼吸道隔离。

（二）一般护理

1. 休息　轻者卧床休息 2～3 周，重者及合并心肌炎者应绝对卧床休息 4～6 周以上，病情好转后应逐渐恢复日常活动，避免劳累。

2. 饮食　急性期给予高热量、高维生素、易消化的流食、半流食，不能进食者给予鼻饲或静脉营养。恢复期应增加蛋白质和热量的供给。

（三）病情观察

密切观察生命体征、中毒症状的变化、假膜的增减情况及喉白喉患者有无喉梗阻的表现；并通过脉搏、心律、心电图的监测，及时发现中毒性心肌炎，为及时治疗提供依据。

（四）对症护理

1. 高热的护理　参见总论“发热”的护理。

2. 咽痛　可用蒸气吸入或用中药喷咽。保持口腔清洁，每日用过氧化氢或生理盐水清洗口腔，但动作要轻，忌擦抹假膜，防止出血。

3. 喉梗阻　轻度梗阻者应保持安静，必要时给镇静剂、吸氧，严密观察病情变化，作好气管切开准备。严重喉梗阻应立即实行气管切开，切开后按气管切开常规护理。

（五）诊疗护理

1. 药物治疗的护理　注射抗毒素前应询问过敏史，必须做皮肤过敏试验，如结果阳性应按脱敏疗法注射，注射抗毒素 2～3 周后注意观察有无血清病症状。还应备好抢救药品，如肾上腺素等，密切观察用药后假膜脱落情况。

2. 标本采集　准确、及时采集咽拭子标本，一般清晨用咽拭子采集，沿假膜取材阳性率高，采集的标本应及时送检。

（六）并发症的护理

心肌炎患者应严格卧床休息，饮食不可过饱，保持大便通畅。有心功能不全者按心功能不全常规护理。对合并软腭麻痹有吞咽困难者应给予鼻饲；及时清除呼吸道分泌物，防止吸入性肺炎。

【健康教育】

1. 进行预防教育，白喉流行期间不去公共场所，室内进行通风及空气消毒。特别应说明接种百白破疫苗对预防白喉的重要作用。

2. 疾病知识教育，讲述白喉的有关知识，如白喉的典型临床表现、治疗方法等，并强调并发症与预后的关系，指导患者进行治疗及预防并发症。

3. 患者出院后，应对其营养及活动安排给予具体指导。对心肌炎患者特别强调休息的重要性，严重心肌炎患者在1年内禁止剧烈活动，以防发生意外，并应定期复诊。

小结

白喉是由白喉杆菌引起的急性呼吸道传染病。患者和带菌者是传染源，儿童多见；临床特点为咽、喉部发生灰白色假膜和全身中毒症状；护理措施是对患者采取正确消毒隔离措施，合理指导患者休息，做好症状护理及用药护理，密切观察病情变化，以及有无并发症的发生。预防白喉的有效措施是进行百白破三联疫苗的注射。

思考题

简答题

1. 白喉假膜的病理特征有哪些？
2. 白喉应用抗毒素治疗时，护理应注意哪些问题？

（柳州医学高等专科学校　曾海金）

第八节　百日咳

学习目标

1. 掌握百日咳的临床表现及护理措施。
2. 熟悉百日咳的流行病学特征、治疗要点、预防措施及其健康教育。
3. 了解百日咳的病原学特点、发病机制及辅助检查。

百日咳（pertussis）是由百日咳杆菌引起的急性呼吸道传染病。临床特点为阵发性、痉挛性咳嗽，以及咳嗽终止时伴有鸡鸣样吸气性吼声。以儿童多见，病程较长，可持续2～3个月，故名“百日咳”。

【病原学】　百日咳杆菌属鲍特杆菌属，是一种革兰染色阴性的短小杆菌，初次培养须在含有新鲜血液、甘油、马铃薯的培养基上才能生长。百日咳杆菌能产生多种生物活性物质而致病，如凝集原、丝状血凝素、黏附素等。此外，还有多种具有抗原性质的毒素，如百日咳外毒素、内毒素、皮肤坏死毒素、腺苷酸环化酶毒素、气管细胞毒素、不耐热毒素等。目前认为凝集原、丝状血凝素和外毒素等具有诱导机体产生保护性抗体的作用。

百日咳杆菌对外界环境的抵抗力很弱，干燥、一般消毒剂、加热 56℃ 30 min 及紫外线均可将其灭活。

【流行病学】

（一）传染源

百日咳患者、隐性感染者和带菌者为本病的传染源。患者自潜伏期开始至发病后 6 周均有传染性，尤其是潜伏期末到病后卡他期 2～3 周内传染性最强。

（二）传播途径

由呼吸道飞沫传播，以家庭内传播较多见。

（三）人群易感性

人群对本病普遍易感，以 5 岁以下小儿易感性最强。由于母体缺乏足够的保护性抗体传递给胎儿，故 6 个月以下婴儿发病率较高。病后不能获得持久免疫力。

（四）流行特征

全年均可发病，但以冬、春季节多见。多呈散发，也可引起流行。由于计划免疫的实施，百日咳在我国的发病率已明显下降。

【发病机制】 百日咳杆菌侵入呼吸道以后，黏附于纤毛上皮，细菌在局部繁殖并释放毒素和毒素性物质，引起呼吸道上皮细胞纤毛麻痹和细胞变性坏死，导致小气管中分泌物排除障碍，潴留的分泌物不断刺激神经末梢，兴奋咳嗽中枢，产生反射性剧烈、连续、痉挛性咳嗽。由于连续性痉咳，使吸气暂时中断，体内缺氧，随之出现深长的吸气，大量气体急速通过痉挛的声门，即发出一种特殊的、高音调的鸡鸣样特殊吼声。长期刺激使咳嗽中枢形成兴奋灶，以至在疾病恢复期或病愈后一段时间内，受到一些刺激即可诱发痉咳。

【临床表现】 潜伏期 2～20 日，平均 7～10 日。典型临床经过分为三期：

（一）痉咳前期（卡他期）

从起病至阵发性痉咳的出现，持续 7～10 日。本期主要为上呼吸道感染表现，有低热、流涕、喷嚏、咳嗽和乏力等。3～4 日后上述症状好转，但咳嗽进一步加重，尤以夜间更甚，此期传染性最强。

（二）痉咳期

2～4 周或更长，此期已不发热，但有百日咳特征性的阵发性、痉挛性咳嗽，每日发作数次至数十次不等，夜间尤重，每次连续咳嗽十余声后有一次深长吸气，产生“鸡鸣样”吸气性吼声，如此反复多次，可持续几分钟，直到将黏稠痰液咳出，呕吐出胃内容物，痉咳才暂时停止。痉咳发作时患儿面红耳赤、涕泪交加、舌体外伸、弯腰弓背、紧握双拳、颈静脉怒张，表情十分痛苦。

反复痉咳可使颜面水肿、球结膜下出血、鼻出血、颅内出血及舌系带溃疡（因咳时舌体外伸与门齿摩擦所致）等。

咳嗽可自发，也可因进食、受寒、劳累、情绪激动、吸入烟尘等而诱发。无并发症者体温不高，肺部无阳性体征。

（三）恢复期

阵发性痉咳次数减少至消失，持续2～3周后咳嗽好转痊愈，有并发症者可持续数周至数月。

【并发症】 最常见并发症是支气管肺炎，多发生于痉咳期，为继发感染所致。其次为百日咳脑病，最严重，常危及患者生命。

【辅助检查】

（一）血常规

白细胞总数增高，可达（20～40）$\times10^9$/L，淋巴细胞增高，可占60%～95%。

（二）血清学检查

应用ELISA法检测血清中特异性抗体IgM，可作早期诊断。

（三）细菌学检查

常用鼻咽拭培养法。培养越早阳性率越高，卡他期培养阳性率可达90%。

【治疗要点】 在病原治疗的基础上进行对症治疗，加强护理和防治并发症。

（一）病原治疗

卡他期应用抗生素治疗可以减轻或阻断痉咳，大环内酯类抗生素常作为治疗的首选药。如红霉素，每日30～50 mg/kg，分次服用，疗程不少于10日。新一代大环内酯类抗生素如罗红霉素、阿奇霉素等亦可用于百日咳治疗。

（二）对症治疗

咳嗽可用祛痰剂，痰液黏稠可加用雾化吸入。痉咳剧烈者可给镇静剂。重症患儿可加用肾上腺皮质激素。

（三）并发症治疗

肺炎患者给予抗生素治疗，百日咳脑病发生惊厥时应用镇静剂，如苯巴比妥钠、地西泮等，出现脑水肿时静脉注射甘露醇。

【预防】

（一）管理传染源

患者从痉咳开始后隔离30日，密切接触者医学观察21日，并服红霉素等3～5日。

（二）切断传播途径

流行期间不去公共场所，减少集会，房间通风，患者的痰，口鼻分泌物应消毒。

（三）保护易感人群

百日咳菌苗接种是预防百日咳的重要手段，目前国内多采用百日咳、白喉、破伤风三联制剂，从出生3个月开始，每月注射1次，共3次，1岁半至2岁加强注射1次。在百日咳流行时，对易感儿童可普种百日咳疫苗。国内外研究利用百日咳杆菌的某些抗原成分组成疫苗，不良反应明显减少，预防效果较满意。

【常见护理诊断】

1. 清理呼吸道无效 与痰液黏稠不易咳出有关。

2. 营养失调：低于机体需要量 与痉咳引起呕吐或拒食有关。

【护理措施】

（一）隔离

采取呼吸道隔离。

（二）一般护理

1. 休息　痉咳频繁、体弱、年龄小及有并发症者应卧床休息，如痉咳次数不多、无并发症时，可不必严格限制活动。病室应清洁、温暖、空气流通。

2. 饮食　应选择浓稠、不需长时间咀嚼、不久留胃内的营养丰富、高维生素、易消化饮食，少量多餐。如入量不足、呕吐次数多者可给以静脉输液，并注意水、电解质平衡。因呕吐剧烈而拒食者，应鼓励患儿进食，并应少量多次喂食，以保证营养需要。各种护理操作应在餐前半小时进行。

（三）病情观察

应密切观察：①痉咳次数、发作表现及严重程度；②痉咳发作诱因；③呕吐次数、量、性状；④并发症表现：如并发肺炎可有发热、呼吸困难、发绀等。并发百日咳脑病可有高热、惊厥或抽搐、昏迷等。

（四）对症护理

1. 痉咳的护理　①避免痉咳诱发因素，如进食、寒冷、劳累、情绪激动、吸入烟尘等，使患儿保持精神愉快；②痰液黏稠者按医嘱应用祛痰剂、雾化吸入等，以稀释痰液，便于咳出；③必要时按医嘱给以镇静剂。

2. 口腔护理　有舌系带溃疡时常引起疼痛，注意饮食及饮水不宜过热。做好口腔护理，避免继发感染。

（五）诊疗护理

应向患者及家属说明药物名称、剂量、用法等。口服红霉素易产生胃肠道反应，应注意观察。服药应在痉咳后 10～20 min 进行，以避免诱发痉咳及呕吐。

【健康教育】

1. 进行预防教育，百日咳流行期间不去公共场所，减少感染的机会。易感儿童要按时接种疫苗。并说明接种白百破三联疫苗的重要意义。

2. 讲述百日咳的相关知识，如痉咳发作的表现、发作诱因、治疗药物及疗程、本病对患儿的危害、饮食要求等。避免诱因，减少发病次数。

小结

百日咳是由百日咳杆菌引起的急性呼吸道传染病。百日咳患者、隐性感染者和带菌者为本病的传染源，6 个月以下婴儿发病率较高。临床特征表现为阵发性痉挛性咳嗽，带有吸气时特殊的吼声，易诱发肺炎。主要护理措施是对患者实施呼吸道隔离，做好痉咳护理及一般护理。接种白百破三联疫苗是预防百日咳的有效措施。

思考题

简答题

1. 简述百日咳的典型临床表现。
2. 简述百日咳患者痉咳的护理措施。

（柳州医学高等专科学校　曾海金）

第九节 鼠 疫

学习目标

1. 掌握鼠疫的临床表现、护理措施及预防措施。
2. 熟悉鼠疫的流行病学特征、治疗要点及健康教育。
3. 了解鼠疫的病原学特点、发病机制及辅助检查。

鼠疫（plague）是由鼠疫耶尔森菌（亦称鼠疫杆菌）引起的自然疫源性传染病。主要通过带菌的鼠蚤为媒介，经皮肤侵入淋巴结引起腺鼠疫；经呼吸道进入人体发生肺鼠疫；严重者可引起败血症。临床表现为寒战、高热、出血倾向、淋巴结肿痛及休克等。本病传染性强、病死率高，属国际检疫传染病，我国将其列为法定甲类传染病之首。我国疫情面广，主要流行于云南、内蒙古、新疆、青海、西藏、甘肃、四川等地。

【病原学】 鼠疫杆菌为革兰阴性杆菌，无鞭毛，无芽孢，有荚膜。鼠疫杆菌含有多种抗原和毒素，主要有：①鼠毒素：其毒性可致血压下降甚至休克和局部出血、坏死性病变。②V 抗原、W 抗原、F_1 抗原：V 和 W 抗原具有很强的抗吞噬作用，F_1 抗原具有高度的特异性和免疫原性，产生相应的抗体具有保护作用。③内毒素：其所致病理变化主要是末梢血管损伤等。

鼠疫杆菌对外界抵抗力较弱，特别是对热和干燥的抵抗力低，常用消毒剂可迅速将其杀灭。阳光直射 4～5 h，55℃加热 15 min 或 100℃加热 1 min、5%苯酚、5%甲酚皂溶液等均可致细菌死亡。

【流行病学】

（一）传染源

主要是鼠类和其他啮齿类动物。肺鼠疫患者是人间鼠疫的重要传染源。主要储存宿主以黄鼠和旱獭最为重要，褐家鼠是次要储存宿主，但却是人间鼠疫的主要传染源。

（二）传播途径

1. 经鼠蚤传播　是主要传播途径。鼠蚤吸入含有病菌的鼠血后，其中的鼠疫杆菌在其前胃内大量繁殖，形成菌栓阻塞消化道。当其在叮咬其他鼠或人时，吸入的血受阻反流，病菌随之侵入而引起鼠或人的感染。

2. 经皮肤传播　接触病鼠的皮、血、肉和患者的脓血或痰等分泌物，均可经破损的皮肤或黏膜引起感染。

3. 经呼吸道飞沫传播　肺鼠疫患者痰中的鼠疫杆菌可通过飞沫经呼吸道传播给他人，引起人间鼠疫的流行。

（三）人群易感性

人群普遍易感，可发生隐性感染，病后可获得持久免疫力。

（四）流行特征

目前世界各地仍存在许多鼠疫自然疫源地，随时对人类构成威胁。我国人间鼠疫主要发生于青藏高原地区和云南省。鼠疫流行与鼠类和鼠蚤的繁殖活动有关，人间鼠疫多发生在鼠类及鼠蚤繁殖最旺盛的夏、秋季。人间鼠疫首发病例常与职业有关，如狩猎者等。

【发病机制】 鼠疫杆菌经皮肤侵入人体后，经淋巴管侵入局部淋巴结，引起剧烈的出血、坏死性淋巴结炎，此即腺鼠疫。病菌经血流侵入肺组织引起继发性肺鼠疫。病菌通过空气飞沫经呼吸道侵入他人体内，则可引起原发性肺鼠疫。各型鼠疫均可发生鼠疫败血症，并出现严重中毒症状。

【临床表现】 腺鼠疫潜伏期一般为2～5日（1～8日），原发性肺鼠疫为数小时至3日。曾接受鼠疫菌苗预防接种者可延长至9～12日。

（一）腺鼠疫

最常见，主要表现为严重的急性淋巴结炎，好发部位依次为腹股沟淋巴结、腋下淋巴结和颈部淋巴结，多为单侧。起病急骤，早期即有局部淋巴结肿大、变硬，且迅速加剧，淋巴结及其周围组织有显著的红、肿、热、痛。同时可伴有严重的全身毒血症症状。若未及时治疗，淋巴结迅速化脓、破溃，常可发展为败血症和肺鼠疫。

（二）肺鼠疫

多数继发于腺鼠疫，由呼吸道直接吸入鼠疫杆菌而引起的原发性肺鼠疫少见。原发性肺鼠疫起病急骤，寒战、高热、胸痛、呼吸急促、发绀、咳嗽，咯黏液或血性泡沫痰，痰中有大量鼠疫杆菌。肺部仅可闻及少量湿啰音及轻微胸膜摩擦音。肺部体征相对较少，与严重的全身症状不相称。X线检查呈支气管肺炎改变。此型病情危重，发展迅速，常因心力衰竭、出血、休克而危及生命。

（三）败血症型鼠疫

也称鼠疫败血症、暴发型鼠疫。是鼠疫中最凶险的一型，多继发于肺鼠疫或腺鼠疫。表现为原有症状进一步加重，出现高热、寒战、谵妄、昏迷、脉搏细数、血压下降，进而发生感染中毒性休克、弥漫性血管内凝血（DIC）、皮肤黏膜广泛出血和坏死，还可出现严重的脏器和腔道出血。若不及时治疗，可于1～3日内死亡，病死率极高。败血症型鼠疫和肺鼠疫因皮肤发绀和广泛的出血、坏死，患者死后皮肤常呈黑紫色，故有“黑死病”之称。

（四）其他类型鼠疫

如皮肤鼠疫、肠鼠疫、眼鼠疫等均少见。

【辅助检查】

（一）常规检查

1. 血常规　白细胞计数增高可高达$30\times10^9/L$以上，中性粒细胞明显增高。

2. 尿常规　可有蛋白尿、血尿及管型。

（二）细菌学检查

是确诊的重要依据。可取淋巴结穿刺液、脓、血、痰、脑脊液等，通过涂片、细菌培养，或动物接种进行细菌学检查。

（三）血清学检查

采用反向间接血凝试验、免疫荧光等检测血液中F1抗原，具有早期、快速、特异的诊断价值。检测血液中的F1抗体，也有助于诊断。

（四）分子生物学检查

采用DNA探针或PCR方法检测病原体核酸。

【治疗要点】

（一）病原治疗

早期应用抗生素是降低鼠疫病死率的关键。一般多采用联合疗法，早期、足量、注射给药。首选药物是链霉素，成人 2～4 g/d，儿童 30 mg/(kg · d)，分 2 次肌内注射，疗程 10 日。其他如庆大霉素、四环素、氯霉素及第三代头孢菌素也可选用。

（二）对症治疗

急性期应注意补液；休克者应及时抗休克治疗；高热者应予药物或物理降温；局部疼痛者给予止痛剂；有 DIC 者采用肝素抗凝疗法；肺鼠疫和鼠疫败血症应给予吸氧；中毒症状严重者可给予肾上腺皮质激素。

（三）局部处理

腺鼠疫淋巴结肿切忌挤压，以防导致败血症发生，可予以局部湿敷至确已软化后方可切开引流，或用 0.1%依沙吖啶等外敷。

【预防】

（一）严格管理传染源

1. 广泛开展灭鼠、灭蚤工作，以监测和控制鼠间鼠疫。加强疫情报告。

2. 对患者和疑似病例应分别进行严格的消毒隔离，就地治疗，并立即向上级卫生防疫部门报告。腺鼠疫患者隔离至淋巴结肿大完全消散后，再观察 7 日。肺鼠疫患者隔离至痰培养 6 次阴性。接触者检疫 9 日，曾预防接种者应检疫 12 日。

3. 患者的分泌物、排泄物和可能染菌的物品应彻底消毒或焚烧。病死者的尸体应用尸袋严密包裹后焚烧。死鼠和捕杀的可疑动物应焚烧。

（二）切断传播途径

加强国境及交通检疫，对来自疫区的车、船、飞机等进行严格检疫。对可疑旅客应隔离检疫。

（三）保护易感人群

1. 加强个人防护　疫区工作人员必须穿衣裤相连的防护衣帽，戴面罩、防护眼镜、厚口罩及橡皮手套等。

2. 预防性服药　接触患者、病鼠者应预防服药，可口服磺胺嘧啶，每次 1 g，2 次/日，或口服四环素，每次 0.5 g，4 次/日，两者均需连服 6 日。

3. 预防接种　对疫区及其周围人群和进入疫区的工作人员，应进行鼠疫杆菌菌苗预防接种。通常于接种后 10 日产生抗体，1 个月后达高峰，免疫有效期 1 年。非疫区人员应在预防接种 10 日后方可进入疫区。

【常见护理诊断】

1. 体温过高　与鼠疫杆菌感染有关。

2. 疼痛　与淋巴结急性出血性炎症有关。

3. 气体交换受损　与肺鼠疫有关。

4. 潜在并发症：出血、感染中毒性休克、DIC。

【护理措施】

（一）隔离

采取严密隔离，并做到病区及病室无鼠、无蚤。

（二）一般护理

1. 休息　绝对卧床休息。

2. 饮食　给予高热量、易消化、营养丰富的流质或半流质饮食，并注意液体的补充。必要时给予鼻饲或静脉输液，以保证营养及液体的摄入。

（三）病情观察

应密切观察：①生命体征及神志变化；②局部淋巴结病变程度；③呼吸系统症状及体征变化，如有无呼吸困难、发绀、胸痛、咳嗽等，以及肺部体征；④有无皮肤黏膜、脏器和腔道出血表现；⑤记录 24 h 出入量。

（四）对症护理

1. 发热的护理　详见总论“发热”的护理。

2. 肿大淋巴结的护理　①患者因局部淋巴结炎引起剧痛，而使肢体不能活动，应给予软垫或毛毯等适当衬垫，以缓解疼痛；②药物局部外敷，可缓解疼痛；③切忌挤压；④肿大淋巴结化脓时应切开引流，破溃者应及时清创，做好创口护理及消毒隔离处理。

3. 肺鼠疫患者的护理　应注意保持呼吸道通畅，及时清除口咽部的分泌物及痰液。有呼吸困难者可取半坐位或坐位，并给予吸氧。

（五）诊疗护理

熟悉鼠疫的治疗原则、常用药物及不良反应，如应用链霉素应观察有无耳鸣及听力下降，若出现耳鸣，则应立即停用，并通知医生；庆大霉素可引起肾脏损害，应监测尿常规及肾功能的变化；氯霉素可引起粒细胞减少，应定期做血常规监测。

【健康教育】

1. 预防教育　进行鼠疫的预防教育，说明鼠疫传染性强、病死率高，目前虽已有所控制，但人间鼠疫仍有发生及流行，对鼠疫的预防必须给以充分的重视。

2. 疾病知识教育　鼠疫为甲类传染病，对患者必须采取严密隔离措施，必要时，还要对疫点或疫区进行封锁，并加强检疫措施，以免疫情蔓延。应讲述各种消毒、隔离措施的重要性及要求，并讲述疾病的临床经过、治疗药物及不良反应等，使患者配合治疗。

小结

鼠疫是由鼠疫杆菌引起的自然疫源性烈性传染病。我国将其列为法定甲类传染病之首。本病传染源主要是鼠类、其他啮齿类动物以及肺鼠疫患者。可经鼠蚤、皮肤以及呼吸道飞沫传播，人群普遍易感。临床表现为寒战、高热、出血倾向、肺部特殊炎症、淋巴结肿痛及休克等，病死率高。护理措施以加强病情观察和呼吸道症状的护理为主。预防以加强疫情监测为主，采取灭鼠、灭蚤、个人防护、进行鼠疫杆菌疫苗预防接种等综合性措施。

思考题

简答题

1. 简述鼠疫患者的病情观察要点。

2. 简述鼠疫的预防措施。

（柳州医学高等专科学校　陆　春）

第十节　炭　疽

学习目标

1. 掌握炭疽的临床表现及护理措施。
2. 熟悉炭疽的治疗原则、流行病学特征及预防措施。
3. 了解炭疽的发病机制及辅助检查。

炭疽（anthrax）是由炭疽杆菌引起的动物源性传染病，羊、牛、马、驴骡等草食动物最易感染，人主要是通过接触病畜及其产品而被感染，临床上主要以皮肤炭疽多见，表现为局部皮肤坏死及特征性黑痂。肺炭疽和肠炭疽少见，可继发败血症炭疽和炭疽脑膜炎，病情严重，病死率高。

【病原学】 炭疽杆菌为粗大的革兰染色阳性杆菌，无鞭毛，可形成荚膜并具较强致病性，在体外可形成芽孢，并可在土壤及畜产品中存活数年。

炭疽杆菌对热、紫外线和常用消毒剂敏感，加热56℃ 2 h、75℃ 1 min即可被杀灭。但芽胞的抵抗力极强，煮沸40 min、干热140℃ 3 h、120℃高压蒸气下40 min、20%漂白粉液24～48 h等才能将芽胞杀灭。

【流行病学】

（一）传染源

主要为患病的牛、马、羊、骆驼等草食动物，其次为猪和狗。它们的皮、毛、肉、骨粉均可携带细菌。人与人之间的传播极少见。

（二）传播途径

以接触传播最常见。直接接触病畜和污染的畜产品，可引起皮肤炭疽；肺炭疽多在接触皮毛或灰尘时吸入炭疽杆菌的芽胞所致；进食未充分烹饪的带菌肉食可引起肠炭疽。

（三）人群易感性

人群普遍易感。发生与否主要取决于接触病原体的程度和频率。感染后可获较持久的免疫力。

（四）流行特征

多为散发，一年四季都可发病，但有季节性高峰，多见于气温较高的夏秋季。本病多发生于农牧民、兽医、屠宰及皮毛加工厂工人等特定职业人群。

【发病机制】 当炭疽杆菌入侵伤口及破损皮肤后，芽胞即复苏、繁殖，产生外毒素和形成抗吞噬的荚膜。外毒素引起局部组织水肿、出血、坏死和全身毒血症状。抗吞噬的荚膜引起邻近淋巴结炎，侵入血流可发生败血症。侵入肺部及肠道的炭疽杆菌，可引起严重的肺炎和急性肠炎，侵入血循环则引起败血症。细菌可进而扩散全身，引起各组织器官的炎症，严重者可并发感染性休克。

【临床表现】 潜伏期1～5日，最长可达12日，肺炭疽和肠炭疽可短至12 h。

（一）皮肤炭疽

最为多见，约占炭疽病例的95%。多发生于面、颈、肩、手和脚等裸露部位皮肤，初为红斑疹或丘疹，逐渐发展为疱疹，内含淡黄色液体，周围组织硬而肿胀。第3～4日病灶中心呈现出血性坏死，稍下陷，周围有成群小水疱，水肿区继续扩大，第5～7日水疱坏死、破裂成浅小溃疡，血样分泌物凝结成黑色、似炭块的干痂，无明显疼痛，不化脓，稍有痒感。黑痂在1～2周内脱落，形成瘢痕。全身症状有发热、肌痛、头痛等，局部淋巴结常肿大。重症病例可并发败血症。

（二）肺炭疽

肺炭疽较少见，通常是致死性的而且诊断困难。既可是原发性又称“吸入性炭疽”，也可继发于皮肤炭疽。起病多急骤，初有低热、干咳、乏力、等流感样表现。经2～4日后症状加重，出现高热、咳嗽加重、血样痰，同时伴胸痛、呼吸困难、发绀和大汗。肺部出现湿啰音及哮鸣音。患者病情大多危重，常并发败血症、休克、脑膜炎，在出现呼吸困难后1～2日后死亡。

（三）肠炭疽

罕见。症状包括高热、剧烈腹痛、腹泻、呕血、黑便，并很快出现腹水。腹部可有明显压痛或呈腹膜炎征象，极似外科急腹症，常并发败血症休克而死亡。

（四）败血症型炭疽

多继发于肺炭疽或肠炭疽，由皮肤炭疽引起者较少。除原发局部炎症表现加重外，全身毒血症状更严重。易发生感染性休克、DIC和脑膜炎等，病情迅速恶化而死亡。

【辅助检查】

（一）血常规

白细胞总数大多增高至（10～20）$\times 10^9$/L，少数可高达（60～80）$\times 10^9$/L，中性粒细胞显著增加。

（二）病原学检查

取水疱内容物、病灶渗出物、分泌物、痰液、呕吐物、粪便、血液及脑脊液等作涂片检查，可发现病原菌，是确诊依据。

此外，ELISA法、荧光免疫法等免疫学方法检测血清中各种抗体，有助于诊断。PCR技术和动物接种培养可鉴定病原菌。

【治疗要点】

（一）病原治疗

首选青霉素G。对皮肤炭疽，成人每日240万～320万U，分3～4次肌内注射，疗程7～10日。对青霉素G过敏者可采用四环素或氯霉素，每日1.5g，3次分服。对肺炭疽、肠炭疽和并发脑膜炎者，每日剂量应增至400万～800万U，每6h一次静脉滴注，并同时合用氨基糖甙类（链霉素、庆大霉素、卡那霉素等），疗程需延长至2～3周以上。

（二）对症治疗

严重病例，可用皮质激素缓解中毒症状。常用氢化可的松100～300mg静脉滴注。皮肤炭疽感染者可用1∶2000高锰酸钾液局部湿敷，并涂以1%甲紫等。

【预防】

（一）管理传染源

控制动物炭疽是预防的主要环节。在疫区要加强对草食动物的管理，病畜要及时隔离治疗，死畜要焚烧或深埋，对疫区动物进行预防接种。患者要严密隔离治疗至痊愈。

（二）切断传播途径

加强对患者的分泌物、排泄物及其污染物品的消毒。加强乳、肉产品卫生管理，严禁剥食和出售炭疽病畜的肉和皮毛。

（三）保护易感人群

对从事畜牧业、畜产品收购、加工、屠宰业等工作人员和疫区人群，每年用皮上划痕法接种炭疽杆菌减毒活菌苗1次，连续接种2～3年。加强个人防护，工作时要穿工作服、戴口罩和手套。

【常见护理诊断】

1. 皮肤完整性受损　与皮肤炭疽有关。

2. 体温过高　与炭疽杆菌和炭疽毒素侵入血流有关。

3. 气体交换受损　与肺炭疽有关。

4. 潜在并发症：败血症、休克、脑膜炎。

【护理措施】

（一）隔离与消毒

对患者采取严密隔离至创口愈合、痂皮脱落为止；或症状消失，分泌物及排泄物培养（1次/5日）连续2次阴性为止。患者居室及室内物品用0.5%过氧乙酸、0.5%次氯酸钠溶液等进行消毒，及早杀灭繁殖体。食具及剩余食物可加2%碳酸氢钠溶液煮沸30 min。衣服、被褥可用环氧乙烷或甲醛熏蒸消毒。包扎创口的辅料及室内垃圾均应焚烧。有皮肤、黏膜破损者禁止护理患者。

（二）一般护理

1. 休息与活动　患者必须卧床休息。由于皮肤创口无压痛，故要特别注意保持适当的体位，必要时给予适当的固定，避免伤口受挤压。待全身症状消失，基本痊愈方可开始下床活动。

2. 饮食和营养　给予高能量、高蛋白、高维生素，易消化的饮食，肠炭疽患者的饮食宜清淡少渣，避免产气、刺激肠道蠕动的食物。保证充足水分，必要时静脉补液。

（三）病情观察

注意监测生命体征，密切观察病情变化，注意皮肤创面的愈合情况及有无败血症、炭疽脑膜炎、休克等并发症的发生。

（四）对症护理

1. 皮肤创口的护理　皮肤炭疽病灶严禁挤压、切开和引流。病灶处有水疱，可用碘酊、乙醇消毒后，用无菌空针抽尽疱液，再用剪刀剪除疱皮。创面可用1∶2000高锰酸钾溶液湿敷，或者冲洗干净后用红霉素软膏加以包扎，创面的坏死组织和焦痂不可剪除，注意保持创口的清洁。每次换药时，注意观察创面分泌物的多少、坏死范围、有无新发水泡、周围组织的水肿程度等，并记录。

2. 高热的护理　单纯皮肤炭疽仅为轻度发热，无需特殊处理，但要严密注意病情变化。如并发败血症、肺炭疽、肠道炭疽而出现高热，应采取适当的降温措施。以物理降温为主，药物降温为辅。

（五）心理护理

积极与患者、家属沟通，认真解释患者所患疾病及其严重程度、治疗效果、预后和需要配合的问题。了解患者的心理活动及情绪变化，及时给予指导、帮助调整。

【健康教育】

1. 根据健康教育对象不同，采取不同的健康教育方式和内容。向患者及家属讲解炭疽病的发病过程，主要临床表现、治疗方法和护理及其预后。如何做好隔离、消毒等措施。

2. 在社区，对牧民、兽医、屠宰工人和皮毛加工人员等重点人群，重点宣传炭疽病的流行过程、临床表现及预防措施、加强预防接种。做好动物炭疽的预防，病畜应及时焚毁后深埋。一旦出现肺炭疽，要立即按报告疫情，并按甲类传染病预防和控制疾病流行。

小结

炭疽是由炭疽杆菌引起的动物源性传染病。人类经接触、吸入或食入病畜及其产品而发生皮肤炭疽、肺炭疽和肠炭疽。临床上皮肤炭疽多见，表现为皮肤坏死及黑痂，严重者可并发败血症、休克及脑膜炎。主要护理措施是对患者实施严密隔离，做好皮肤病灶的护理以及密切观察病情的变化。控制动物炭疽，加强对草食动物的管理是预防的关键。

思考题

简答题

1. 简述皮肤炭疽皮肤损害的特点及其护理。
2. 列出炭疽的主要护理诊断。
3. 简述炭疽的临床类型及其主要表现。

（湖南环境生物职业技术学院　周　全）

第十一节　布氏杆菌病

学习目标

1. 掌握布氏杆菌病的临床表现及护理措施。
2. 熟悉布氏杆菌病的流行病学特征、治疗要点、预防措施及健康教育。
3. 了解布氏杆菌病的病原学特点、发病机制及辅助检查。

布氏杆菌病（brucellosis）又称波浪热，是由布氏杆菌引起的人畜共患传染病。以长期发热、多汗、关节疼痛、肝脾肿大为主要临床特征。本病易复发，易转为慢性。

【病原学】 布氏杆菌是一组球杆状的革兰阴性菌，分为 6 个种，即羊种菌、牛种菌、猪种菌、犬种菌、绵羊附睾种菌及沙林鼠种菌。临床上以羊、猪、牛三种意义最大，其中羊种菌致病力最强，感染后临床症状重，猪种菌次之。布氏杆菌含有 20 多种蛋白抗原和脂多糖，其中的脂多糖（内毒素）是主要的致病因素。

布氏杆菌对紫外线、热和常用消毒剂敏感。加热 60℃或日光暴晒 10～20 min 可使其灭活，3%漂白粉和甲酚皂在数分钟内可将其杀灭。但在自然环境中生命力强，在乳及乳制品、皮毛、冻肉等中能长时间生存。

【流行病学】　本病为全球性疾病。在我国人间布氏杆菌病疫情近年来有持续上升的趋势，发病居前10位的省、自治区分别依次是：内蒙古、山西、黑龙江、河北、陕西、吉林、辽宁、新疆、河南、山东，表明此病的防治还是很严峻。我国流行主要为羊种菌，其次为牛种菌，猪种菌仅见于广西和广东个别地区。

（一）传染源

主要为病畜，包括羊、牛、猪，其中羊为主要传染源。其他动物如狗、鹿、马、猫、骆驼和禽类等亦可为传染源，人与人之间传染可能性极少。病原菌存在于病畜的阴道分泌物、胎盘、羊水、尿液、皮毛等中，其中以因感染而导致流产、死胎的阴道分泌物传染性最强。乳汁排菌可达数月至数年。

（二）传播途径

1. 接触传播　如接产羊羔、屠宰病畜。剥皮、挤奶等；实验室工作人员接触染菌标本；加工畜产品等通过皮肤、黏膜的接触感染人体。

2. 消化道传播　进食含布氏杆菌的生奶、奶制品或被污染的饮水和肉类而感染。

3. 其他　布氏杆菌还可经呼吸道黏膜、眼结膜、性器官黏膜进入人体。

（三）人群易感性

人群普遍易感，病后有一定的免疫力，各型间有交叉免疫。疫区居民可因隐性染病而获免疫。

（四）流行特征

本病一年四季均可发病，流行区在发病高峰季节（春末夏初）可呈点状暴发流行。患病与职业有密切关系，兽医、畜牧者、屠宰工人、皮毛加工者等明显高于一般人群。发病年龄以青壮年为主，男多于女。牧区存在自然疫源地，但疫区流行情况受布氏杆菌种、型，气候，人们的生活水平，牧畜、牧场管理情况等因素的影响。

【发病机制】　布氏杆菌自皮肤或黏膜侵入人体后，在局部淋巴结内生长繁殖成为局部原发病灶，进入血液循环形成菌血症。细菌释放内毒素和其他物质，导致毒血症的出现。细菌随血流播散全身，主要侵犯肝、脾、骨髓、肾脏，引起组织细胞的变性、坏死。布氏杆菌寄生于单核-吞噬细胞内，抗菌物质和抗体难入细胞内，因此易反复发作和不易根治。

【临床表现】　潜伏期为1～3周，平均2周。少数患者可长达数月或1年以上。临床上分为急性期和慢性期。

（一）急性期

大多缓慢起病，少数起病较急。典型表现如下。

1. 发热　热型不一，典型热型为波浪热，但羊型菌感染多为不规则热和弛张热，持续2～3周或更长，间歇数日至2周无热期后再度发热，高热时全身无明显不适，但热退后自觉症状加重，此现象有诊断价值。牛型菌感染低热者多。此外尚存在相对缓脉现象。

2. 多汗　是本病主要症状之一，夜间或凌晨退热时大汗淋漓。无论患者发热与否，常有明显多汗，大量出汗后可发生虚脱。

3. 关节疼痛　为关节炎所致，常在发病之初出现，多发生于大关节如膝、腰、肩、髋等关节，也可数个关节同时受累。疼痛性质初为游走性、针刺样疼痛，以后疼痛固定在某些关节。除关节炎外，可有滑膜炎、腱鞘炎和关节周围软组织炎。

4. 神经系统症状　以神经痛多见，常有坐骨神经痛和腰骶神经痛。少数可发生脑膜脑炎，脊髓炎等。

5. 泌尿、生殖系统症状 可发生睾丸炎、附睾炎、前列腺炎、卵巢炎、输卵管炎及子宫内膜炎。尚可发生特异性乳腺炎，表现为乳腺浸润性肿胀而无压痛。此外尚有少数患者可发生肾炎、膀胱炎等。

6. 肝、脾及淋巴结肿大 约半数患者可出现肝肿大和肝区疼痛，脾多为轻度肿大。腋窝、腹股沟等处浅表淋巴结可肿大。肿大的淋巴结一般无明显疼痛，可自行消散，亦有发生化脓、破溃而形成瘘管者。

急性期布氏杆菌病患者经抗菌治疗后，约有10%以上复发。复发常发生于急性感染后数月，亦有发生于治疗后2年者。

（二）慢性期

病程长于一年者为慢性期。主要表现为疲乏无力、出汗、低热、头痛、并有固定的或反复发作的关节和肌肉疼痛等。可存在骨和关节的器质性损害，表现为运动受限、关节屈曲畸形、强直和肌肉萎缩。此外常有精神抑郁、失眠、注意力不集中等精神症状。

【辅助检查】

（一）血常规

白细胞计数正常或减少，淋巴细胞或单核细胞增多，血沉增快，部分患者有血小板减少。

（二）细菌培养

为确诊本病的重要依据。可取血液、骨髓、乳汁、脑脊液等作培养，其中骨髓培养阳性率高，10日以上方可获阳性结果。新近有报告应用BACTEC9240血培养系统作血液和骨髓培养来分离布氏杆菌，阳性率分别为82.6%和81.2%，且4～7日内能获结果。

（三）血清学检查

1. 布氏杆菌凝集试验 试管法常用于诊断，滴度≥1∶160有诊断意义。急性期阳性率80%～90%，慢性期阳性率30%左右。滴度随病程升高更有诊断价值。

2. 酶联免疫吸附试验 具有灵敏、特异、快速等特点，适用于急、慢性期患者的诊断。

3. 其他免疫学检查 包括免疫荧光抗体检测、2-巯基乙醇试验（2-ME）、抗人球蛋白试验、RIA等。

（四）特异性核酸检测

采用探针杂交技术和PCR方法，检测布氏杆菌DNA，能快速准确作出诊断。

（五）皮内试验

阳性表示曾经感染或正在感染布氏杆菌，阴性有助于鉴别诊断。

【治疗要点】

（一）急性期

1. 一般治疗和对症治疗 卧床休息、补充维生素和水分。高热患者应用物理降温。头痛、关节疼痛剧烈者应用镇痛剂。中毒症状明显和睾丸炎严重者，可适当应用肾上腺皮质激素。

2. 病原治疗 应选择能进入细胞内的药物，采用多疗程、足剂量、联合给药的方法，以减少复发。世界卫生组织把利福平（600～900 mg/d）和多西环素（200 mg/d）作为首选方案，连用6周。亦可选用四环素和利福平联合治疗。有神经系统受累者选用四环素和链霉素联合治疗。

（二）慢性期

具有局部病灶或细菌培养阳性的慢性患者，均需病原治疗，方法同急性期。慢性关节炎患者可采用理疗和中医中药治疗等。

【预防】

（一）管理传染源

1. 疫区应定期检查，隔离病畜。流产的胎羔应加生石灰后深埋。定期对健康牲畜进行预防接种。

2. 急性期患者应隔离至症状消失，血、尿细菌培养阴性方可解除隔离。患者的排泄物、污染物应消毒。

（二）切断传播途径

1. 加强对畜产品的卫生监督　生乳应用巴氏消毒法消毒后才可出售，乳类应煮沸后饮用。禁止销售和食用病畜肉类。皮毛应使用环氧乙烷消毒或存放 4 个月后才可出售。

2. 加强粪便、水源管理　对病畜污染场所严格消毒，防止病畜、患者排泄物污染水源。

（三）保护易感人群

1. 预防接种　凡有可能受染者均应进行预防接种。目前多采用 M-104 冻干活菌苗皮肤划痕接种法，免疫期 1 年，第二年复种 1 次。疫区人员在产羔季节前 2～4 个月接种。

2. 个人防护　凡从事畜牧、屠宰、兽医及畜产品加工者，均应做好个人防护，穿工作服、戴帽子、口罩、手套及穿胶鞋。工作时不吸烟、不进食，工作结束后更衣及用消毒水或肥皂水洗手，并对用具及环境进行严格消毒。

【常见护理诊断】

1. 体温过高　与布氏杆菌感染有关。

2. 疼痛　与关节炎症有关。

3. 有体液不足的危险　与出汗过多有关。

【护理措施】

（一）隔离

采取接触隔离和消化道隔离。

（二）一般护理

1. 休息　急性期卧床休息。间歇期可在室内活动，也不宜过多。

2. 饮食　给予高热量、多维生素、易消化的饮食，鼓励患者多饮水，成人每日入量 3000 ml，出汗多或入量不足者静脉补液。

（三）病情观察

应注意观察：①体温变化；②关节有无红肿、疼痛表现；③男性患者注意有无睾丸肿大及疼痛；④淋巴结及肝脏、脾脏变化；⑤治疗后病情变化等。

（四）对症护理

1. 发热　详见总论“发热”的护理。

2. 多汗　患者出汗较多，应给予温水擦浴，及时更换内衣裤及寝具，保持皮肤清洁、干燥。

3. 关节痛　急性期关节疼痛者可服用解热镇痛剂，也可用 5%～10%硫酸镁局部湿热敷，每日 2～3 次或用理疗等，并采用支架保护损伤关节，防止受压。协助患者翻身、按摩、肢体被动运动，防止关节强直与肌肉挛缩。

4. 睾丸炎　有睾丸肿大者，可用“十”字吊带托扶。

（五）诊疗护理

了解药物作用、疗程、用法及药物不良反应等，定期检查肝功能，并观察有无胃肠反应、皮疹、听神经损害等不良反应。应嘱患者坚持治疗。本药还可使分泌物、排泄物变成橘黄色，服药前应告诉患者，以免引起恐惧。

（六）心理护理

急性期患者由于发热、多汗、关节和肌肉疼痛、睾丸肿痛等症状，常感重病在身，易有恐惧、焦虑表现，尤其不能确诊时表现更为明显。慢性期患者由于疾病反复发作，迁延不愈，常有抑郁表现。护士应根据不同病期患者的不同心理表现进行心理疏导，消除顾虑，以利于疾病早日康复。

【健康教育】

1. 预防教育　讲述管理传染源及切断传播途径的措施，特别强调要加强个人防护及进行预防接种，以防止发病。

2. 疾病知识宣教　介绍本病有关知识如临床表现、治疗方法等。说明本病复发率较高，急性期常采用联合用药和多疗程疗法，以避免复发及慢性化。

3. 出院指导　本病一般预后良好，但复发率较高，出院后仍应避免过度劳累及注意增加营养，并应于出院后1年内定期复查。

小结

布氏杆菌病是由布氏杆菌引起的人畜共患传染病。传染源主要是病畜，传播途径主要通过体表皮肤黏膜的接触传播，人群普遍易感，且感染后有一定免疫力。临床表现以长期发热、多汗、关节疼痛、肝脾肿大为主要临床特征。本病易复发，易转为慢性。因此，治疗以联合给药、多疗程给药的方法减少疾病复发，其护理措施主要是加强病情观察和症状护理。主要预防措施是加强对畜产品的卫生监督、加强粪便、水源管理，可采用 M-104 冻干活菌苗皮肤划痕接种法提高人群免疫力。

思考题

简答题

1. 简述布氏杆菌病主要的临床表现。
2. 布氏杆菌病的个人防护措施包括哪些内容？

（柳州医学高等专科学校　陆　春）

第四章　性传播疾病患者的护理

学习目标

1. 掌握艾滋病的临床表现、流行病学特点、护理及预防措施。
2. 熟悉艾滋病的治疗要点；淋病、梅毒、尖锐湿疣的临床特点、护理及预防措施。
3. 了解性传播疾病的病原学特点、发病机制及辅助检查。

第一节　艾 滋 病

艾滋病是获得性免疫缺陷综合征（acquired immunodeficiency syndrome，AIDS）的简称，由人免疫缺陷病毒（human immunodeficiency virus，HIV）所引起的慢性传染病。HIV 主要侵犯、破坏辅助性 T 淋巴细胞，导致机体细胞免疫功能严重缺陷，最终并发各种严重机会性感染及恶性肿瘤。本病传播迅速、发病缓慢、病死率极高。

【病原学】 人免疫缺陷病毒（HIV），为单链 RNA 病毒，属于反转录病毒科。HIV 为直径约 100～200 nm 球形颗粒，由核心和包膜两部分组成。包膜上有糖蛋白 gp120（外膜蛋白）和 gp41（透膜蛋白）；核心由反转录酶、DNA 多聚酶和结构蛋白（p24 和 p18）等构成。目前已知 HIV 有两型，即 HIV-1 和 HIV-2，两者均能引起艾滋病。目前全球流行的主要是 HIV-1。HIV-2 的生物学特性与 HIV-1 相似，但其传染性较低，引起的艾滋病临床进展较慢，症状较轻。HIV 既有嗜淋巴细胞性又有嗜神经性，主要感染 $CD4^+$ T 淋巴细胞，也能感染单核-吞噬细胞等。HIV 感染人体后产生抗-HIV，此抗体不是中和抗体，血清中病毒和抗体同时存在，故抗-HIV 阳性者的血清具有传染性。

HIV 在外界的抵抗力较弱，对热及化学消毒剂敏感，加热 56℃ 30 min 灭活，能被 75% 乙醇、0.2%次氯酸钠及漂白粉灭活。对电离辐射、0.1%甲醛、紫外线等均不敏感。

【流行病学】

（一）传染源

HIV 感染者和艾滋病患者是本病的传染源。无症状而血清 HIV 抗体阳性的 HIV 感染者是具有重要意义的传染源。HIV 可存在于感染者的血液及各种体液（精液、唾液、泪液、宫颈分泌物、乳汁、脑脊液）中。

（二）传播途径

1. 性接触传播　为本病的主要传播途径，包括同性、异性和双性性接触。与发病率有关的因素包括性伴侣数量、性伴侣的感染阶段、性交方式和性交保护措施等。

2. 经血和血制品传播　包括共用针具静脉吸毒、介入性医疗操作以及输入被 HIV 污染的血液或血制品等均可受感染。

3. 母婴传播　感染 HIV 的孕妇可在妊娠期间、分娩过程中或产后哺乳将 HIV 传染给下一代，目前认为 HIV 阳性孕妇约 11%～60%会发生母婴传播，是儿童感染 HIV 的主要途径。

4. 其他途径 如器官移植、人工授精，可通过应用病毒携带者的器官和精液而使接受方感染 HIV；医务人员被 HIV 污染的针头刺伤也可引起感染。

目前尚无证据表明艾滋病可经空气、食物、水、昆虫或生活接触传播。

（三）人群易感性

人群普遍易感。但多发生于青壮年。HIV 的感染与人类的行为密切相关，男性同性恋者或性乱交者、静脉药物依赖者、血友病、多次接受输血或血制品者以及 HIV 感染母亲所生的婴儿都属于本病的高危人群。

（四）流行特征

艾滋病是当前全世界最重要的公共卫生问题。2010 年 WHO 公布的全球疾病调查结果显示全球艾滋病的防治取得了很大进展，全球包括我国艾滋病的流行得到一定程度的遏制，但局部地区和国家仍有增加。目前全球每年约有 500 万人感染（每天约 1.6 万新感染者）；全球共有 3300 万 HIV 感染者，非洲、亚洲和东欧局部地区感染病例仍呈增长态势。

1985 年我国发现首例艾滋病病例，目前 HIV 在我国流行形势极其严峻，我国 AIDS 的流行特点为：传播速度减慢；传播途径以性传播和静脉注射毒品传播为主；HIV 感染正在从吸毒、同性恋等高危人群向普通人群蔓延，感染病例遍布全国 31 个省、市、自治区；呈现全国低流行，但局部地区如云南、广西、河南、新疆、四川等地仍属高流行的态势。

【发病机制】 HIV 侵入机体后，在直接细胞毒作用和免疫病理作用下，以 $CD4^+$ T 淋巴细胞为主的多种细胞功能受损和大量破坏，导致免疫调节障碍，最终引起全身的免疫功能受损。单核吞噬细胞也可受到 HIV 的侵袭，成为病毒贮存场所，并可携带病毒进入中枢神经系统，引起神经系统病变。由于患者免疫功能缺陷，因而易发生各种机会性感染如肺孢子菌肺炎以及多种恶性肿瘤如卡氏肉瘤等。

【临床表现】 潜伏期一般为 2～10 年。HIV 感染人体后的进展过程可分为三期：

（一）Ⅰ期（急性感染期）

HIV 感染 7～10 日（平均 4 日）后，小部分患者出现类似血清病样症状，可有发热、全身不适、头痛、厌食、关节肌肉痛和全身淋巴结肿大等，部分患者皮肤还可出现斑丘疹或荨麻疹，皮疹持续数日后消退。此期症状轻微易被忽视，一般持续 3～14 日后自然消失。5 周左右抗-HIV 才呈阳性。

（二）Ⅱ期（无症状感染期）

又称为临床潜伏期，HIV 感染急性期过后，进入无症状感染期，也可无急性期表现而直接进入本期。本期临床上无任何症状，在血中能检出 HIV、HIV 核心蛋白和包膜蛋白的抗体。由于 HIV 在感染者体内不断复制，$CD4^+$ T 淋巴细胞数量由正常逐渐下降，此期具有传染性。

（三）Ⅲ期（艾滋病期）

此期的主要临床表现为 HIV 相关症状、各种机会性感染及肿瘤。

1. HIV 相关症状 主要表现为持续 1 个月以上的发热、盗汗、腹泻；3 个月内体重减轻 10%以上。部分患者表现为神经精神症状，如记忆力减退、精神淡漠、性格改变、头痛、癫痫及痴呆。另外，还出现持续性全身淋巴结肿大，其特点是除腹股沟淋巴结以外，其他部位有两处或两处以上淋巴结肿大。肿大的淋巴结多对称发生，直径≥1 cm，柔韧，无压痛和粘连，能自由活动。一般肿大持续 3 个月以上。

2. 各种机会性感染

(1) 呼吸系统：以肺孢子菌肺炎（PCP）最常见，且是引起艾滋病患者的主要死亡原因。其临床表现主要是慢性咳嗽、短期发热、渐进性呼吸困难、发绀和动脉血氧分压降低，仅少数患者肺部能闻及啰音。X线特征为间质性肺炎，但无特异性。此外，念珠菌、隐球菌、结核杆菌、巨细胞病毒等也常引起肺部感染，卡氏肉瘤也常侵犯肺部。

(2) 消化系统：约75%艾滋病患者可出现消化系统病变，波及消化系统的各个器官，以口腔及食管的念珠菌感染较为常见，引起口腔炎、食管炎等，主要症状为吞咽疼痛和胸骨后烧灼感。胃肠道黏膜可受疱疹病毒、隐孢子虫等侵犯，临床表现为腹泻和体重减轻。肝脏也可受鸟分枝杆菌、隐孢子虫感染，引起肝肿大和ALT升高。

(3) 神经系统：出现神经系统症状者约为30%～70%，可有头痛、癫痫及脑弓形虫病、隐球菌性脑膜炎、艾滋病痴呆综合征等。

(4) 皮肤、黏膜：外阴疱疹病毒感染、尖锐湿疣均较常见。

(5) 眼部：常见有巨细胞病毒性视网膜炎等。

3. 肿瘤　可发生恶性淋巴瘤、卡波西肉瘤等。卡波西肉瘤可侵犯皮肤、黏膜、内脏、淋巴结等处，表现为深蓝色浸润斑或结节，可融合成大片状，表面出现溃疡并向四周扩散（彩图7）。

【辅助检查】

（一）血常规及免疫学检查

可有不同程度贫血、白细胞总数减少。淋巴细胞总数明显减少、T淋巴细胞减少、$CD4^+$ T淋巴细胞计数也下降。

（二）血清学检查

1. 抗-HIV检查　用全病毒抗原或基因重组制备的核心抗原检测机体的血清、尿液、唾液和脑脊液的抗-HIV。常用的方法有ELISA法和WB法。WB法是目前最敏感和特异性的确证试验。主要检测gp^{24}与gp^{120}的抗体。

2. HIV抗原检查　主要检测gp^{24}抗原。

（三）病原学检查

从患者血浆或脑脊液标本中检测HIV RNA，有助于诊断、判断疗效及预后。

（四）其他检查

胸部及胃肠道X线、B型超声波、内镜等检查，必要时进行CT及MRI，有助于早期诊断机会性感染及肿瘤。

【治疗要点】 本病的治疗观念：治疗同时也是阻止HIV传播的预防措施。早期抗病毒治疗是关键，能缓解病情，预防和减少机会性感染的发生，延长生存期。

（一）抗病毒治疗

是目前治疗艾滋病的重要手段，国内现有的抗病毒药物有3类，3类抗病毒药物以特定的方式组合应用称之为高效抗反转录病毒治疗（HAART），HAART可使艾滋病患者体内的病毒降至检测不到的水平，延长患者生存期。此3类药物是：

1. 核苷类反转录酶抑制剂　如齐多夫定（AZT）、拉米夫定（3TC）、司坦夫定（D4T）等。

2. 非核苷类反转录酶抑制剂　如奈韦拉平（NVP）、依非韦伦（EFV）等。

3. 蛋白酶抑制剂　如利托那韦、沙奎那韦、吲哚那韦等。

（二）免疫疗法

可用白细胞介素 2、异丙肌苷、胸腺素等，以提高免疫功能。

（三）并发症治疗

可根据机会性感染的病原选择相应的治疗，如肺孢子菌肺炎可用戊脘脒或磺胺甲基异噁唑（SMZ）治疗。卡氏肉瘤可用 AZT 与 α 干扰素联合治疗或化疗等。

（四）支持及对症治疗

包括输血、营养支持疗法及针对厌食等症状治疗。

（五）预防性治疗

如针对结核菌素试验阳性者的预防性治疗等。

【预防】 采取综合预防措施，实施控制艾滋病的全球战略。

（一）控制传染源

对高危人群进行筛查，及时发现 HIV 感染者，并按传染病防治法要求向当地疾病预防控制中心报告。对 HIV 感染者严密检测和随访，符合抗病毒治疗者及时给予治疗。对患者及无症状带毒者的血液、分泌物、排泄物应进行严格消毒处理。

（二）切断传播途径

取缔娼妓，禁止性乱交，推广使用安全套即安全性行为。严禁吸毒，特别是静脉吸毒；加强血液、血制品的管理，严禁 HIV 感染者捐献血液、血浆、器官、组织或精液。推广一次性医用器材和用品，患者所用的各种医疗器械均应严格消毒。女性 HIV 感染者尽量避免妊娠及母乳喂养，或给予药物预防母婴传播。

（三）保护易感人群

目前无预防性疫苗可用，以宣传教育为主。艾滋病患者及 HIV 感染者应积极采取避孕措施，HIV 感染的孕妇在产前 3 个月开始服齐多夫定，产前顿服奈韦拉平 200 mg，产后新生儿在 72 h 内一次性口服奈韦拉平 2 mg/kg，避免母乳喂养，可采用人工喂养，可降低母婴传播的风险。对密切接触者根据具体情况给予卫生指导，并采取必要的防护措施。

医务人员应加强自身防护，发生意外暴露后，评估暴露的程度和暴露源情况，采取暴露后预防措施，对 HIV 感染风险大者应及时服用拉米夫定联合齐多夫定，疗程至少 4 周，可有效降低感染的风险。

【常见护理诊断】

1. 体温过高　与艾滋病病毒感染和各种机会性感染有关。
2. 营养失调：低于机体需要量　与发热、摄入减少、腹泻有关。
3. 腹泻　与免疫功能低下引起肠道感染有关。
4. 气体交换受损　与肺孢子菌肺炎有关。
5. 社交孤立　与对艾滋病不理解、社会评价不良有关。
6. 焦虑、恐惧　与艾滋病预后不良有关。

【护理措施】

（一）隔离和消毒

采取血液、体液隔离。严格执行艾滋病的消毒、隔离措施。

（二）一般护理

1. 休息　艾滋病患者发生条件致病菌感染时应绝对卧床休息，以减低机体消耗，症状减轻后可逐步起床活动。病室应安静、舒适、空气清新。

2. 饮食　给予高热量、高蛋白、高维生素易消化饮食。注意食物的色、香、味，设法促进患者食欲。不能进食者给予静脉输液，注意维持水、电解质平衡。

（三）病情观察

应注意观察：①生命体征情况；②有无发生各种机会性感染，如有感染，应观察感染的部位、性质与程度；③全身淋巴结肿大等情况。

（四）对症护理

1. 发热的护理　参见总论“发热”的护理。

2. 疼痛的护理　确定疼痛部位，根据不同情况进行护理，如胸痛应协助患者采取舒适体位，给予胸部按摩或咳嗽时按压胸部以减轻疼痛等措施，或按医嘱给予止痛药。

3. 呼吸困难的护理　密切观察呼吸困难的表现及血气分析等，协助患者采取半卧位或端坐位，给予氧气吸入等，应避免使用镇静剂及麻醉剂，以防抑制呼吸。

4. 恶心、呕吐　①呕吐频繁者，禁食 2 h，若恶心、呕吐减轻，应鼓励患者进食；②进行口腔护理，保持口腔的清洁卫生，预防感染；③及时清除呕吐物，并通风换气；④采取额头冷敷或嘱患者放松，必要时在餐前 30 min 遵医嘱给予止吐药。

5. 腹泻　参见“细菌性痢疾”的护理。

6. 皮肤护理　①保持皮肤清洁、卫生，经常更换衣服、被褥，穿着柔软的内衣，防止皮肤破损和继发感染；②长期卧床的患者，至少每 2 小时协助翻身，必要时可使用气垫床或气垫垫于臀部等易受压处；③修剪指甲，以免抓伤皮肤引起感染；④使用液态中性皂液，以防刺激皮肤；⑤患者如有皮肤损伤，应用生理盐水清洗后，给予微波治疗，以防损伤面积进一步扩大，或根据医嘱给予药物治疗；⑥严格执行无菌操作原则，避免医源性感染。

（五）诊疗护理

1. 对患者进行用药依从性教育　对于应用抗病毒药治疗的患者，按时、足量、按医嘱服药是非常重要的，否则会降低疗效及产生耐药性。另外，还需说明艾滋病的抗病毒治疗需要终生服药。

2. 观察药物不良反应　抗病毒药可出现以下不良反应：①胃肠道症状：表现为食欲减退、恶心、呕吐、腹痛等；②神经系统症状：表现为四肢疼痛、麻木、头痛、多梦等；③皮疹：多在颜面和躯干部出现斑丘疹，伴有瘙痒；④中毒反应：包括中毒性肝损害、骨髓抑制、急性胰腺炎等，一般在治疗 2～3 个月以后发生。

（六）心理护理

艾滋病预后不良，且社会上人们对艾滋病也怀有恐惧心理，因此，患者会出现焦虑、抑郁、孤独无助或恐惧等心理障碍，甚至出现报复、自杀等行为，做好心理护理有重要意义。应注意以下几点：①建立良好的护患关系：护士通过自己良好的语言、神情、态度和行为去影响患者的认知，改变其不良的心理状态和行为，帮助患者建立起有利于治疗和康复的最佳心理状态；②尊重患者的人格：对患者所表现出的反常行为和语言不要嘲笑，要尊重患者，取得患者的信任和配合；③争取家属和亲友的支持：在护理过程中应注意与患者及其家人、朋友一起学习艾滋病的相关知识，帮助人们正确认识和面对艾滋病，为艾滋病患者创造非歧视的社会环境至关重要。良好的家庭、亲友关系能给患者以安慰和支持；④促进患者间良好的交流：使患者从病友那里得到帮助和关心，这样既增加了友谊，又有利于解决患者的心理问题；⑤保守秘密：患者个人隐私、人际关系和家庭矛盾等问题不希望被别人知道，护士必须严守秘密，不要随便谈论。

【健康教育】

（一）预防教育

1. 健康行为的宣传教育被称为当今艾滋病防治最有效的方法。积极、科学地宣传艾滋病的防治知识，帮助人们建立健康的生活方式，杜绝艾滋病的三大传播途径。

2. 针对高危人群开展宣传教育和行为干预工作，进行HIV抗体检测，对HIV阳性者进行随访，防止继续播散，并检测其配偶及性伴侣的健康状况。

（二）疾病知识教育

1. 指导患者进行抗病毒治疗，说明按时、足量服药及坚持终身服药的重要性。

2. 艾滋病患者由于免疫功能低下，常由于机会性感染使病情恶化，甚至死亡，应指导患者及家属采取预防或减少机会性感染的措施。

3. 对无症状病毒携带者应嘱其每3～6个月做一次临床及免疫学检查，如出现症状随时就诊，及早治疗。

第二节 淋 病

淋病（gonorrhea）是由淋病奈瑟菌感染引起的，主要表现为泌尿生殖系统的化脓性感染。潜伏期短，传染性强，可导致多种并发症、后遗症，为我国性传播疾病（sexually transmitted diseases，STD）中发病率最高的一种疾病。任何年龄均可发生，以20～30岁居多。

【病原学】 淋病奈瑟菌，简称淋球菌，是一种革兰阴性双球菌，卵圆形或肾形，成对排列。淋球菌喜潮湿，怕干燥，在微湿的衣裤、毛巾、被褥中可生存10～17 h，离体后在完全干燥的情况下1～2 h死亡。对一般消毒剂很敏感，1∶4000硝酸银溶液7 min死亡，1%苯酚1～3 min死亡，0.1%升汞溶液亦可使其迅速死亡。

【流行病学】

（一）传染源

人是淋球菌的唯一宿主，淋病患者是主要传染源。

（二）传播途径

淋病主要通过性接触传染。少数情况下也可因接触含淋球菌的分泌物或被污染的用具（如衣裤、被褥、毛巾、浴盆、坐便器等）而被传染。女性（包括幼女）因其尿道和生殖道短，很易感染。新生儿经过患淋病母亲的产道时，眼部被感染可引起新生儿淋菌性眼炎；妊娠期女性患者感染可累及羊膜腔导致胎儿感染。

（三）人群易感性

人群普遍易感，特别是性活跃期的中青年。

（四）流行特征

淋病是一种在世界上广泛流行的性病。新中国成立前，淋病的流行十分严重。解放初期淋病占性病的第二位，至20世纪60年代中期，淋病在我国基本被消灭。随着我国的改革开放，20世纪80年代淋病又重新传入我国，从沿海城市向内陆城市蔓延。而且每年发病率增长很快。淋病的发病有明显的季节性，每年在7月至10月发病率高。

【发病机制】 淋球菌主要侵犯黏膜，尤其对单层柱状上皮和移行上皮所形成的黏膜有亲和力。感染后，淋球菌侵入男性前尿道、女性尿道及宫颈等处，通过其表面菌毛含有的黏附因子黏附到柱状上皮的表面进行繁殖，并通过柱状上皮细胞的吞噬作用进入细胞内繁殖，进而侵入黏膜下层。淋球菌内毒素及其表面外膜产生的脂多糖与补体结合后产生的化学毒素，能诱导中性粒细胞聚集和吞噬，引起局部急性炎症，出现充血、水肿、化脓和疼痛。如治疗不及时，淋球菌进入尿道腺体和隐窝，成为慢性淋病的主要病灶。

【临床表现】 潜伏期2～10日，平均3～5日。有5%～20%男性和60%女性感染后可无症状，易被忽视或致他人感染。感染初期病变局限于下生殖道、泌尿道，随病情发展可累及上生殖道。根据性别、感染部位和病变程度，淋病可分为以下四种：

1. 男性淋病　以急性尿道炎为主。早期症状为尿道口红肿、发痒、灼热及刺痛，数日后尿道口出现黄白色或黄绿色脓性分泌物排出。2周后炎症蔓延至后尿道，出现尿频、尿急、尿痛，会阴部有轻度坠胀感，偶有终末血尿。急性期可有不同程度的发热、头痛、乏力等症状。至慢性期时，排尿痛缓解，但仍有烧灼感，尿流变细，排尿无力，挤压阴茎根部可有少量稀薄浆液性分泌物，晨起常见浆液性脓液痂封尿道外口的“湖口”现象（彩图8）。

男性淋球菌性尿道炎患者因治疗不当或酗酒、性交等影响，淋球菌进一步侵入前列腺、精囊、附睾、睾丸等部位，可并发前列腺炎、精囊炎和附睾炎等。

2. 女性淋病　症状比男性患者轻或无症状，易被漏诊。女性淋病好发部位为宫颈和尿道。表现为宫颈红肿或轻度糜烂，有触痛和脓性分泌物增多，以及尿频、尿急、尿痛，体检发现尿道口潮红，黏膜水肿，有脓性分泌物，挤压尿道旁腺可有脓液渗出。外阴有刺痒和烧灼感。当淋球菌上行感染时可引起盆腔炎、子宫内膜炎、输卵管炎等造成不育或宫外孕。

幼女淋菌性阴道炎，多为间接感染，如同患病的父母同床睡觉或者共用毛巾及浴盆等。临床表现有外阴烧灼感、红肿，尿频、尿急，阴道口有黄绿色脓液。

3. 非性器官淋病

（1）淋菌性结膜炎：表现为眼睑肿胀，结膜充血水肿，并有大量脓性分泌物，若未及时处理，可导致角膜溃疡、虹膜睫状体炎，甚至失明。多见于新生儿，为出生时通过患淋病母亲的产道而感染。

（2）淋菌性咽炎：主要见于口交者，表现为咽部红肿、吞咽疼痛和咽部有脓性分泌物。

（3）淋菌性直肠炎：主要见于肛交者，表现为排便疼痛和里急后重感。

4. 播散性淋病　少见，是淋球菌侵入血液，在全身引起的播散性感染。患者可有发热、寒战、全身不适和食欲缺乏等症状。并出现淋球菌性皮炎、淋球菌性关节炎、淋球菌性腱鞘炎、淋球菌性心内膜炎、淋球菌性脑膜炎、淋球菌性肝炎等。

【辅助检查】

（一）分泌物检查

取尿道或宫颈分泌物进行革兰染色，如在镜下见到多形核白细胞内有革兰阴性双球菌，结合临床可以确诊，单阴性并不能排除淋病的诊断。

（二）细菌培养

从选择性培育基上分离到形态典型、氧化酶试验阳性的菌落，挑取菌落镜检见到革兰阴性双球菌。

【治疗要点】 治疗原则为尽早彻底治疗，遵循及时、足量、规范应用抗生素、配偶及性伴侣同时诊治等原则。目前常用的药物有头孢曲松，成人1～2 g，分1～2次，肌注；大观霉素，2 g，肌注1次；氧氟沙星，400 mg/d，连服7日。对有并发症及特殊部位的淋病患者，抗生素用量应加大，疗程延长。

【预防】

（一）管理传染源

加强性病监测，及时发现患者，做好消毒隔离工作。

（二）切断传播途径

1. 加强性道德教育，严禁卖淫、嫖娼等杂乱性交活动。

2. 使用安全套，降低淋球菌感染发生率。

3. 推广一次性医疗用品，对患者使用过的物品及医疗器械应进行严格的消毒，防止医源性传播。

4. 患者注意个人卫生与隔离，不与家人、小孩尤其女孩同床、同浴。

（三）保护易感人群

加强对公用生活用品及公用医疗器械的消毒。密切接触者和医护人员应加强自身防护，并做定期检查。

【常见护理诊断】

1. 排尿障碍：尿频、尿急、尿痛　与淋球菌侵犯尿道有关。

2. 自尊紊乱　与因疾病而导致的遭遗弃感、夫妻不和及歧视有关。

3. 潜在并发症：失明、不育和宫外孕等。

【护理措施】

（一）隔离和消毒

采取接触隔离。严格执行消毒隔离制度，被患者分泌物污染的衣物、浴盆、浴巾及便具等应及时消毒，避免与他人混用。

（二）一般护理

适当休息，避免刺激性食物，如酒、浓茶、咖啡等，鼓励患者多饮水。

（三）病情观察

观察尿道口有无发红、水肿、尿道分泌物的量及性状；如为宫颈炎，还需观察宫颈充血、糜烂等以及阴道脓性分泌物有无增多情况。

（四）对症护理

1. 尿道口瘙痒　做好外阴部的清洁工作，保持外阴部位干燥。一般用碘伏稀释液清洁会阴及尿道口。

2. 排尿障碍的护理　①急性发作期应注意卧床休息，取屈曲位，保持心情愉快；②增加水分的摄入；③加强个人卫生，增加会阴清洗次数；④指导患者进行膀胱区热敷或按摩，以缓解局部肌肉痉挛，减轻疼痛。

（五）并发症的预防

1. 新生儿淋菌性眼炎　密切观察眼部的病情变化，除全身使用抗菌药以外，眼部用生理盐水每小时冲洗一次，冲洗后再使用0.5%红霉素眼膏。

2. 育龄妇女患者　应及时、规范治疗，告知患者若停经后突然出现腹痛，应立即就医检查和处理，以免宫外孕破裂出血危及生命。

（六）心理护理

护理人员应更多地关心和体贴患者，与其多沟通，维护其隐私权。促进和改善患者家庭人员间的信任关系，避免负面评论。

【健康教育】

（一）预防教育

宣传淋病传播知识，加强性道德教育，洁身自好，正确采取自我防护措施。

（二）疾病知识教育

1. 治疗期间严禁性交，指导治愈后随访。一般治疗后 7 日复查分泌物，以后每月查 1 次，连续 3 次阴性，方能确定治愈。

2. 淋病治疗不彻底易转为慢性，治疗困难。一定要给患者足够信心，使患者能坚持治疗，达到良好的治疗效果。

3. 向患者强调急性期及时、彻底治疗的重要性和必要性，解释头孢曲松钠治疗的作用和效果，以防疾病转为慢性，帮助患者树立治愈的信心。

第三节　梅　毒

梅毒（syphilis）是由梅毒螺旋体引起的慢性全身性的性传播疾病。临床上表现复杂、多样，早期可侵犯皮肤和黏膜，晚期可侵犯心脏和中枢神经系统等多种脏器，产生相应的症状和体征；也可多年处于无症状的潜伏状态。

【病原学】 梅毒螺旋体也称苍白螺旋体，由 6～12 个整齐均匀的螺旋构成。螺旋体有三种特征性的运动方式：①依靠自己的长轴旋转，向前后移动；②依靠伸缩螺旋间的距离而前行；③蛇形爬行。

梅毒螺旋体耐寒不耐热，100℃立即死亡，0℃时可生存 48h。梅毒病损标本在低温（－78℃）保存数年后，仍可保持螺旋体的形态、活力及致病力。梅毒螺旋体在体外不易生存，一般消毒剂可于短时间内将其杀死。在干燥环境中可迅速死亡，但在潮湿的器具或毛巾中，可生存数小时。

【流行病学】

（一）传染源

梅毒患者是唯一的传染源。未经治疗的患者在感染后一年内最具传染性，随病期延长，传染性越来越小，病期超过 4 年者，通过性接触一般无传染性。

（二）传播途径

性接触是主要的传播途径。后天梅毒 90％以上是通过性交传染的。患梅毒的孕妇可通过胎盘使胎儿受染。此外，少数患者可通过接吻、哺乳或因接触被梅毒患者污染的器物及输血等被感染。

（三）人群易感性

人群对梅毒普遍易感。有性乱行为的人群为高危人群。

【发病机制】 梅毒螺旋体通过破损的皮肤和黏膜进入人体后，在数小时内侵入附近的淋巴间隙，并大量繁殖，通过免疫反应引起侵入部位出现破溃，即硬下疳。如未经治疗或治疗不彻底，螺旋体在原发病灶大量繁殖后，侵入附近的淋巴结，再经淋巴及血液系统播散到全身其他组织和器官，造成全身多灶性病变，表现为二期梅毒。在早期梅毒后 4 年或更长时间，一部分未经治疗的患者可进展到三期梅毒，发生皮肤、骨与内脏的树胶肿损害，还有心血管及神经系统损害。

【临床表现】 梅毒可根据传染途径分为后天梅毒与先天（胎传）梅毒。每一类又根据病情发展分为早期梅毒（一、二期梅毒）和晚期梅毒（三期梅毒）。

（一）后天梅毒

1. 一期梅毒　常发生于不洁性交后2～4周，主要症状是硬下疳。男性硬下疳多见于龟头、冠状沟、包皮或阴茎处（彩图9）。女性硬下疳多见于大阴唇、小阴唇、阴蒂、尿道口、宫颈等部位。硬下疳呈单个，偶见2～3个，圆形，直径1～2cm，边界清楚，边缘稍高出皮面，触之有软骨样硬度，表面有少量渗出液，内含大量梅毒螺旋体，传染性强。硬下疳未经治疗可于3～8周内自愈，遗留暗红色表浅性瘢痕或色素沉着。硬下疳出现数天后，可有局部或腹股沟淋巴结肿大，特点为较硬、不融合，无疼痛与压痛，表面皮肤无红、肿、热，无化脓破溃，称梅毒性横痃。

2. 二期梅毒　在硬下疳消退后3～4周，梅毒螺旋体经局部淋巴结进入血液，播散到全身各系统，产生二期梅毒损害。以皮肤黏膜典型的梅毒疹为主要特点（彩图10），亦可见骨骼、内脏、心血管和神经系统损害。二期梅毒早期可有低热、食欲减退、头痛、肌肉关节及骨骼酸痛等前驱症状。

（1）皮肤损害　80％～95％的患者可出现皮肤损害，其皮疹形态多样，可为斑疹、斑丘疹、丘疹、脓疱疹、扁平湿疣等。共同特征为：呈铜红色或褐红色，不痛不痒，好发于掌跖，分布广泛且对称，疏散而不融合（彩图11）。皮损及其分泌物中含有大量梅毒螺旋体，传染性强。

（2）黏膜损害　又称二期梅毒黏膜斑，好发于口腔黏膜和外生殖器。黏膜斑表面含有大量梅毒螺旋体。

（3）系统性损害　主要有骨、关节损害，表现为骨膜炎、关节炎，多发生在四肢的长骨和大关节。眼损害以虹膜炎、虹膜睫状体炎及脉络膜眼较多见。神经损害可分为无症状性和有症状性神经梅毒两类，前者仅有脑脊液异常，后者以梅毒性脑膜炎为主。部分患者可出现梅毒性脱发。

未经治疗或治疗不当的二期早发梅毒，经过2～3个月后可自行消退，在1～2年内又重新出现皮疹，称为二期复发梅毒。

3. 三期梅毒　早期梅毒未经治疗或治疗不规范，在感染3～4年后，约1/3患者可进展到晚期梅毒。该期梅毒传染性弱或无传染性，但对机体组织的破坏性增大。除皮肤、黏膜、骨损害外，可侵入多种脏器，特别是心血管和中枢神经系统。

（1）皮肤黏膜损害　①梅毒性树胶样肿：初为皮下深在结节，常为单个，逐渐增大，与皮肤粘连呈浸润性斑块，中央软化，形成溃疡，流出黏稠树胶状脓汁，故称树胶肿。可发生于全身各处，以小腿多见。②结节性梅毒疹：为簇集、坚硬的铜红色小结节，好发于头面部、背部及四肢伸侧。③近关节结节：又称梅毒性纤维瘤，可见于四肢大关节附近的皮下，为对称性结节，性质坚硬，不易消退。

（2）心血管梅毒　基本损害为主动脉炎，包括梅毒性单纯主动脉炎、主动脉瓣闭锁不全、主动脉瘤、梅毒性冠状动脉疾病及心肌梅毒树胶肿。多发生于感染后10～25年，约25％同时合并神经梅毒。

（3）神经梅毒　主要表现为麻痹性痴呆和脊髓痨。

（二）先天（胎传性）梅毒

来自母亲的病原体通过胎盘进入胎儿体内，多发生于怀孕后4个月，可导致早产、死产和娩出先天梅毒儿。其经过与后天梅毒相似，但不发生硬下疳。

1. 早期先天梅毒　发病在 2 岁以内，患儿营养状况差，发育不良，呈“小老人”状。皮损与后天二期梅毒相似，发生在口周、肛周者，常呈放射状皲裂，愈合后留有放射状瘢痕。黏膜损害主要是鼻黏膜肿胀、糜烂，可引起呼吸及吸乳困难。此外还侵犯骨骼，引起骨软骨炎，严重者表现为梅毒性假性麻痹。侵犯中枢神经系统，引起脑膜炎，患儿可发生脑软化、脑水肿、癫痫样发作，脑脊液出现病理改变。

2. 晚期先天梅毒　多出现在 2 岁以后。除与后天三期梅毒相同外，还表现为楔状齿、鞍鼻、间质性角膜炎、骨膜炎、神经性耳聋等，病死率及致残率均明显升高。

（三）潜伏梅毒

凡有梅毒感染史、无临床症状或已经消失，除梅毒血清学阳性外无任何阳性体征，并且脑脊液检查正常者称为潜伏梅毒。此时如不治疗可以在 2 年内复发或出现三期梅毒，甚至死亡。

【辅助检查】

1. 梅毒螺旋体检查　为最简便、可靠的检查方法。适用于早期梅毒患者皮损标本的检查，可见梅毒螺旋体。

2. 梅毒血清学检查　为诊断梅毒的必须检查，对潜伏梅毒更为重要。根据所用抗原不同，梅毒血清试验分为非梅毒螺旋体抗原血清试验和梅毒螺旋体抗原血清试验两大类。前者一般用于初筛、疗效观察和判断病情；后者由于灵敏度和特异度高，所以用于确诊病例，但是不能判断疗效。

3. 分子生物学技术　检测梅毒螺旋体，如用 PCR 检测梅毒螺旋体 DNA，特异性强、敏感性高，是目前诊断梅毒螺旋体的先进方法。

4. 脑脊液检查　用于诊断神经梅毒，包括细胞计数、检测蛋白质含量、VDRL 试验、PCR 检测、胶体金试验等。脑脊液 VDRL 试验是诊断梅毒的可靠依据，结合脑脊液白细胞计数的变化，可诊断活动性神经梅毒，并能判断疗效。

【治疗要点】　治疗原则是必须及时、及早、规则而足量地进行治疗。首选药物为青霉素。

1. 早期梅毒（包括一期、二期和早期潜伏梅毒）　青霉素每日 80 万 U，肌注，连续 10～15 日；或苄星青霉素 G 240 万 U，分两侧臀部肌内注射，1 次/周，连续 2～3 次；青霉素过敏者口服四环素，每次 500 mg，每日 4 次，连续 15 日；或红霉素，剂量同四环素。

2. 晚期梅毒　青霉素每日 80 万 U，肌注，连续 20 日，或苄星青霉素 G 240 万 U，1 次/周，连续 3 周；青霉素过敏者口服四环素，每次 500 mg，每日 4 次，连续 30 日；或红霉素，剂量同四环素。

3. 心血管梅毒　患者若伴有心力衰竭，首先治疗心力衰竭。心功能代偿者，从小剂量开始用药，或在治疗前一天开始服用泼尼松，每日 20 mg，连服 3 日，然后用青霉素，每日 80 万 U，肌注，连续 15 日为一个疗程，间歇 2 周后继续服药，共 2～3 个疗程。

4. 治疗后复查与随访　早期梅毒治疗后 1 年内，应做两次临床与血清学检查。若有复发再感染，应给予重复治疗。晚期梅毒治疗后应每年复查 1 次，神经梅毒应每年检查脑脊液，心血管和神经梅毒应终身随访。

【预防】

1. 控制传染源　及早发现和治疗传染源，治疗期间避免性生活，性伴侣应同时治疗。

2. 切断传播途径 洁身自好，建立良好的性道德观，杜绝卖淫嫖娼。

3. 保护易感人群 应加强婚前和产前检查，防止传染给胎儿而发生先天梅毒。

【常见护理诊断】

1. 自尊紊乱 与对自己的行为、疾病感到羞愧和自卑有关。

2. 皮肤黏膜完整性受损 与梅毒螺旋体病毒引起皮肤、黏膜损伤有关。

3. 潜在并发症：吉海反应。

【护理措施】

（一）隔离和消毒

1. 早期梅毒传染性极强，患者的被服应单独清洗或消毒，防止间接传染。

2. 晚期梅毒患者因内脏器官出现一系列脏器感染、衰竭，应进行保护性隔离。

（二）一般护理

1. 休息 二期梅毒、晚期梅毒患者应卧床休息，以减少机体消耗。

2. 饮食 给予高热量、高蛋白、高维生素易消化饮食。晚期患者还应加强肠外营养，增加机体抵抗力。

（三）病情观察

应密切观察生命体征；观察患者皮肤黏膜损害的部位、性质、特点；以及有无心血管和神经系统损害。

（四）对症护理

1. 皮肤护理 梅毒皮肤黏膜损害比较严重。护理应注意：①评估皮肤的颜色、温度、完整性，肛门周围皮肤是否出现溃疡；②保持皮肤清洁、卫生，经常更换衣服、被褥，穿着柔软的内衣，防止皮肤破损和继发感染；③长期卧床的患者，至少每 2 h 协助翻身一次，必要时可使用气垫床或气垫垫于臀部等易受压处；④如有皮肤损伤，应用生理盐水清洗后，给予微波治疗，以防损伤面积进一步扩大，或根据医嘱给予药物治疗。

（五）诊疗护理

梅毒治疗首选药物是青霉素，用药前应询问过敏史，进行皮肤过敏试验，并观察药物反应。首次用药后可能出现吉海反应，表现为发热、头痛、寒战、肌痛、血管扩张伴轻度低血压，如有上述表现，应立即报告医师进行处理。若出现过敏性休克症状，及时通知医生，做好抢救准备。

为防止吉海反应发生，可根据医嘱在治疗前口服泼尼松；此外，心血管梅毒患者使用青霉素治疗应从小剂量开始。

（六）心理护理

尊重患者的人格，保护其隐私；关心体贴患者，鼓励其说出自己的感受，有目的地进行心理疏导，帮助患者树立正确的人生观和价值观。并鼓励患者积极参加各种有利于身心健康的社会活动，保持良好的心理状态。

【健康教育】

1. 进行预防教育 介绍梅毒的危害性，加强性道德教育，提倡洁身自好，杜绝不洁性交，以预防其传播。

2. 疾病知识教育 讲述梅毒的流行过程、临床表现及预防措施等，说明早期、足量、规范服药的重要性。治疗期间注意隔离，治疗后应定期复查与随访。

第四节 尖锐湿疣

尖锐湿疣（condyloma acuminate，CA）是由人乳头瘤病毒（HPV）感染引起的皮肤、黏膜的鳞状上皮疣状增生性病变。主要通过性接触传播，是我国目前常见的性传播疾病之一。近年来，本病的亚临床感染及其与宫颈癌的关系日益受到重视。

【病原学】 人是 HPV 的唯一宿主，迄今已发现 HPV 有 100 余种亚型，其中与尖锐湿疣相关的有 30 余种，主要是 HPV-6、11、16、18 型。HPV 易在温暖潮湿的环境中生存繁殖，对冷冻、干燥和乙醚耐受性强。

【流行病学】

（一）传染源

患者是唯一的传染源。

（二）传播途径

1. 性接触传播　是主要的传播途径。患者性伴侣中约 60%发生 HPV 感染。

2. 间接传播　通过污染的衣物、器械间接传播。

3. 母婴传播　婴幼儿尖锐湿疣或喉乳头瘤病和儿童的尖锐湿疣，可能是分娩过程中胎儿经过感染 HPV 的产道或在出生后与母亲密切接触而感染的。

（三）人群易感性

人群普遍易感，HPV 感染后，机体可产生特异性抗体，但该抗体无保护作用，因此该病会反复发作。

性交年龄早、多个性伴侣、免疫力低下、吸烟以及高性激素水平等是发病高危因素。

【临床表现】 潜伏期一般为 1～8 个月，平均 3 个月。

尖锐湿疣多好发于生殖器部位皮肤黏膜交界处，男性多见于冠状沟、龟头、包皮系带、尿道口及阴茎部、肛门和直肠等部位。女性多见于大小阴唇、尿道、阴道、宫颈、会阴等处。还可发生于非生殖器部位，如口腔、腋窝、脐窝、乳房、手指等处。

皮损初起为小而软、淡红色丘疹，逐渐增大增多，互相融合形成表面凹凸不平、湿润的乳头状或菜花状增生物，根部常有蒂（彩图 12）。整个疣体呈白色、粉红色或污灰色，可发生糜烂、渗液，易出血。多数患者无明显症状，少数可有瘙痒，灼痛或性交不适。有些患者肉眼检查不能发现明显疣体，但醋酸白试验阳性，称为亚临床感染。

【辅助检查】

1. 病原体检查　用 PCR 方法检测 HPV 病毒。

2. 组织病理检查　表皮呈乳头瘤样增生，颗粒层和棘层上部细胞有明显空泡形成。

3. 醋酸白实验　用 3%～5%醋酸进行可疑皮损处外涂，或者湿敷 3～5 min 后，可见在 HPV 感染区域发白，称为“醋白现象”，对早期辨认尖锐湿疣是一个简单易行的检查方法。

【治疗要点】 原则上以局部治疗为主，个别有蒂的单发或大的疣体，则可进行手术治疗。配偶或性伴侣需同时接受治疗。

（一）局部治疗

1. 外用药物治疗

（1）0.5%鬼臼毒素酊　将药物涂于疣体上，每日 2 次，连续 3 日，再停药 4 日为一个疗程。药物有局部刺激作用，用药时注意保护正常皮肤。该药还有致畸作用，孕妇禁用。

(2) 50%三氯醋酸溶液或5% 5-氟尿嘧啶(5-Fu)软膏外用，每日1次。孕妇禁用。

2. 物理疗法　有激光、冷冻和电灼等方法，可酌情选用。

3. 手术治疗　适用于单发或巨大尖锐湿疣。

(二) 全身治疗

多用于顽固性、复发性尖锐湿疣。在局部治疗的基础上可选用各种免疫调节剂，如干扰素或抗病毒药物，如阿昔洛韦等。

【预防】

1. 及早发现和治疗尖锐湿疣患者，性伴侣应同时治疗。

2. 注意个人卫生，保持衣物清洁。洁身自好，自尊、自爱，杜绝卖淫嫖娼。

【常见护理诊断】

1. 皮肤黏膜完整性受损　与疣状物侵犯皮肤、黏膜有关。

2. 自尊紊乱　与本病的性质、社会部分人群对患者的歧视有关。

【护理措施】

(一) 隔离和消毒

应做好消毒隔离、器械污物处理工作。患者内裤、浴巾等应单独使用并消毒。

(二) 一般护理

注意休息、缓解压力，增强营养，提高机体抵抗力。

(三) 病情观察

观察疣体形状、大小及气味变化，嘱其少活动，减少对局部的摩擦，防止出血和感染。由于反复感染或巨型疣体有发生癌变可能，女性患者应进行宫颈涂片检查，男性患者应进行尿道口、肛周检查，一经发现及早治疗。

(四) 诊疗护理

1. 熟悉各种治疗方法，备齐用物配合医生进行换药。

2. 注意用药后局部皮损的变化，及时观察治疗效果。

(五) 心理护理

尊重患者人格，以耐心、热情、诚恳的态度对待患者，注意维护患者的隐私权。向患者及家属介绍本病的病因、传播方式、治疗及预后，消除患者的不良心理、消除思想顾虑，使患者树立治愈疾病的信心、

【健康教育】

1. 贯彻预防为主的原则。

2. 保持外阴清洁卫生，被污染的衣裤、生活用品要及时消毒。

3. 定期随访，做好用药的院外指导，完全治愈前禁止性生活。

小结

性传播疾病是一组主要通过性接触传播的感染性疾病，传染性强，流行性广，对人类健康危害性大。艾滋病病死率高，主要临床特征是发生各种机会感染和恶性肿瘤。尖锐湿疣表现为外生殖器官的单个乳头状疣状物或相互融合成菜花状的赘生物。淋病主要表现为泌尿生殖系统的化脓性感染。梅毒则表现为硬下疳、各种皮疹及多脏器系统损害。预防性传播疾病应加强其防治知识的宣传教育，早期诊断、正确治疗。护理措施为注重患者心理护理，做好对症护理。

思考题

病例分析题

患者，男，35岁，已婚。在国外曾工作长达10年之久。因半年来发热消瘦回国检查治疗。患者述半年前自感乏力、盗汗，一个月前开始低热，约37.5℃，近三个月体温可达38℃以上，偶尔腹泻。当地医生检查后诊断为淋巴结核，并为其拍胸部X线片，发现肺结核并伴有“炎症”。曾接受抗结核治疗，但效果不佳。3个月来，前述症状加重，测体温可达38℃以上。性接触史不详；否认吸毒史；无输血史；因经常感冒曾注射过免疫球蛋白。

身体评估：身高185 cm，体重65 kg，T38.5℃，口腔见白色膜状物，易拭去，涂片可见真菌孢子，两肺可闻及湿啰音，肝、脾肿大，皮肤可见充血性斑丘疹。

问题

1. 该患者可能的诊断及依据是什么?
2. 该患者的流行病学资料是什么?
3. 如何进行健康指导?

（青海卫生职业技术学院　高金利）

第五章　立克次体感染性疾病患者的护理

学习目标

1. 掌握流行性斑疹伤寒及地方性斑疹伤寒的临床表现、护理措施及预防措施。
2. 熟悉流行性斑疹伤寒及地方性斑疹伤寒的流行病学、治疗要点及健康教育。
3. 了解流行性斑疹伤寒及地方性斑疹伤寒的病原学、发病机制及辅助检查。

第一节　流行性斑疹伤寒

流行性斑疹伤寒（epidemic typhus）又称虱传斑疹伤寒，是由普氏立克次体引起的以人虱为传播媒介的急性传染病。其临床特点为急性起病、稽留型高热、剧烈头痛、皮疹及中枢神经系统症状。

【病原学】　普氏立克次体呈多形性球杆状，革兰染色阴性，含有 2 种抗原：一种是群特异性可溶性耐热性抗原，可区分斑疹伤寒和其他立克次体病；另一种是型特异性不耐热颗粒性抗原，可区分两型斑疹伤寒。与变形杆菌 OX_{19} 有部分相同抗原，因此变形杆菌与患者血清可发生凝集反应，此特点可用于诊断。

普氏立克次体耐低温干燥，但不耐热，56℃ 30 分钟或 37℃ 5～7 小时即可灭活，对紫外线及一般消毒剂均很敏感，干燥虱粪中可存活数月。

【流行病学】

（一）传染源

患者是本病唯一的传染源，潜伏期末即具有传染性，发病第 1 周传染性最强，传染期通常不超过 3 周。

（二）传播途径

人虱为本病传播媒介，体虱为主，头虱次之，阴虱很少传播。当受染虱叮咬人时，可将肠腔中的立克次体呕吐或排泄于人的皮肤表面，通过叮咬伤口或破损皮肤侵入人体，尤其是搔抓时虱被压碎，逸出的立克次体通过搔抓侵入人体皮肤而感染。干燥虱粪中的立克次体偶尔可经呼吸道或眼结膜进入体内。因虱喜生活于 29℃左右的环境中，故虱可离开高热患者及死亡者而趋向新宿主，导致本病在人群中传播。

（三）人群易感性

人群普遍易感，但发病以 20～30 岁青壮年多见，病后可获持久免疫力，并与地方性斑疹伤寒可交叉免疫。

（四）流行特征

多发生在寒冷地区，冬春季发病较多，与气候寒冷、衣服换洗少造成虱的滋生及活动有关。战争、灾荒及卫生状况不良等情况下易引起本病的发生和流行。

【发病机制】　普氏立克次体侵入人体后，主要在局部小血管及毛细血管内皮细胞内繁殖，并进入血液循环引起立克次体血症。立克次体随血流侵入全身的小血管内皮细胞并在其中大量繁殖，造成更多脏器病变。立克次体死亡后释放类似内毒素的毒性物质，可引起全身毒血症症状。病程第2周出现免疫反应可加重血管病变。

病理变化主要特点为增生性、坏死性、血栓性血管炎及血管周围炎性细胞浸润，从而形成斑疹伤寒结节，此种病变可遍及全身小血管。

【临床表现】 潜伏期为5～23日，平均10～14日。

（一）典型斑疹伤寒

常急性发病，少数患者有头痛、头晕、畏寒、乏力等前驱症状。

1. 发热　起病多急骤，体温于1～2日内达39℃以上，第1周呈稽留热型，第2周起可为弛张热。高热持续2～3周后，于3～4日内降至正常。伴寒战、乏力、剧烈头痛、面部及眼结膜充血等全身毒血症症状。

2. 皮疹　90%以上病例有皮疹，为本病重要体征。约在病程第4～5日出现，初见于胸背部，1～2日内遍及全身，但面部通常无皮疹。初起常为充血性斑丘疹、压之退色，继之转为暗红色或瘀点。皮疹持续1周左右消退，退后常留有色素沉着。

3. 中枢神经系统症状　较明显，出现早，且持续时间长。表现为剧烈头痛、头晕、耳鸣、听力减退，亦可有反应迟钝、谵妄、狂躁甚至昏迷，还可出现两手震颤、吞咽和呼吸困难、脑膜刺激征等。

4. 循环系统症状　可有脉搏加快，合并中毒性心肌炎时，可表现为心音低钝、心律不齐、奔马律、低血压甚至循环衰竭。

5. 肝、脾肿大　约90%患者出现脾大，少数患者肝轻度肿大。

6. 其他　可有咳嗽、胸痛、呼吸急促、恶心、呕吐、腹胀、便秘等呼吸道及消化道症状。

（二）轻型斑疹伤寒

散发的流行性斑疹伤寒多呈轻型。其特点为热程短、热度低，体温一般在39℃左右；全身中毒症状轻，但全身酸痛，头痛仍较明显；很少有意识障碍及其他神经系统症状；无皮疹或有少量充血性皮疹，持续时间短，常于出疹后1～2日即消退；肝、脾肿大少见。

（三）复发性斑疹伤寒

又称“Brill-Zinsser”病。主要见于东欧人。第一次患流行性斑疹伤寒后，立克次体在体内可长期存在，数年或数十年后，一旦机体免疫力下降，可再繁殖引起复发。本病的临床特点：呈轻型经过，毒血症症状及中枢神经系统症状较轻；弛张热，热程7～11日；无皮疹，或仅有稀少斑丘疹；散发，无季节性，大年龄组发病率明显较高。

【辅助检查】

（一）血常规

白细胞计数多正常。中性粒细胞可增高，嗜酸性粒细胞减少或消失，血小板可减少。

（二）血清学检查

1. 外斐试验（变形杆菌OX_{19}凝集试验）　发病后第1周开始出现阳性反应，病程第2～3周达高峰，抗体效价1∶160以上或病程中滴度呈4倍以上增高有诊断价值。阳性率约70%～80%，但不能区分斑疹伤寒的型别。

2. 立克次体凝集反应　用普氏立克次体与患者血清做凝集反应，特异性强，阳性率高。

3. 补体结合试验　用普氏立克次体与患者血清做补体结合试验，第一周阳性率64%，第二周达高峰，阳性率100%。可用于诊断，特异性强，与地方性斑疹伤寒患者血清不发生交叉反应，故可与之鉴别。

4. 特异性抗体检测 应用微量免疫荧光法检测特异性抗体 IgM，可进行早期诊断，且灵敏度高、特异性强。

（三）病原体分离

一般不用于临床诊断，可用于与地方性斑疹伤寒鉴别。

【治疗】

（一）一般治疗

卧床休息，供给足量水分和热量，注意防止并发症。

（二）病原治疗

首选四环素，成人 2 g/d，分 4 次口服。一般用药 1～2 日后开始退热，体温正常后再连服 3 日。也可用多西环素（强力霉素）。如联合应用甲氧苄啶（TMP），疗效更好。

（三）对症治疗

毒血症状严重者可在应用抗生素的同时短期应用肾上腺皮质激素治疗。剧烈头痛等神经系统症状明显时，可用止痛、镇静药。

【预防】 应采取以灭虱为中心的综合措施，灭虱是控制本病流行的关键。

1. 管理传染源 患者应剃发、灭虱、沐浴及更衣，灭虱后体温正常 12 日解除隔离，换下的衣服应灭虱、消毒。密切接触者医学观察 21 天，并彻底灭虱。

2. 切断传播途径 加强卫生宣教，勤沐浴更衣，做好防虱、灭虱工作。应对患者及接触者进行灭虱。

3. 保护易感人群 对疫区及新入疫区的人员应注射疫苗，常用鸡胚或鼠肺灭活疫苗，也可用 E 株活疫苗。疫苗注射只能减轻病情，不能完全防止斑疹伤寒发病。

【常见护理诊断】

1. 体温过高 与立克次体感染有关。
2. 疼痛 与立克次体感染致中枢神经系统血管病变有关。
3. 皮肤完整性受损 与立克次体致皮肤血管病变有关。
4. 潜在并发症：中毒性心肌炎。

【护理措施】

（一）隔离与消毒

采取虫媒隔离。灭虱是控制流行及预防本病的关键。具体措施如下：灭虱前工作人员应做好个人防护，戴圆帽、口罩，帽子一定要盖过发际，系紧帽子带。身穿三紧服装（领口、袖口及裤口紧）或穿隔离衣，脚穿高筒胶靴。

患者入院后应彻底灭虱，剔除身体所有毛发（女患者可留短发）、洗澡、更衣，剔除的毛发应焚烧，换下的衣服立即灭虱。24 h 后观察灭虱效果（主要指女患者），必要时重复灭虱，10 日后复查灭虱效果，必要时再次灭虱。

患者衣物可高压消毒或用加热的方法，温度在 85℃以上，时间为 30 min；也可用化学药物如敌百虫等喷洒，或药物浸湿粉笔后涂抹衣缝。

（二）一般护理

1. 休息 高热患者应严格卧床休息 2 周以上。

2. 饮食 宜进高热量、高蛋白、高维生素半流质饮食，补充足够水分，每日约 3000 ml 左右，必要时静脉补液。

（三）病情观察

观察患者生命体征、头痛症状变化、神志和精神状态、皮疹变化等，并记录出入水量。

（四）对症护理

1. 发热　斑疹伤寒患者高热时忌用大剂量退热剂，以防大汗虚脱，忌用乙醇擦浴，可用冰袋及适量退热剂。

2. 头痛　头痛剧烈者按医嘱给予镇痛剂或镇静剂，注意用药效果及药物不良反应。

3. 神经、精神症状　严重者按医嘱给予镇静剂，并注意保护患者安全，必要时加床档或约束带。

4. 皮疹　皮疹者局部禁搔抓，保持皮肤和手的清洁，皮疹结痂后禁强行撕脱。

（五）诊疗护理

应用四环素期间，应说明药物的名称、用法、疗程及药物不良反应。四环素的主要不良反应是胃肠道反应，如恶心、呕吐、食欲减退、腹泻等，宜饭后服用，孕妇忌用，以防灰婴综合征。

（六）心理护理

了解患者和家属对疾病的认识情况，对斑疹伤寒发热周期性发作有无紧张、焦虑等反应。对患者给予关心、体贴和帮助，消除其不良心理反应，帮助其树立彻底治疗疾病的信心，积极配合治疗和护理。

【健康教育】

1. 进行预防教育　讲述做好防虱、灭虱工作及养好良好卫生习惯对预防斑疹伤寒的意义，特别是在流行季节和疫区更为重要。注射疫苗可以减轻病情。

2. 向患者进行疾病知识宣教，讲述斑疹伤寒的疾病知识，遵医嘱服药，指导家属做好消毒灭虱工作。指导患者出院后需继续休息，避免劳累及注意增加营养，且定期复诊。

（常德职业技术学院　周立平）

第二节　地方性斑疹伤寒

地方性斑疹伤寒（endemic typhus）又称鼠型斑疹伤寒，是由莫氏立克次体感染引起，通过鼠蚤传播的急性传染病。其病原学与普氏立克次体相似。家鼠为本病的主要传染源，鼠蚤为传播媒介。

本病的发病机制、临床表现、治疗与护理均与流行性斑疹伤寒相似，但病情较轻、病程较短、病死率极低。需通过补体结合试验、立克次体凝集试验或动物接种进行病原体分离等与流行性斑疹伤寒鉴别。灭鼠、灭虱为本病主要的预防措施。

小结

流行性斑疹伤寒是通过人虱传播的急性传染病，主要临床特征为发热、皮疹、头痛头晕、肝脾肿大，严重时可有中毒性心肌炎。治疗以四环素抗病原治疗为主。预防主要是注意个人卫生和灭虱，护理措施为防虱和灭虱，做好对症护理。地方性斑疹伤寒的传染源是家鼠，传播媒介为鼠虱。临床表现、治疗和护理与流行性斑疹伤寒相似，但病程短，病情轻，预防要点为灭鼠和灭虱。

思考题

一、名词解释

流行性斑疹伤寒

二、简答题

1. 简述灭虱的要点。
2. 简述流行性斑疹伤寒的主要临床表现。

（常德职业技术学院　周立平）

第六章　螺旋体感染性疾病患者的护理

第一节　钩端螺旋体病

学习目标

1. 掌握钩端螺旋体病的临床表现及护理措施。
2. 熟悉钩端螺旋体病的流行病学特征、治疗要点及预防措施。
3. 了解钩端螺旋体病的病原学特点、发病机制及辅助检查。

钩端螺旋体病（leptospirosis）简称钩体病，是由一组致病性钩端螺旋体（简称钩体）引起的急性动物源性传染病。猪和鼠类是主要传染源，人主要因接触疫水而感染。早期以急性发热、全身酸痛、结膜充血、腓肠肌压痛、浅表淋巴结肿大为特征。重者引起肺、肝、肾、中枢神经系统和肺弥漫性出血等。后期可有眼与神经系统等后发症。未能及时治疗，常可危及生命。

【病原学】 钩体呈细长丝状，有12～18个螺旋，一端或两端弯曲成钩状。菌体结构包括菌体、轴丝、微纤毛和外膜。外膜抗原性很强，分为主要抗原和次要抗原，按次要抗原可分为若干血清群，按主要抗原可分为若干血清型，目前世界上已分离出24多个血清群、200多个血清型，我国已知19个血清群和74个血清型，其中常见的有黄疸出血群、波摩那群、犬群、伤寒流感群和七日热群等。其中波摩那群分布最广，而黄疸出血群毒力最强、临床表现最重。

钩体需氧，耐湿，不耐干燥，在水和湿土中可存活1～3个月，在干燥环境中易死亡，对一般消毒剂敏感，易被漂白粉、肥皂水、70%乙醇、稀盐酸和苯酚等杀死。

【流行病学】

（一）传染源

鼠类和猪是主要的储存宿主和传染源。患者作为传染源的意义不大，因为人的尿液为酸性，不适于钩体生存。

（二）传播途径

含有钩体的动物尿液污染水、土壤及植物，人接触这些污染物，钩体可以经皮肤、黏膜侵入人体。接触疫水是主要的传播方式，也可通过消化道或者其他方式接触感染。

（三）人群易感性

人群普遍易感，病后仅对同型钩体产生较持久的免疫力，对其他类型的钩体无交叉免疫力。疫区常住人群具有一定的免疫力，而新进入疫区的人员发病者较多。

（四）流行特征

本病分布甚广，我国以长江流域及其以南地区、东南、西南地区多见。主要流行于夏秋季。青壮年农民、渔民与屠宰工人被感染的机会多，发病较多，农村地区的儿童发病亦较多。按主要流行特征可分为稻田型、雨水型和洪水型，其主要特征见表6-1。

表 6-1 钩体病主要流行类型及其特点

	稻田型	雨水型	洪水型
主要传染源	鼠类	猪与犬	猪
主要菌群	黄疸出血群	波摩那群	波摩那群
传播因素	鼠尿污染	暴雨积水	洪水淹没
感染地区	稻田、水塘	地势低洼村落	洪水泛滥区
发病情况	较集中	分散	较集中
国内地区	南方水稻耕作区	北方和南方	北方和南方
临床类型	流感伤寒型、黄疸出血型、肺出血型	流感伤寒型	流感伤寒型、少数脑膜脑炎型

【发病机制】 钩体自皮肤、黏膜侵入人体后，迅速经淋巴管和毛细血管进入血流而播散至全身，并在血液中繁殖，形成钩体败血症，引起早期的全身毒血症状。多数患者内脏损害轻微，仅表现为单纯败血症。少数患者脏器损害严重，出现肺出血、黄疸、肾衰竭及脑膜脑炎等临床表现。在感染后 1 周左右，血中出现特异性抗体。随着血中抗体滴度增加，钩体的数量逐渐减少，最终消失。

钩体病的病理变化是全身毛细血管的感染中毒性损伤，严重的血管损伤可以引起相应的组织脏器发生出血、坏死及炎症反应等。钩体病的突出特点是内脏器官功能障碍严重，因组织结构病变轻微，故临床治疗后可不留任何后遗症。

【临床表现】 潜伏期为 7～14 日。根据临床表现的特点分为早期、中期、晚期。

（一）早期（钩体败血症期）

起病后 3 日内为此期阶段，主要表现为：①发热，起病急骤，呈稽留热，体温高达 39℃左右，伴有畏寒、寒战、头痛和全身乏力。②全身肌肉酸痛，尤以腓肠肌和腰背肌疼痛明显。③眼结膜充血，甚至发生结膜下出血，咽部也可疼痛、充血，软腭可有出血点。④腓肠肌压痛，多为双侧，少数为单侧。重者小腿疼痛剧烈，拒按，不能走路。⑤全身浅表淋巴结肿大、压痛，以双侧腹股沟淋巴结多见。部分患者可有肝、脾肿大及触痛。

（二）中期（器官损伤期）

起病后 3～10 日，为症状明显阶段，其表现因临床类型而异。

1. 流感伤寒型　无明显器官损害，仅有感染中毒表现。是早期临床表现的延续，经治疗后症状逐渐缓解而痊愈，病程一般 5～10 日，本型最多见。

2. 肺出血型　初期表现与钩体败血症期类似，经 3～4 日后病情加重而出现不同程度的肺出血。轻者仅痰中带血或轻度咯血，肺部体征不明显或听到少量湿啰音。重者可出现肺弥漫性大出血，表现为心悸、烦躁、气促、呼吸与脉搏进行性增快、血痰增多，甚至大量咯血以至口鼻涌血，若抢救不及时，可因窒息、呼吸或循环衰竭而死亡。是近年来钩体病常见的死亡原因。

导致发生肺弥漫性大出血的因素可能有：①病原菌的毒力强且侵入数量多；②患者的免疫功能低下；③患病后未能及时休息与治疗；④抗生素尤其是青霉素治疗后出现赫氏反应。

3. 黄疸出血型　此型又称外耳病。初期表现同感染中毒型，经 4～5 日后出现肝损害、出血倾向及肾损害。肝损害表现为黄疸、食欲减退、恶心、呕吐、ALT 升高等。出血表现为皮肤黏膜瘀点瘀斑、鼻出血、咯血、便血、尿血等，严重者可因消化道大出血或肺大出血而死亡。肾损害表现轻重不一，轻者仅有少量蛋白尿，重者可出现肾衰竭，表现为少尿、大量蛋白、管型尿以及尿毒症。急性肾衰竭是本型主要的死亡原因。

4. 脑膜脑炎型 起病后2～3日出现头痛加重、呕吐、烦躁、脑膜刺激征阳性等脑膜炎表现，以及意识障碍、瘫痪、抽搐与昏迷等脑炎表现。严重者可出现脑水肿、脑疝和呼吸衰竭。脑脊液检查压力增高，白细胞计数多在$500\times10^6/L$以下，淋巴细胞为主，蛋白增加，糖正常或稍低，氯化物正常。仅表现脑膜炎症状者预后较好，脑膜脑炎患者病情重，预后较差。

5. 肾衰竭型 钩体病患者都有不同程度的肾衰竭表现，常并发于重型黄疸出血型的患者，单独肾衰竭型者少见。

（三）后期（恢复期或后发症期）

多数患者在病程10日以后逐渐好转、痊愈。少数患者可在热退及其他症状消失后数日或数月再次出现症状及体征，称为钩体后发症。是由迟发型变态反应所致。常见的有后发热、眼后发症、变态反应性脑膜炎等。

【辅助检查】

（一）常规检查

血常规检查发现白细胞总数和中性粒细胞轻度增高或正常，血沉增快；尿常规检查约70%患者可有少量蛋白、红细胞、白细胞及管型。

（二）病原学检查

发病1周可采血液、脑脊液、尿液进行钩体培养。

（三）血清学检查

可用显微凝集实验（MAT）、酶联免疫吸附试验（ELISA）法等检测血清特异性抗体。病后一周可出现阳性，并逐渐升高。

（四）其他检查

为进一步了解病情，判断预后情况，可进行心电图、肾功能、肝功能、脑脊液以及X线胸片等检查。

【治疗要点】 本病的治疗原则是“三早一就地”，即早发现、早诊断、早治疗、就地治疗。

（一）病原治疗

本病治疗强调早期应用有效的抗生素。早期抗生素治疗可以减轻各器官损害、防止病情向重型发展、缩短病程。青霉素G为首选药物，对钩体病的疗效很好，能够直接杀死病原体。常用剂量为40万U肌内注射，每6～8 h一次，疗程为5～7日或退热后3日。钩体病的患者在青霉素首剂治疗后易发生赫氏反应，因此有人主张将青霉素首剂减为5万U肌内注射，4 h后再注射10万U，以后逐渐增至常量，或在应用青霉素的同时给予氢化可的松200 mg静脉滴注，以避免赫氏反应。

赫氏反应是一种青霉素治疗后加重反应，一般在青霉素首剂治疗后0.5～4 h发生，是由于大量钩体被青霉素杀灭后释放毒素所致。患者出现突发寒战、高热，甚至超高热，头痛、脉速、继之大汗、体温骤降，出现低血压或休克等症状。赫氏反应一旦发生，应立即输液，可给予氢化可的松、异丙嗪、氯丙嗪静脉注射或静脉滴注，同时进行物理降温、强心、补液、升压等对症处理。经治疗于0.5～1 h后消失。少数患者会因此病情加重，可迅速出现肺弥漫性出血，应高度重视。

青霉素过敏的患者可改用庆大霉素，8万U，每8 h肌注一次，疗程同青霉素。

（二）对症治疗

根据不同类型的临床表现，应注意做好相应的对症治疗。

1. 肺出血型　有肺出血的患者应尽早给予镇静剂及止血药物治疗；可给予氢化可的松缓慢静脉注射；出现心音减弱、奔马律的患者可给予强心药毛花苷C。注意补液速度不宜过快，以免加重出血。保持呼吸道通畅，及时给予吸氧。

2. 黄疸出血型　加强护肝、解毒以及止血等治疗（可参考“急性病毒性肝炎”的治疗）。肾功能障碍者注意维持水、电解质平衡，同时避免使用对肾有损害的药物。

3. 其他　后发热和反应性脑膜炎可采用对症治疗；眼后发症应用阿托品散瞳；闭塞性动脉炎可早期使用大量青霉素联合肾上腺皮质激素进行治疗，同时给予血管扩张药物。

【预防】

（一）控制传染源

疫区内应大力灭鼠，加强对猪、犬等家畜的管理，给予活菌菌苗预防，并定期检疫。

（二）切断传播途径

加强疫水管理，做好环境卫生及消毒工作。兴修水利，消除死水，防止洪水泛滥。牲畜饲养场所和屠宰场应做好环境卫生及消毒工作。加强个人防护，流行季节避免与疫水接触，避免在河塘涉水或洗澡。工作需要时，可穿长筒橡皮靴、戴橡皮手套等，防止皮肤破损，减少感染机会。

（三）保护易感人群

1. 预防接种　在流行前的一个月对易感者接种灭活的多价钩体菌苗。预防接种应每年皮下注射两次，间隔7～10日。成年人接种普通菌苗，第一次为1ml，第二次为2ml。浓缩菌苗剂量应为普通菌苗的一半。

2. 预防用药　对可能感染的高危人群，可口服多西环素预防，每次200mg，每周1次，或每日肌注青霉素80万～120万U，持续2～3日。

【常见护理诊断】

1. 体温过高　与钩端螺旋体感染有关。

2. 疼痛　与钩端螺旋体感染引起肌肉毛细血管损伤有关。

3. 气体交换受损　与肺弥漫性出血有关。

4. 潜在并发症：出血、窒息、肾衰竭、呼吸衰竭、循环衰竭。

【护理措施】

（一）一般护理

1. 休息与活动　患者早期严格卧床休息，待症状、体征消失后可下床适当活动，活动量视体力恢复情况逐渐增加。

2. 饮食与营养　急性期一般应给予高热量、适量蛋白质、低脂、少渣易消化的流质或半流质饮食，少量多餐。禁食粗糙及刺激性食物。如患者有严重的肝、肾功能损害，应限制蛋白质饮食，如严重肾损害应限制水、盐的摄入。鼓励多饮水，以补充足够的液体。

（二）病情观察

应密切观察：①生命体征及意识状态；②有无皮肤、黏膜出血，有无腔道出血，出血的频率及量等；③有无肺大出血的先兆表现，如突发面色苍白、心慌、气促、烦躁不安等；④有无肝、肾功能受损的表现，如食欲减退、黄疸、氮质血症等；⑤记录24小时出入量；⑥及时了解肝和肾功能、出凝血时间、血常规等检查结果。

（三）对症护理

1. 高热的护理　参见总论“发热”的护理。

2. 疼痛的护理　肌肉疼痛较剧烈者，可用局部热敷，同时将肢体置于舒适体位。

3. 肺出血的护理　①保持病房环境安静，护理操作集中进行，避免不必要的检查和搬动；②遵医嘱给予镇静剂、止血药、激素以及强心药等；③及时吸氧，并做好相应的护理；④保持患者呼吸道通畅，防止窒息。当发生急性弥漫性肺出血时，应立刻配合医生进行抢救；⑤肺大出血时患者可出现休克、呼吸或循环衰竭，或大量咯血而窒息，应做好急救准备，备好抢救药品及物品；

4. 患者发生肝、肾衰竭时应给以相应护理。

（四）诊疗护理

患者在青霉素首剂治疗后可能会发生赫氏反应，用药后应注意观察并做好预防。①用药后应密切观察患者有无突发寒战、高热，心率及呼吸加快等表现；②首次治疗可从小剂量开始，以后逐渐增加至常规剂量；③可同时静脉滴注氢化可的松；④患者一旦发生赫氏反应，应立刻遵医嘱给予大量氢化可的松并给予足量的镇静剂，同时给予物理降温等。

（五）心理护理

及时做好患者和家属的思想工作，耐心解释病情，既要认识到疾病的严重性，更要认识到疾病的可治性，树立战胜疾病的信心，消除不良心理反应。

【健康教育】

1. 进行预防教育，疫区内提倡大力灭鼠；加强对家畜和疫水的管理；做好个人防护工作；宣传预防接种的重要性并督促人们按时进行预防接种。

2. 讲述钩体病的有关知识，本病是一种急性传染病，主要因接触被钩体污染的水及土壤而感染发病，临床表现复杂多样，轻重悬殊，重则致死，因此患病后应尽早休息，及时给予治疗，对于并发症及时给予抢救处理。病愈后一般不留后遗症。

第二节　莱 姆 病

学习目标

1. 掌握莱姆病的临床表现及护理措施。
2. 熟悉莱姆病的流行病学特征、治疗要点及预防措施。
3. 了解莱姆病的病原学特点、发病机制及辅助检查。

莱姆病（Lyme disease，LD）是由伯氏疏螺旋体引起的自然疫源性疾病，鼠类为其主要传染源，传播媒介为硬蜱。临床表现为发热、皮肤、神经、关节和心脏等多脏器、多系统损伤。其分布广，传播快，部分患者可能致残。

【病原学】　伯氏疏螺旋体呈革兰染色阴性，微需氧，有 3～10 个或更多的稀疏的螺旋，每端有 7～15 条鞭毛。鞭毛抗原可刺激机体产生 IgM 抗体，外膜抗原可刺激机体产生 IgG 抗体，可持续存在多年。瑞特染色呈淡蓝色。在含牛血清或兔血清的培养基中生长最好，培养温度为 30～35℃。

伯氏疏螺旋体在潮湿、低温下抵抗力较强，但对热、干燥和一般消毒剂较敏感。

【流行病学】

（一）传染源

鼠类是主要传染源，其他野生动物（鹿、兔、狐、狼等）、家畜（犬、牛、马等）以及鸟类也可成为传染源。患者仅在感染早期血液中有病原体，故作为传染源的意义不大。

（二）传播途径

莱姆病主要通过蜱叮咬为媒介，在宿主动物之间或宿主动物与人之间进行传播；蜱粪中的螺旋体污染皮肤伤口也可引起传播；患者早期血液中存在伯氏疏螺旋体，因此输血也可能传播本病。另外，蚊、马蝇、鹿蝇等也可感染伯氏疏螺旋体而成为传播媒介。

（三）人群易感性

人群普遍易感。人体感染后显性感染与隐性感染的比例为1∶1。感染本病后虽然血清抗体（特异性IgG抗体）在人体内长期存在，但仍可重复感染。

（四）流行情况

本病呈全球性分布较广，全球各洲中已有20多个国家发生此病。全年均可发病，夏、秋季（6～10月）为发病高峰季节。好发于青壮年，从事室外职业工作者患病率较高。

【发病机制】 伯氏疏螺旋体经蜱叮咬人时，随蜱的唾液侵入人体皮肤，在局部繁殖并形成慢性游走性红斑，侵犯淋巴结引起淋巴结肿大，并通过微血管及淋巴管进入血液循环引起螺旋体血症，播散到眼、中枢神经系统、关节、心脏和肝脾或其他部位皮肤。伯氏疏螺旋体大量繁殖并释放内毒素样物质，导致发热和全身中毒症状，并侵犯单核-吞噬细胞系统及多个脏器，引起肝大、脾大及多个脏器多系统损害。伯氏疏螺旋体可长期潜伏在入侵部位皮肤及受累组织、器官中，持续造成病变。此外，由螺旋体抗原、抗体和补体形成的免疫复合物也参与组织损伤的形成过程。

【临床表现】 潜伏期3～20日，平均为9日。典型病例的临床表现分3期，不典型的病例分期不明显，重者可有几期重叠出现。

（一）第一期（局部皮肤损害期）

莱姆病皮肤损害的三大特征是慢性游走性红斑、慢性萎缩性肢端皮炎和淋巴细胞瘤。60%～80%的患者在蜱叮咬处为中心出现慢性游走性红斑或丘疹，数日或数周后向周围扩展，形成一个大的圆形或椭圆形充血性皮损，外缘呈鲜红色，中心逐渐变白变硬，可有水疱或坏死。局部有灼热、痛、痒感。身体任何部位都可发生红斑，以腋下、腹部、大腿、腹股沟最常见，也可发生于非叮咬部位。本期内患者还可出现发热、头痛、呕吐、肌肉痛、关节痛、颈部轻度抵抗、浅表淋巴结肿大、肝脾肿大等症状。红斑一般在3～4周内消退。

（二）第二期（感染播散期）

起病2～4周后可出现神经与心血管系统的损害。

1. 神经系统损害表现　主要为脑膜炎样表现，头痛、呕吐、颈强直、脑脊液呈浆液性改变。部分患者可有兴奋、睡眠障碍、谵妄等脑实质损害的表现。约半数患者会发生神经炎，最早最常见的是面神经损害，表现为面肌麻痹，病损部位麻木、刺痛。听神经、动眼神经、视神经以及周围神经也可受累，出现相应的临床表现。

2. 心血管系统损害　表现为心音低钝、心动过速、房室传导阻滞等症状，通常持续数日至6周，可反复发作。

（三）第三期（持续感染期）

本期特点为在发病数月后出现关节损害，通常受累的是大关节，如膝、踝、肘关节等，表现为关节肿胀、疼痛、活动受限，呈游走性或反复发作，可伴体温升高等中毒症状。病变关节的滑膜、软骨、骨组织、甚至韧带都可被破坏。除此外还可出现其他器官如眼、肝以及泌尿系统等损害并引起相应临床表现。

【辅助检查】

（一）血常规

白细胞总数多为正常，少数患者可有升高伴核左移。血沉增快。

（二）尿常规

尿中可见蛋白、红细胞及白细胞。

（三）病原学检查

取患者皮肤、滑膜、淋巴结以及脑脊液等组织标本，用银染色或暗视野显微镜检查伯氏疏螺旋体，可迅速作出诊断，但此方法检出率低。

（四）血清学检查

用免疫荧光法、ELISA 或免疫印迹法检测血、脑脊液中的特异性抗体。

【治疗要点】

（一）病原治疗

可根据患者的具体情况选择抗生素并确定疗程的长短。早期可口服给药使皮肤损害迅速消失并预防并发症的发生。早期成人患者用多西环素 0.1 g，每日 2 次，口服；或用红霉素。儿童首选阿莫西林每日 50 mg/kg，分 4 次口服；或用红霉素。中、晚期患者有心脏、神经以及关节损害者应该静脉给药，青霉素 G 500 万 U，每日 4 次行静脉滴注。或用头孢曲松，每日 2 g 静脉滴注，疗程均为 14～21 日。

（二）一般及对症治疗

卧床休息；补充液体；注意观察，发热时给予物理降温。出现高热及全身症状时，可用肾上腺皮质激素进行治疗。有关节损伤者，避免关节腔内注射。伴有心肌炎，出现完全性房室传导阻滞，可暂时用起搏器至症状及心律改善。

【预防】 因本病为自然疫源性疾病，很难针对传染源采取有效的管理措施。所以切断传播途径是预防的关键，进入疫区的人员应做好个人防护，防止被蜱叮咬，或被蜱叮咬后 24 h 内将其除去，也可防止感染，因蜱叮咬需持续 24 h 以上才能有效传播疾病。在蜱叮咬后使用抗生素可以防止发病。近年来用重组外表脂蛋白 A 莱姆病疫苗进行预防接种已取得良好效果。

【常见护理诊断】

1. 皮肤完整性受损　与伯氏疏螺旋体感染引起皮肤红斑有关。
2. 疼痛　与伯氏疏螺旋体感染后引起神经系统病变和关节病变有关。
3. 感知异常　与伯氏疏螺旋体感染后引起神经病变有关。
4. 躯体移动障碍　与伯氏疏螺旋体引起的关节炎有关。

【护理措施】

（一）隔离

采取虫媒隔离。

（二）一般护理

1. 注意休息，症状严重时应绝对卧床休息，症状消失后逐渐增加活动量。
2. 饮食给予高热量、低脂、适量蛋白质、维生素丰富的易消化的流食或半流食，保证患者充足的营养。患者有心力衰竭时应给予低盐饮食。

（三）病情观察

应密切观察：①生命体征及意识状态；②观察皮肤损害情况：观察皮肤损害的范围和程度；③有无神经系统损伤的表现，如头痛、呕吐、面肌麻痹，病损部位麻木、刺痛等；④有无心血管损害的表现，如心音低钝、心动过速、房室传导阻滞等；⑤有无大关节炎的表现，如关节肿胀、疼痛、活动受限；⑥及时了解肝功能、肾功能、脑脊液、血、尿、便常规等检查结果。

（四）对症护理

1. 皮肤护理 ①保持床单整洁、干燥、无渣屑；②保持皮肤清洁，每日用温水轻拭皮肤，禁用肥皂水、乙醇；皮肤瘙痒者应及时修剪指甲，避免搔抓，防止抓破皮肤造成感染；③遵医嘱使用敏感药物治疗病原体；④皮损部位疼痛严重者，可适当使用解热止痛剂。

2. 神经损害的护理 ①头痛者遵医嘱给予镇静、止痛药物；颅高压患者，给予20%甘露醇降压；②面神经麻痹的患者，口服B族维生素，并配合穴位针灸；③肢体无力、步行困难的患者，2～3周内应绝对卧床，以后逐渐进行功能锻炼，按摩肢体，辅以针灸治疗，促进肢体的功能恢复。

3. 心血管系统损害的护理 ①卧床休息至症状消失；②观察疼痛的部位、性质、程度、持续的时间、诱因及缓解方式。观察心律的变化，急性期加强心电监护，及早发现心律失常，准备好抢救药品及仪器；③遵医嘱使用β受体阻滞剂或钙通道阻滞剂；④避免剧烈运动、突然屏气或站立、持重、情绪激动、饱餐、寒冷刺激等诱因，戒烟酒，防止诱发心绞痛。一旦发现病情变化，及时采取相应处理措施。

4. 关节炎的护理 ①急性期应卧床休息，保持关节功能位，必要时可用石膏托、小夹板固定。避免疼痛部位受压，可用支架支起床上盖被；②合理应用止痛措施：如松弛术、皮肤刺激疗法（冷敷、热敷、加压、震动等）、分散注意力，根据病情使用蜡疗、水疗、红外线等物理治疗方法，也可按摩肌肉、活动关节，防止肌肉挛缩和关节活动障碍；③遵医嘱使用非甾体类抗炎药如布洛芬等止痛；④缓解期鼓励患者多活动及生活自理，并进行有规律的功能锻炼。

【健康教育】

1. 进行预防教育，讲解莱姆病的预防知识，如感染途径、对人体的危害以及预防的措施，宣传疾病普查、普治的重要意义。重点预防工作是大力灭鼠；加强对家畜的管理；做好个人防护工作，必要时可进行预防接种。

2. 讲述疾病相关知识，如疾病的临床表现、治疗要点及护理措施等，发病后应注意休息、尽早给予抗生素治疗。

小结

螺旋体疾病是由一组致病性螺旋体引起的自然疫源性传染病，鼠类是主要传染源。钩体病的早期症状为急性发热、腓肠肌压痛、结膜充血、浅表淋巴肿大，重者进一步引起肺出血、黄疸、肾衰竭或脑膜脑炎等。莱姆病可表现为皮肤、神经、关节和心脏等多脏器、多系统受损。螺旋体疾病的预防应采取灭鼠，管理家畜，做好个人防护等措施。螺旋体疾病的护理措施主要是指导患者卧床休息，严密观察病情，做好症状护理及并发症的护理。钩体病可进行菌苗接种保护易感人群。

思考题

病例分析题

患者，男，28岁，福建人，因发热、头痛、乏力3天，咯血2小时而急诊入院。患者既往体健，发病前10日左右曾多次下河游泳。

身体评估：体温40℃，精神萎靡，脉搏132次/分，呼吸40次/分，血压105/60 mmHg，意识清楚，急性病容，眼结膜轻度充血及出血，双侧腹股沟各触及一肿大淋巴结，约2 cm×3 cm，质韧，有触痛。双肺可闻及少许细小湿啰音，肝肋下1 cm，肝区叩击痛（－），肾区叩击痛（＋），四肢肌肉触痛，腓肠肌压痛明显。

辅助检查：WBC 12.5×10^9/L，N 80%，L 20%，尿蛋白（＋），X线胸片示肺纹理增加，有散在点片状阴影。

问题

1. 该患者可能的诊断及诊断依据是什么？
2. 要明确诊断还需做哪些辅助检查？
3. 主要的护理诊断？
4. 如何对患者实施护理？

（邵阳医学高等专科学校　陈红涛）

第七章　原虫感染性疾病患者的护理

学习目标

1. 掌握疟疾的主要护理诊断及护理措施；
2. 熟悉溶组织内阿米巴感染、疟疾的临床表现、治疗要点及预防措施；
3. 了解溶组织内阿米巴感染、疟疾的流行病学特点及发病机制。

第一节　阿米巴病

阿米巴病（amebiasis）是由溶组织内阿米巴感染人体所致的一类疾病。有多种临床类型，按病变部位和临床表现的不同，可分为肠阿米巴病和肠外阿米巴病。肠阿米巴病的主要病变部位在结肠，表现为痢疾样症状；肠外阿米巴病的病变可发生在肝、肺或脑，表现为各脏器的脓肿。

一、阿米巴痢疾

阿米巴痢疾又称为肠阿米巴病，是由溶组织内阿米巴寄生于人体结肠而引起的肠道感染。病变部位主要在近端结肠和盲肠。临床以腹痛、腹泻、排出果酱样粪便为特征。本病易复发，易转为慢性。

【病原学】　溶组织内阿米巴的生活史包括滋养体和包囊两种形态，滋养体是致病阶段，包囊是传播阶段。

溶组织内阿米巴的4核包囊进入消化道后，在小肠下段小滋养体破囊而出，直径10～20 μm，无伪足，运动缓慢，不吞噬红细胞，无侵袭力。在结肠适宜环境中，小滋养体可发育成具有侵袭力的大滋养体。大滋养体直径20～60 μm，分内质与外质，外质透明，内质呈颗粒状，内含有被吞噬的红细胞。大滋养体伸出伪足做定向变形运动侵袭肠黏膜，引起病变。大滋养体在局部条件不利于生存时，演变为小滋养体，若小滋养体不能发育成大滋养体，则逐渐停止活动，发育成包囊，随粪便排出体外。

包囊是溶组织内阿米巴的感染型，圆形，直径10～16 μm。外周有一层透明囊壁，未成熟的包囊含1～2个核，随着包囊成熟逐渐变为4个核，此时有感染性。

包囊对外界的抵抗力较强，耐胃酸，能耐受常用化学消毒剂，对热和干燥较敏感，在潮湿环境中能存活数周至数月，在粪便中存活2周。

【流行病学】

（一）传染源

慢性患者、恢复期患者及无症状包囊携带者粪便中持续排出包囊，为主要传染源。

（二）传播途径

主要通过被阿米巴包囊污染的食物、水经口感染。苍蝇、蟑螂等可携带包囊而传播疾病。水源性传播可引起局部地区的高感染性，甚至表现为流行或暴发。

（三）人群易感性

人群普遍易感。营养不良、免疫力低下及接受免疫抑制剂治疗者，发病机会较多，病情较重。但婴幼儿与儿童发病机会相对较少。人体感染后可产生特异性抗体，但抗体无保护作用，故可重复感染。

（四）流行特征

本病呈全球性分布，以热带和亚热带、温带地区为高发区，感染率与卫生条件、生活习惯等有关。农村多于城市，成人高于儿童，夏秋季发病较多。在我国本病多为散发。

【发病机制】 被溶组织内阿米巴 4 核包囊污染的食物和水经口摄入后，没有被胃酸杀死的包囊进入小肠下段，经胰蛋白酶作用脱囊逸出 4 个小滋养体，寄生在结肠腔内。在人体免疫力下降时，小滋养体发育成大滋养体。大滋养体借其伪足穿过黏膜层，通过接触溶解、分泌蛋白水解酶及细胞毒性物质，溶解上皮细胞，吞噬红细胞和组织细胞，损伤肠壁，形成溃疡性病灶。滋养体亦可分泌具有肠毒素样活性的物质，可引起肠蠕动增快、肠痉挛。临床上出现腹痛、腹泻及脓血便。

病变部位常见于回盲部、升结肠及直肠。主要病理改变是在黏膜下层至肌层形成口小底大的烧瓶状溃疡，溃疡腔内充满黄色的坏死组织，溃疡间的组织大多完好，病灶周围炎症反应较少。有时溃疡底部的血管被病变破坏，造成严重出血。

【临床表现】 潜伏期为数天至数月不等，也有长达 1 年以上者。一般为 3 周。

（一）无症状型（原虫携带状态）

此型占 90%以上，临床上无症状，多次粪检时发现阿米巴包囊。当被感染者的免疫力低下时此型可转变为急性阿米巴痢疾。

（二）普通型（急性肠阿米巴病）

起病缓慢，主要症状有腹泻、腹痛，每日大便 10 次左右，为黏液血便，呈暗红色或紫红色果酱样，糊状，有腥臭味，内含大量阿米巴滋养体。如病变累及直肠时可有里急后重。右下腹常有压痛。全身症状轻，可有低热或不发热。本型持续数日后可自行缓解或转为慢性。

（三）重型（暴发型肠阿米巴病）

此型多见于严重感染、儿童、孕妇、营养不良者及使用肾上腺皮质激素者。急性起病，中毒症状明显，寒战、高热，大便每日 10 次以上，呈黏液血性或血水样，奇臭，可有剧烈腹痛和里急后重，伴有呕吐、失水，引起虚脱、肠出血、肠穿孔或腹膜炎。如不积极抢救，可于 1～2 周内因毒血症或并发症死亡。

（四）慢性肠阿米巴病

急性阿米巴痢疾患者的临床表现若持续存在 2 个月以上，则转为慢性。临床表现常有食欲不振、贫血、乏力、腹胀、腹泻，或腹泻与便秘交替出现。体检肠鸣音亢进、右下腹压痛多见，病程可持续数月或数年。久病可有贫血和营养不良等症状。大便中可查到大滋养体和包囊。

【并发症】

（一）肠内并发症

可发生肠出血、肠穿孔、结肠肉芽肿等。

（二）肠外并发症

以阿米巴肝脓肿最为常见。其次，在肺、脑等处也可发生阿米巴病。

【辅助检查】

（一）血常规

血白细胞总数可轻度增高，有继发细菌感染时可中度增高，少数患者嗜酸性粒细胞比例增多，慢性患者可有轻度贫血。

（二）粪便检查

粪便呈暗红色果酱样，含血及黏液，有特殊腥臭味。涂片镜检可见大量堆集成团的红细胞、小量白细胞和夏-雷晶体。在新鲜粪便和其他标本中找到活动的、吞噬红细胞的阿米巴滋养体，有确诊价值。慢性患者粪便镜检可见包囊。送检应及时，并注意保暖。

（三）血清学检查

用酶联免疫吸附试验等方法检测其抗体，肠阿米巴病阳性率可达80%～90%，也是特异和灵敏的诊断方法。

（四）乙状结肠镜或纤维结肠镜检查

可见有大小不等的散在溃疡，中心区有渗出，边缘整齐，溃疡间黏膜正常，取溃疡边缘部分涂片及活检可见滋养体。

【治疗要点】

（一）一般治疗

急性期患者应注意卧床休息、饮食，保持水、电解质平衡。

（二）病原治疗

1. 硝基咪唑类　对阿米巴滋养体均有强大杀灭作用，是目前治疗肠内、外各型阿米巴病的首选药物。该类药物偶有一过性白细胞减少和头昏、眩晕、共济失调等神经系统障碍。妊娠（尤其最初3个月）、哺乳期以及有血液病病史和神经系统疾病者禁用。

（1）甲硝唑　成人口服400 mg，3次/日，10日为一个疗程。儿童每日35 mg/kg，分3次口服，疗程10日。危重病例可静脉给药。

（2）替硝唑　与甲硝唑相似，吸收好，不良反应小，成人每日2g，1次/日，连用5日。

（3）其他硝基咪唑类　成人口服奥硝唑每次0.5g，2次/日，10日为一个疗程。成人口服塞克硝唑每日2g，1次口服，连服5日为一个疗程。

2. 二氯尼特　又名糠酯酰胺，是目前最有效的杀包囊的药物。成人口服500 mg，3次/日，10日为一个疗程。

3. 抗菌药物　主要通过作用于肠道共生菌而影响阿米巴的生长繁殖，尤其在合并细菌感染时效果好。可选用巴龙霉素或喹诺酮类抗菌药物。

（三）并发症治疗

有细菌混合感染时加用敏感的抗生素。肠出血时及时补液、止血或输血，肠穿孔应及时手术治疗，并用甲硝唑和广谱抗生素。

【预防】

（一）管理传染源

彻底治疗患者和排包囊者，特别应注意检查和治疗从事饮食业的慢性患者和排包囊者。按消化道隔离至症状消失或大便连续3次检查无滋养体或包囊。

（二）切断传播途径

加强水源和粪便管理，注意饮水和饮食卫生，饭前便后要洗手。消灭苍蝇和蟑螂。

【常见护理诊断】

1. 腹泻　与阿米巴原虫所致肠道病变有关。

2. 疼痛　与阿米巴原虫所致肠道病变有关。

3. 潜在并发症：休克、肠出血、肠穿孔。

【护理措施】

（一）隔离与消毒

采取消化道隔离。患者排泄物及其污染物用20%漂白粉乳剂或0.5%次氯酸钠溶液消毒。

（二）一般护理

1. 休息　急性期应卧床休息。

2. 饮食　给予流质或半流质少渣易消化饮食，如米汤、牛奶、蛋类、米粉、果汁等；避免粗纤维、辛辣刺激性食物，不喝生水，不吃生蔬菜；急性发作控制后宜给予高蛋白、高热量、维生素丰富的饮食。

（三）病情观察

1. 观察大便的性状、次数、量及是否有便血。

2. 暴发型患者应观察生命体征及水、电解质紊乱表现。

3. 观察并发症，如肠出血、肠穿孔、肝脓肿等表现，发现异常及时报告医生。

（四）对症护理

1. 腹痛的护理　可进行腹部热敷或遵医嘱给予颠茄合剂或肌内注射阿托品等解痉剂，以缓解疼痛不适。

2. 腹泻的护理　保持肛周皮肤黏膜清洁，便后用温水清洁肛周皮肤，每天温水或1∶5000高锰酸钾溶液坐浴，局部涂以植物油或凡士林油膏保护皮肤；注意保持床单清洁和干燥。

（五）诊疗护理

1. 用药护理　常用药物为甲硝唑，应告诉患者药物名称、用法、疗程及不良反应等。其不良反应以胃肠道反应为主，表现为恶心、腹痛、腹泻、皮炎等，应注意观察。

2. 标本采集的护理　①及时采集新鲜大便标本，挑选血、黏液部分，立即送检；②天冷时，让患者排便于用温水洗过的便盆中，以防滋养体死亡；③如遇有镜检阴性时，需多次反复检查。

（六）心理护理

了解患者的心理状况及动态变化，掌握沟通技巧；鼓励患者表达自己的感受并提出相关问题，对问题予以解释，解除患者思想顾虑，树立战胜疾病的信心。

【健康教育】

1. 预防教育　说明加强水源、粪便管理和注意个人卫生及饮食、饮水卫生对预防阿米巴病的重要意义。

2. 宣教疾病知识　向患者讲解本病的传播途径、临床表现、药物用法、疗程及不良反应；腹泻时的休息、饮食指导及留取粪便标本的注意事项。

3. 出院指导　告之患者出院后每月复查大便一次，连续留检3次，根据结果决定是否需重复治疗。

二、阿米巴肝病

阿米巴肝病（amebic liver abscess）又称阿米巴肝脓肿，是肠阿米巴病最常见的重要并发症，由肠腔溶组织内阿米巴滋养体通过门静脉到达肝，引起肝细胞溶解坏死形成脓肿。部分患者也可无肠道症状而单独出现肝脓肿。

【发病机制】 寄生在肠壁的溶组织内阿米巴大滋养体可经门静脉、直接蔓延和淋巴管侵入到达肝。大多数原虫到达肝后很快被消灭，少数存活并在肝内繁殖，引起静脉炎和静脉周围炎，在门静脉繁殖后引起静脉栓塞使组织缺血坏死，大滋养体分泌溶组织酶引起组织液化形成肝脓肿。自原虫侵入到脓肿形成，平均约需 1 个月以上。

肝脓肿中央脓液为液化的肝组织，呈巧克力酱样，质黏稠或稀薄，有肝腥味，含有溶解和坏死的肝细胞、红细胞、白细胞、夏-雷晶体及残余组织等，脓肿继续扩大，可向邻近组织穿破。部分病例在脓液中可找到滋养体。

【临床表现】 临床表现的轻重与脓肿的位置和大小及是否继发感染等有关。

起病大多缓慢，以低热、盗汗等症状开始，体温逐渐升高，热型以弛张热或间歇热多见；伴有食欲减退、恶心、呕吐、腹胀或腹泻等。肝区持续性钝痛为本病的主要症状，深呼吸及体位变化时疼痛加剧。当脓肿位于肝右叶顶部，可刺激右侧膈肌，引起右肩痛。如压迫右下肺可引起肺炎、反应性胸膜炎。脓肿位于右肝下部时可引起右上腹痛或右腰痛，部分患者右下胸或右上腹饱满，体检可发现肝大、边缘多较钝，肝区有叩击痛。脓肿位于肝的中央部位时症状常较轻，靠近肝包膜者常较疼痛，且较易发生溃破。

慢性患者可表现为进行性消瘦、贫血、水肿、肝大质硬局部隆起。

【并发症】 主要并发症为脓肿向周围脏器穿破而并发脓胸、肺脓肿、膈下脓肿，心包积液或腹膜炎及继发细菌感染。

【辅助检查】

（一）血常规

急性期白细胞总数及中性粒细胞增多。慢性期大多正常，但血红蛋白降低。

（二）粪便检查

粪便可查找阿米巴滋养体或包囊，但阳性率不高。

（三）B 型超声波检查

可以确定肝脓肿的部位、大小、数目及与皮肤的距离，还可以指导穿刺抽脓的方向和深度。

（四）肝穿刺抽脓

典型脓液呈棕褐色、黏稠带腥臭味，如能在脓液中找到溶组织内阿米巴滋养体或检测出其抗原，则可明确诊断。

（五）影像学检查

X 线检查可见右侧膈肌抬高，运动受限，有胸膜积液。CT 或 MRI 均可显示肝内占位性病变。

【治疗要点】

（一）病原治疗

选择以杀灭组织内滋养体的药物为主。

1. 甲硝唑　为首选药物，剂量每次 400～800 mg，3 次/日，连服 10 日。

2. 氯喹　口服后完全吸收，肝内浓度高，对肝阿米巴病疗效较好。

为根除肠阿米巴慢性感染，需再用一个疗程治疗肠阿米巴的药物。

（二）肝穿刺引流

肝脓肿直径 3 cm 以上、靠近体表者，宜在抗阿米巴药治疗后进行肝穿刺抽脓。

（三）抗生素治疗

合并感染时可加用敏感抗生素。

（四）外科治疗

肝脓肿破溃引起化脓性腹膜炎者、内科治疗效果欠佳者，可行外科治疗。

【预防】 及时、彻底治疗肠阿米巴病及带包囊者。

【常见护理诊断】

1. 体温过高　与肝组织坏死、脓肿形成有关。
2. 疼痛　与肝脓肿有关。
3. 营养失调：低于机体需要量　与肝脓肿长期低热、消耗增多有关。

【护理措施】

（一）隔离

采取消化道隔离。

（二）一般护理

1. 休息　发热及其他症状明显时应卧床休息，以减少体能消耗。
2. 饮食　应给予高糖、高蛋白、高维生素、易消化饮食，贫血者给予含铁丰富食物。

（三）病情观察

1. 观察体温及肝区疼痛变化。
2. 观察营养状态　定时测体重，注意血红蛋白的变化。
3. 观察有无脓肿穿破的表现，如有腹痛加重、腹肌紧张等立即通知医生。

（四）对症护理

1. 高热的护理　详见总论“发热”的护理。
2. 肝区疼痛的护理　可采取左侧卧位或患者舒适体位以减轻疼痛；如疼痛剧烈可按医嘱给予止痛剂。

（五）肝穿刺抽脓的护理

1. 术前教育　向患者说明手术目的、方法及术中配合注意事项，取得患者配合，减轻患者紧张及焦虑感。
2. 术中观察　抽脓过程中应注意观察患者反应，记录脓液的性质、颜色、气味及数量，取出脓液标本立即送检。
3. 术后护理　术后 8 h 内应严密观察患者的症状及生命体征的变化，发现异常及时报告医生；嘱患者术后卧床休息 24 h。

【健康教育】

1. 预防教育　彻底治疗肠阿米巴病，则可预防肝阿米巴病。
2. 疾病知识教育　向患者宣教疾病过程、检查及治疗措施，特别是肝穿刺抽脓是治疗措施之一，讲解此手术的注意事项（见肝穿刺抽脓的护理），以利于患者配合治疗。

（常德职业技术学院　周立平）

第二节 疟 疾

疟疾（malaria）是由寄生在人体的疟原虫引起的寄生虫病，主要由雌性按蚊叮咬传播。临床上以反复发作的间歇性寒战、高热、大汗，继之缓解为特征。可有贫血、脾大等体征。

【病原学】 寄生于人体的疟原虫有间日疟原虫、三日疟原虫、恶性疟原虫、卵形疟原虫四种。疟原虫的发育过程分两个阶段，有两个宿主。人为中间宿主，蚊为终宿主。四种疟原虫的生活史基本相同（图 7-1）。

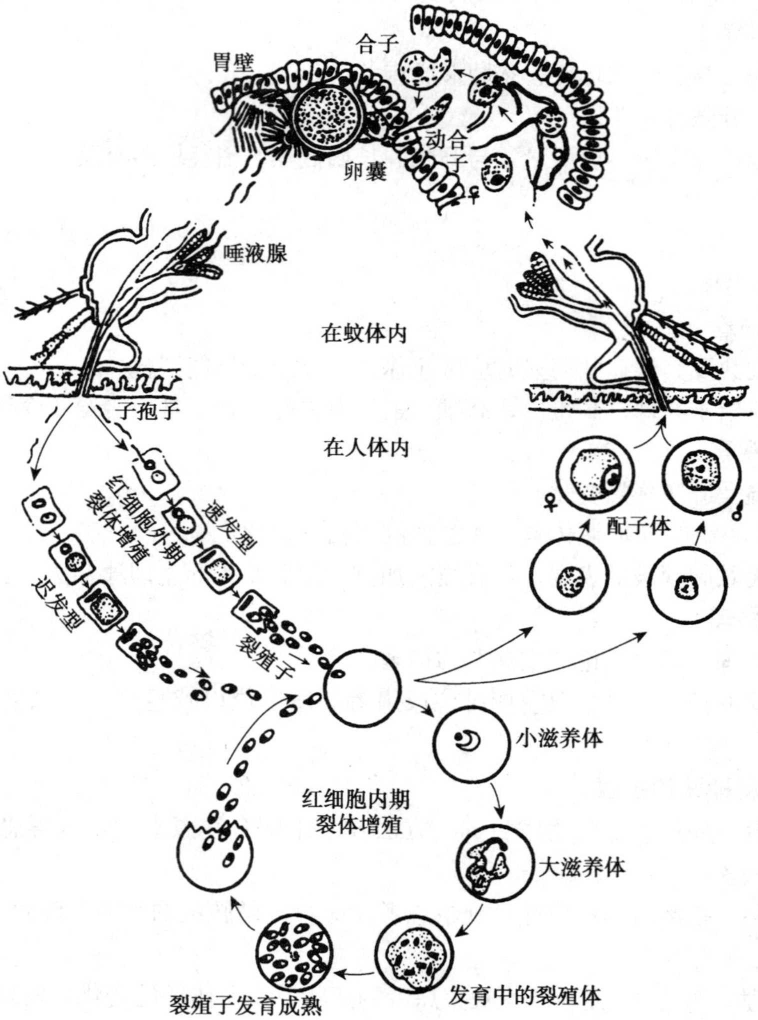

图 7-1 疟原虫的生活史

（一）疟原虫在人体内的发育

1. 红细胞外期 受感染的雌性按蚊吮吸人血时，子孢子随按蚊唾液进入人体，约 30 min 后在肝细胞内进行裂体增殖而成为裂殖体，进一步分裂成裂殖子，使被寄生的肝细胞肿胀、破裂，释放出大量裂殖子，称红细胞外期。裂殖子一部分被吞噬细胞所吞噬，另一部分进入血流并侵入红细胞内，形成红细胞内期。

2. 红细胞内期

（1）裂体增殖：裂殖子在红细胞内先后发育成小滋养体（环状体）、大滋养体、裂殖体、裂殖子。当被寄生的红细胞破裂时，释放出裂殖子、疟色素和代谢产物，引起临床上典型的疟疾发作。释放的裂殖子大部分被吞噬细胞消灭，小部分再侵入其他红细胞重复上述裂体增殖过程，引起临床上周期性发作。因疟原虫在红细胞内裂体增殖所需的时间不同，故发作周期不同，间日疟及卵形疟的周期为 48 h，三日疟为 72 h，恶性疟为 36～48 h。

（2）配子体形成：经过上述裂殖体增殖 3～4 代后，部分裂殖子不再进行裂体增殖，逐渐发育成雌、雄配子体，配子体在人体内可生存 30～60 日。当配子体被雌性按蚊吸入胃内后，则在蚊体内继续发育。

（二）疟原虫在蚊体内的发育

1. 有性生殖　雌、雄配子体被雌性按蚊吸入胃内，发育为雌、雄配子，交配后发育成圆形合子，继之成为动合子，动合子穿过蚊胃壁发育成卵囊。

2. 孢子增殖　在卵囊进行孢子增殖，生成成千上万个子孢子，子孢子随卵囊破裂释出或由囊裂微孔逸出，进入蚊唾液腺，随按蚊叮咬人时进入人体。

【流行病学】

（一）传染源

周围血内含有成熟孢子体的疟疾患者及带虫者。

（二）传播途径

主要经具有传染性的雌性按蚊叮咬传播。少数病例可因输入带有疟原虫血液或经母婴传播后发病。

（三）人群易感性

人对感染人的疟原虫普遍易感。感染后可获得一定程度的免疫力，但不持久，各型间无交叉免疫。

（四）流行特征

疟疾主要流行于热带和亚热带，其次为温带。我国除少数地区外，均有疟疾流行。其中以间日疟最多，恶性疟次之。一般夏秋季发病较多，而热带及亚热带地区一年四季均可发病。

【发病机制】　疟原虫在肝细胞和红细胞内增殖时并不引起症状，当红细胞被裂殖体胀破后，大量裂殖子、疟色素和代谢产物进入血流，才引起寒战、高热。一部分裂殖子侵入其他红细胞再进行裂体增殖而引起间歇性疟疾发作。由于裂殖体成熟的时间不同，故各型疟疾发作时间也不同。反复多次的疟疾发作，使红细胞遭到大量破坏，可产生贫血。反复发作或重复感染使机体获得一定免疫力，故血中虽仍有疟原虫增殖，但可不出现间歇性疟疾发作而成为带疟原虫者。

间日疟原虫和三日疟原虫的红细胞内期裂体增殖多在周围血中进行，其病变主要在单核-吞噬细胞系统，引起肝、脾大，以脾肿大为主，骨髓也有增生。

【临床表现】　潜伏期：间日疟、卵形疟 13～15 日，恶性疟 7～12 日，三日疟 24～30 日。

（一）典型发作

周期性和间歇性发作是疟疾的临床特点。临床发作可分为 3 个阶段，即寒战期、高热期及大汗期。

1. 寒战期　突感畏寒，寒战、面色苍白、唇指发绀、四肢发凉，此期持续 20～60 min。

2. 高热期　体温迅速上升至40℃或更高，伴头痛、全身酸痛、乏力，但神志清楚。常持续2～6 h。

3. 大汗期　高热后期全身大汗淋漓，体温骤降至正常或正常以下，自觉症状明显缓解，但仍感疲乏，持续时间约为30 min～1 h。

各种疟疾的两次发作之间都有一定的间歇期。早期患者的间歇期可不规则，但经数次发作后即逐渐变得规则。间日疟及卵形疟呈间日发作，症状多较轻，三日疟寒热为三日发作一次，每次发作时间较间日疟略长，周期常较规则。恶性疟临床表现多样化，严重者可致凶险发作。

反复发作造成大量红细胞破坏，可使患者出现不同程度的贫血和肝、脾肿大。

（二）凶险发作

多由恶性疟引起，病情严重，病死率高。

脑型疟是恶性疟的严重临床类型，主要的临床表现为急起高热、剧烈头痛、呕吐、谵妄、抽搐、昏迷，出现脑膜刺激征及病理反射征，严重者可发展成脑水肿、呼吸衰竭而死亡。脑脊液检查压力增高，白细胞数增高或正常，蛋白质轻度增高，糖与氯化物正常。

除脑型外，尚有过高热型、胃肠炎型等，但少见。

（三）输血后疟疾

由输入带疟原虫的血液引起，潜伏期7～10日，长者30日左右。症状与蚊传疟疾相似，因只有红细胞内期疟原虫，治疗后一般无复发。经母婴传播的疟疾常于出生后一周左右发病，亦不会复发。

（四）复发和再燃

疟疾复发是由寄生于肝细胞内的迟发型子孢子引起的，其发作与初发相似，时间距初发在半年以上。只见于间日疟和卵形疟。

再燃是由血液中残存的疟原虫引起的，四种疟疾都有发生再燃的可能性，多见于病愈后的1～4周。

【并发症】　主要为黑尿热，是恶性疟疾的严重并发症之一，其他如三日疟、间日疟少见，是由于并发急性溶血所致。主要表现为急性寒战、高热、腰痛、酱油色尿（血红蛋白尿）、急性贫血与黄疸。严重者可发生肾功能不全。

【辅助检查】

（一）血常规

白细胞数正常或减少，大单核细胞可增多，多次发作后红细胞数与血红蛋白可有不同程度下降。

（二）疟原虫涂片检查

血涂片染色查疟原虫，是诊断疟疾最可靠的方法。应在寒战或发热初期采血。骨髓涂片的阳性率稍高于外周血液涂片。

（三）血清学检查

检测血清特异性抗体，可对疟疾的回顾性诊断、献血员检查、流行病学调查、防治效果考核等有一定的辅助价值。

【治疗要点】　疟疾的治疗最重要的是杀灭红细胞内的疟原虫。

（一）一般及对症治疗

1. 一般疟疾　高热以物理降温为主；入量不足且不能进食者给静脉输液；贫血者应给

铁剂治疗。

2. 凶险型疟疾 ①体温过高者除物理降温外，可给肾上腺皮质激素，如氢化可的松或地塞米松等；②应用低分子右旋糖酐，可防止血管内红细胞凝聚，有利于DIC的治疗与预防；③抽搐者用镇静剂；④有脑水肿时，用20%甘露醇250 ml快速静滴，每日2～3次。

（二）抗疟原虫治疗

1. 控制临床发作的药物

（1）氯喹：是最常用和最有效的控制疟疾发作的首选药物，对红细胞内滋养体和裂殖体有迅速杀灭作用，口服吸收快，排泄慢，作用持久。适用于间日疟、三日疟及无抗药性的恶性疟患者。剂量：每片0.25 g，一般成人首次口服氯喹1 g（0.6 g基质），6 h后服0.5 g（0.3 g基质），第2、3日各服1次，每次0.5 g。不良反应轻，可有食欲减退、恶心、呕吐、腹痛等。若过量可引起心动过缓、心律失常与血压下降。

（2）青蒿素及其衍生物：常用的口服抗疟药有双氢青蒿片，成人60 mg/d，首次加倍，1次/日，连用5～7日，儿童按年龄递减。还可用双氢青蒿哌喹片等。

2. 防止复发、中断传播的药物 常用的为伯氨喹，作用为杀灭肝细胞内速发型和迟发型疟原虫，有病因预防和防止复发的作用。还能杀灭各种疟原虫的配子体，有防止传播的作用。

3. 主要用于预防的药物 乙胺嘧啶能杀灭各种疟原虫红细胞外期，故起预防作用。

（三）凶险疟疾的治疗

凶险型疟疾需快速、足量应用有效的抗疟药物，尽快给予静脉滴注，如可用二盐酸奎宁滴注或用蒿甲醚。

【预防】

（一）管理传染源

急性期患者症状消失后可解除隔离，对现症者要根治；对带虫者进行休止期治疗或抗复发治疗（通常在春季或流行高峰前1个月进行）。

（二）切断传播途径

消灭按蚊孳生地及杀灭蚊虫。

（三）保护易感人群

采取防蚊措施，对高疟区、暴发流行区的人群和流行区的外来人群给予预防性服药，可用氯喹或乙胺嘧啶。子孢子蛋白和基因疫苗尚在研究中。

【常见护理诊断】

1. 体温过高 与疟原虫感染有关。
2. 疼痛 与高热有关。
3. 潜在并发症：颅内高压症、惊厥发作、呼吸衰竭。

【护理措施】

（一）隔离

采取虫媒隔离。

（二）一般护理

1. 休息 急性发作期应卧床休息，以减轻患者体力消耗。

2. 饮食 给予高营养饮食，发作期给予流质或半流质饮食，缓解后可进普食，贫血者给予高铁、高维生素和高蛋白饮食。

（三）病情观察

主要观察体温，随时记录体温的变化；防止体温过高引起抽搐；观察面色及血红蛋白，注意有无贫血表现；凶险发作者应严密观察生命体征的变化、意识状态、头痛、呕吐、抽搐等表现。

（四）对症护理

1. 典型发作寒战期应注意保暖。大汗时用干毛巾或温湿毛巾擦干，应多饮水防止虚脱，随时更换汗湿衣被，以免受凉；发热时采用物理降温，过高热患者药物降温。

2. 凶险发作者有抽搐、昏迷时，应保持患者呼吸道通畅，按昏迷患者护理。如发生脑水肿、呼吸衰竭时，协助医生抢救并做好相应护理。

3. 黑尿热的护理 ①应严格卧床到急性症状消失；②保证每日液体入量 3000～4000 ml，不能饮用者需静脉输液，每日尿量不少于 1500 ml，发生少尿或无尿等急性肾衰竭者按急性肾衰竭护理；③贫血严重者给予配血、输血处理；④准确记录出入量。

（五）诊疗护理

使用氯喹时观察恶心、呕吐等胃肠道反应，观察心动过缓、心律不齐与血压下降等循环系统反应；服用伯氨喹 3～4 日后应观察有无发绀等溶血反应，及时通知医生并停药；凶险发作应用静脉点滴药物时应注意药物浓度和滴速，并密切观察毒性反应。

（六）心理护理

向患者讲解疾病过程，指导用药及服药注意事项。安慰患者，鼓励患者树立战胜疾病的信心。

【健康教育】

1. 进行预防教育 宣传防蚊、灭蚊的作用，强调抗复发治疗及进行预防性服药的重要性。

2. 疾病知识宣教 向患者讲解疟疾的传染过程、主要症状、治疗方法、药物不良反应、复发原因等，强调服用控制药物和服用抗复发药物根治疟疾的重要性。

小结

阿米巴病是消化道传播疾病，临床特征为腹痛、腹泻，里急后重，排果酱样粪便；阿米巴肝脓肿表现为肝大，肝区疼痛。治疗首选甲硝唑；预防的重点为管理并彻底治疗患者；护理要点是密切观察病情、正确留取粪便标本，并做好肝穿刺患者的护理。

疟疾是雌性按蚊叮咬人体所致的虫媒传播疾病，典型临床特征为间歇性发作寒战、高热、大量出汗、贫血和脾大。治疗首选氯喹和伯氨喹，预防重点是彻底治疗患者及灭蚊、防蚊，护理措施主要是加强病情观察和进行药物指导。

思考题

简答题

1. 阿米巴痢疾的临床特征有哪些？采集粪便标本时应注意哪些事项？

2. 人感染疟疾的方式有哪些？典型疟疾的临床表现是什么？控制疟疾发作的药物有哪些？

（常德职业技术学院 周立平）

第八章　蠕虫感染性疾病患者的护理

学习目标

1. 掌握血吸虫病的临床表现及流行环节。
2. 熟悉各种蠕虫感染性疾病的流行病学特征、治疗要点、护理措施及预防措施。
3. 了解各种蠕虫感染性疾病的病原学特点、发病机制及辅助检查。

第一节　日本血吸虫病

日本血吸虫病（schistosomiasis japonica）是日本血吸虫寄生于人体门静脉系统引起的疾病。由皮肤接触含有尾蚴的疫水而感染。主要病变为虫卵沉积于肝和肠壁引起虫卵肉芽肿。急性期患者有发热、肝大与压痛、腹泻或脓血便、嗜酸性粒细胞显著增多，慢性期以肝大、脾大或慢性腹泻为主，晚期则以门静脉周围纤维病变为主，可发展为肝硬化，伴明显门静脉高压、巨脾、腹水等。

目前公认可寄生于人体的血吸虫有五种，即日本血吸虫、曼氏血吸虫、埃及血吸虫、间插血吸虫和湄公血吸虫。日本血吸虫病流行于中国、菲律宾与印度尼西亚。

【病原学】　日本血吸虫成虫为雌雄异体，常合抱在一起，寄生于人体或其他哺乳动物的门静脉系统，主要在肠系膜下静脉。存活时间一般为4～5年，长者达20年以上。雌、雄成虫在血管内交配产卵，一条雌虫每天可产卵1000个左右。大部分虫卵滞留于宿主的肝及肠壁内，部分虫卵从肠壁穿破血管，随粪便排出体外，入水，在适宜温度（25～30℃）下孵化为毛蚴，毛蚴遇中间宿主钉螺时，钻入钉螺体内发育繁殖，经母胞蚴和子胞蚴2代发育，约7～8周后发育成尾蚴从螺体逸出，每日数条至数百条不等。当人、畜接触含有尾蚴的疫水时，尾蚴很快从皮肤或黏膜处钻入体内，随血液循环流经肺抵达肝，约1个月左右在门静脉系统发育为成虫，逆血流移行至肠系膜下静脉内产卵，完成其生活史（图8-1）。

在日本血吸虫生活史中，人是终末宿主，钉螺是唯一的中间宿主，除人外，尚有牛、猪、羊、犬等40余种哺乳动物是保虫宿主。

【流行病学】

（一）传染源

患者和保虫宿主是主要传染源。在湖沼地区耕牛也是重要的传染源。

（二）传播途径

由皮肤、黏膜接触含尾蚴的疫水而感染，饮用含尾蚴的生水可自口腔黏膜侵入。传播途径必须具备三个条件：虫卵随粪便入水，水中有钉螺孳生，人、畜接触疫水。

（三）易患人群

人群普遍易感，以男性青壮年农民、渔民为多，夏秋季感染机会最多，感染后可以获得一定免疫力，但仍可多次重复感染。

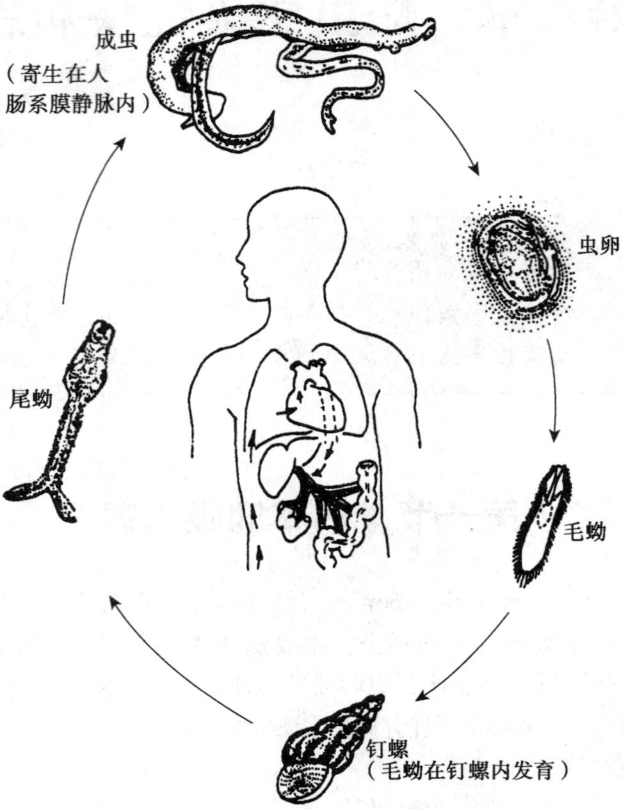

图 8-1 血吸虫生活史

（四）流行特征

血吸虫病流行于我国长江沿岸及以南的 13 个省、市、自治区。疫情以湖沼区最为严重，流行区与钉螺分布区域相同。

【发病机制与病理解剖】

（一）发病机制

血吸虫发育过程中的尾蚴、童虫、成虫、虫卵及其代谢产物均可引起宿主的免疫反应和病变，但由虫卵特别是成熟虫卵引起的肉芽肿最为重要。

1. 尾蚴引起的病变　尾蚴钻入皮肤后，能引起毛细血管扩张充血和细胞浸润，局部出现红色丘疹，称为“尾蚴性皮炎”，维持 1～3 日消退。

2. 童虫引起的病变　童虫移行入肺时，可引起肺组织点状出血和白细胞浸润而引起患者咳嗽、痰中带血等，严重时可出现“出血性肺炎”，在患者感染后 1～2 周内出现，并很快消失。

3. 成虫引起的病变　成虫表面具有抗原性，可激发宿主产生相应抗体，直接作用于新入侵的童虫，发挥一定的保护作用。成虫的肠道及器官的代谢产物和分泌物作为循环抗原，可与相应抗体形成免疫复合物出现于血液或沉积于器官，引起免疫复合物病变。

4. 虫卵引起的病变　日本血吸虫病主要的病理变化是由虫卵引起的，带有毛蚴的虫卵头腺分泌可溶性虫卵抗原，通过卵壳微孔缓慢释放，使 T 淋巴细胞致敏，当已致敏的 T 淋巴细胞再次遇到同类抗原时，会释放出多种淋巴因子，并吸引大量的嗜酸性粒细胞和吞噬细胞等到虫卵的周围，形成虫卵肉芽肿。随着毛蚴的衰老、死亡以及钙化等过程，形成慢性虫卵结节。晚期虫卵结节内的纤维化加剧，最后形成纤维瘢痕组织。由于肝的广泛纤维化而引起门静脉高压和脾功能亢进等表现。

（二）病理解剖

血吸虫病的病理改变以肝与结肠最显著。①早期肝大，表面可见栗粒状黄色虫卵结节；晚期肝门静脉及其周围纤维增生，形成肝硬化，引起门脉高压症、巨脾、脾功能亢进。②结肠病变主要在直肠、乙状结肠与降结肠，急性期有黏膜充血、水肿，黏膜下层有堆积的虫卵结节，破溃后形成浅表溃疡，可排出脓血便；慢性期由于纤维组织增生、肠壁增厚，引起息肉样增生与结肠狭窄。异位损害指虫卵或成虫寄生于门静脉系统以外的脏器引起的病变，以肺和脑较为多见。肺部病变为间质性虫卵肉芽肿伴周围肺泡炎性浸润。

【临床表现】 血吸虫病的临床表现复杂多样，按病程和主要临床表现分为以下四型：

（一）急性血吸虫病

在接触疫水后数小时至2～3日内，尾蚴侵入皮肤处可出现尾蚴性皮炎，2～3日自行消退。潜伏期长短不一，80%患者为30～60日，平均40日，起病较急，多见于初次重度感染者，临床上以发热等全身症状为主。

1. 发热　患者均有发热，热度的高低、期限与感染程度成正比。体温一般为38～40℃，热型以间歇热、弛张热最常见，一般无明显毒血症症状，热退后自觉症状良好。重症可有缓脉，出现贫血、消瘦、营养不良及恶病质，甚至死亡。

2. 消化道症状　发热期间，多伴有食欲减退、腹痛、腹泻，大便每日3～5次，初为稀水便，而后出现脓血、黏液，热退后腹泻次数减少。危重患者出现高度腹胀、腹水、腹膜刺激征。经治疗，热退后6～8周上述表现可显著改善或消失。

3. 过敏反应　荨麻疹较常见。此外还可出现血管神经性水肿、全身淋巴结轻度肿大、红斑等。血中嗜酸性粒细胞显著增多，对诊断具有重要参考价值。

4. 肝脾肿大　90%以上患者肝大伴有压痛，尤以肝左叶更显著，50%以上患者有轻度脾大。

5. 其他　半数以上患者有咳嗽、气喘、胸痛等症状，重症患者甚至可迅速发展为肝硬化。

急性血吸虫病病程一般不超过6个月，经杀虫治疗后，患者常迅速痊愈，如不治疗，则可发展为慢性或晚期血吸虫病。

（二）慢性血吸虫病

在流行区占绝大多数。主要发生于急性期症状消退而未经治疗或疫区反复轻度感染而获得部分免疫力者。慢性血吸虫病病程可长达10～20年甚至更长。轻者大多无症状，仅在粪便普查或因其他疾病就诊时发现虫卵，或体检时发现肝大。部分患者表现为腹痛、腹泻，每日2～3次稀便，偶尔带血。重者有脓血便，伴里急后重。早期可有肝大，晚期发生肝硬化，伴脾增大。下腹部可触及大小不等的包块，是由增厚的结肠系膜、大网膜及肿大的淋巴结粘连缠结所致。

（三）晚期血吸虫病

主要指血吸虫性肝硬化及门静脉高压，根据其主要临床表现分为以下几种类型：

1. 巨脾型　最为常见，是晚期血吸虫病肝硬化门脉高压的主要表现。脾大显著，下缘可达盆腔，表面光滑，质地坚硬，常伴有脾功能亢进表现。

2. 腹水型　腹水是晚期血吸虫病肝功能失代偿的表现，约占25%。患者腹部膨隆，感觉腹胀、乏力，常见腹壁静脉曲张，并伴有贫血、消瘦、下肢水肿等表现，常因并发消化道出血、肝性脑病、感染而死亡。

3. 侏儒型 较少见。自幼反复感染本病引起发育障碍，表现为身材矮小、面容苍老、生长发育低于同龄人、第二性征缺乏，但智力正常。

4. 结肠肉芽肿型 以结肠病变为突出表现。患者腹痛、腹泻，或腹泻与便秘交替出现，有时出现水样便、血便、黏液脓血便，有时出现腹胀、肠梗阻。左下腹可触及肿块，有压痛。结肠镜下可见黏膜苍白、增厚、充血、水肿、溃疡或息肉、肠狭窄。

（四）异位血吸虫病

1. 肺血吸虫病 多见于急性血吸虫患者。为虫卵沉积引起的肺间质性病变，表现为轻度咳嗽与胸部隐痛，痰少，肺部体征不明显，部分可以闻及干、湿啰音。

2. 脑血吸虫病 多见于病程早期，以青壮年为多，急性患者表现为脑膜脑炎症状，如意识障碍、脑膜刺激征、瘫痪、抽搐、锥体束征等。慢性型主要症状为癫痫发作，尤以局限性癫痫为多见。

【辅助检查】

（一）血常规

急性期白细胞总数和嗜酸性粒细胞显著增高，白细胞总数多在（10～30）$\times10^9$/L 以上。嗜酸性粒细胞一般占 20%～40%，最多可达 90%以上。慢性期嗜酸性粒细胞可有轻度或中度增加。晚期则因脾功能亢进，出现红细胞、白细胞和血小板减少。

（二）粪便检查

从粪便中检查出虫卵和孵化的毛蚴可作为急性期血吸虫病的诊断依据。一般急性期检出率较高。

（三）肝功能检查

急性血吸虫患者血清中球蛋白明显增高、血清 ALT 轻度增高。晚期人血白蛋白明显降低，常有白蛋白与球蛋白比例倒置现象。

（四）免疫学检查

包括血吸虫抗原皮内试验、环卵沉淀试验（COPT）、酶联免疫吸附试验（ELISA）、间接血凝试验（IHA）等，测定体内特异性抗体，阳性提示血吸虫感染，但不能区分过去感染与现症患者，并有假阳性、假阴性等。单克隆抗体检测特异性高，可作为疗效判断参考，是目前免疫学诊断发展的动向。

（五）直肠黏膜活检

通过直肠或乙状结肠镜，自病变处取米粒大小黏膜，在显微镜下压片检查虫卵，阳性率较高。

【治疗要点】

（一）病原治疗

目前治疗血吸虫病的首选药物是吡喹酮，适用于各期各型血吸虫患者。

1. 急性血吸虫病 成人总剂量为 120 mg/kg，儿童 140 mg/kg，6 日分次服完，其中的 50%必须在前两天服完。体重超过 60 kg 者按 60 kg 计。

2. 慢性血吸虫病 成人总剂量为 60 mg/kg，儿童体重在 30 kg 以内者按 70 mg/kg，30 kg 以上者按成人剂量，2 日内分 4 次服完。

3. 晚期血吸虫病 如患者一般情况好，肝功能尚佳，总量可按 40～60 mg/kg，2 日分次服完，每天分2～3次服。若肝功能较差、年老体弱或有并发症者，可按总量60 mg/kg，3天内分次服完。巨脾型者必要时可行手术治疗。

4. 预防性服药　接触疫水后15日口服蒿甲醚6 mg/kg，以后每15日一次，连服4～10次，或在接触疫水后7日口服青蒿琥酯6 mg/kg，顿服，以后每7日一次，连服8～15次。

（二）对症治疗

急性期血吸虫病患者高热、中毒症状严重，应给予降温、补液，保证水、电解质平衡；慢性及晚期血吸虫病患者应加强营养，改善体质，采用综合治疗方法，及时治疗并发症；对巨脾型患者，可考虑手术；侏儒症时短期、间歇、小量给予性激素和甲状腺激素制剂。

【预防】

（一）管理传染源

对流行区的患者、病畜每年进行普查、普治，一般选择冬季非流行季节集中进行。

（二）切断传播途径

消灭钉螺是预防的关键因素，采用以改造环境灭螺为主、药物灭螺为辅的原则。保护水源，改善用水。粪便进行无害化处理，防止人、畜粪便污染水源。

（三）保护易患人群

尽量避免与疫水接触，流行区应禁止下水游泳、捕捉鱼虾等。下水劳动时，应涂擦防护剂或用药物浸渍衣裤，做好个人防护措施。

【常见护理诊断】

1. 体温过高　与血吸虫感染有关。
2. 腹泻　与虫卵沉积引起急性结肠炎有关。
3. 营养失调：低于机体需要量　与进食减少机体营养代谢障碍有关。
4. 体液过多　与血吸虫性肝硬化有关。
5. 潜在并发症：上消化道出血、肝性脑病。

【护理措施】

（一）隔离与消毒

对患者粪便进行无害化处理，防止患者粪便直接入水。

（二）一般护理

1. 休息　急性期患者及晚期肝硬化伴有腹水的患者均需卧床休息；有消化道出血者绝对卧床休息，头偏向一侧；慢性期患者应适当休息。

2. 饮食　急性期患者应给予高热量、高蛋白、高维生素易消化饮食。伴有腹泻者饮食要求同细菌性痢疾患者。若有消瘦、贫血等表现可遵医嘱给予输血、血制品等支持治疗。晚期肝硬化有腹水者应给予低盐饮食。发生肝性脑病应暂停蛋白质饮食。

（三）病情观察

1. 急性血吸虫病　密切观察体温的变化，每日排便次数、粪便的性状，皮疹部位、形态，肝、脾的大小，肝功能情况等。

2. 晚期血吸虫病　主要表现为肝硬化和肝功能失代偿，患者可有腹水，应观察患者的体重、腹围、下肢水肿情况、肝和脾的大小、肝功能变化情况。注意观察患者有无上消化道出血、肝性脑病以及感染等并发症的表现。

（四）对症护理

1. 高热 监测患者体温、热型。可采用物理降温，如乙醇擦浴、冰袋冷敷等措施。对持续高热物理降温效果不明显者，遵医嘱用药物降温。

2. 腹泻 观察患者排便次数及每次大便的量、性状、颜色等，记录出入水量，评估有无脱水和电解质平衡紊乱表现，肛周皮肤有无破损、疼痛。必要时给予静脉补液及口服补液，注意保持肛周清洁及内裤、床单清洁干燥。

3. 腹水 患者出现腹水时应严格控制钠盐的摄入，给予无盐或低盐饮食；定期测量腹围、体重，准确记录患者 24 小时出入水量；遵医嘱给予利尿治疗；大量腹水患者应抬高床头，采用半坐卧位，以改善患者的呼吸困难。

4. 消化道出血、肝性脑病 其护理措施参考本书“病毒性肝炎”的部分。

（五）诊疗护理

1. 根据医嘱准确及时用药，注意观察药物治疗效果。吡喹酮毒性小，部分患者有头晕、头痛、恶心、呕吐、腹痛、腹泻、乏力等表现，一般数小时后消失，不需处理，但是如果剂量过大或过量，可引起严重心律失常，应指导患者按时、按量服用。

2. 协助医师进行特殊检查，如直肠镜检查，检查前应向患者讲述检查的目的、过程及注意事项，术后应观察患者有无出血的表现。

（六）心理护理

了解患者及家属对血吸虫病知识的认识程度及心理状况，针对患者及家属的心理，采取各种方法，关心体贴患者，消除不良心理反应，使其能积极主动地配合治疗。

【健康教育】

1. 向流行区群众进行预防教育，讲解血吸虫病的预防知识，如感染途径、对人体的危害以及预防措施，宣传疾病普查、普治的重要意义。重点工作是消灭钉螺，避免接触疫水以及做好个人防护工作。

2. 讲述疾病知识及预后，确诊后应积极治疗。对晚期血吸虫病患者，指导和帮助患者及家属掌握肝硬化的相关知识，按医嘱治疗，提高自我护理的能力，预防并减少肝硬化并发症的反复发作。

第二节 棘球蚴病

棘球蚴病（echinococcosis）又称包虫病，是由棘球绦虫的幼虫寄生于人体组织所致的人兽共患寄生虫病。在我国流行的棘球蚴病主要为细粒棘球蚴病和泡型棘球蚴病。临床上常以肝棘球蚴病多见，其次是肺棘球蚴病，脑、骨及其他器官偶尔也可被侵犯。

一、细粒棘球蚴病

细粒棘球蚴病（echinococcosis granulosus）又称囊型包虫病，是人体感染细粒棘球绦虫的幼虫（棘球蚴）所致的疾病。棘球蚴主要寄生于肝，其次为肺。

【病原学】 细粒棘球绦虫成虫体长 3～6 mm，由头节、颈节、幼节、成节和孕节片各一节组成。孕节的子宫内充满虫卵，虫卵为圆形，棕黄色，有辐射纹，内含六钩蚴，对外界抵抗力较强，在蔬菜和水果中不易被化学消毒剂杀死，煮沸方可杀死。

细粒棘球绦虫的终宿主主要是犬，中间宿主主要是牛、羊、骆驼等，人若摄入虫卵也可以成为中间宿主。虫卵随犬粪便排出体外，污染其皮毛、畜舍、牧场、蔬菜以及水源等，被中间宿主吞食后经消化液的作用，在十二指肠内孵出六钩蚴。六钩蚴穿入肠壁的末梢静脉，随血流入肝，经 3～5 个月发育成囊状的棘球蚴。中间宿主的内脏被犬等终宿主吞食后，囊中的头节在小肠内经 3～10 周发育为成虫，完成其生活史（图 8-2）。

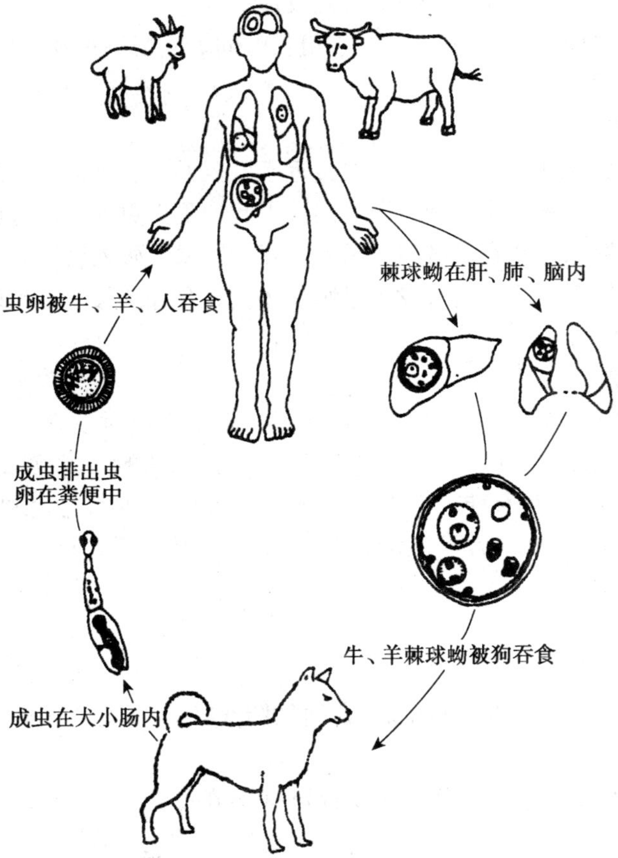

图 8-2　细粒棘球绦虫生活史

【流行病学】

（一）传染源

主要是感染细粒棘球绦虫的犬。

（二）传播途径

人与受染的犬密切接触，虫卵污染手然后经口感染。也可因食入被虫卵污染的食物或水而感染。在干燥多风的地区虫卵也可随风飘扬，所以有经呼吸道感染的可能。

（三）人群易感性

人群普遍易感，患病后可获得一定的免疫力。

（四）流行特征

本病广泛分布于世界各地，牧区和半牧区是主要流行区域。我国以新疆、甘肃、宁夏、青海、四川、内蒙古、西藏等地为主要流行区。患者多为青壮年农牧民，多数在儿童期感染，至青壮年发病。

【发病机制】　虫卵经口进入胃肠，在十二指肠内孵化成六钩蚴钻入肠壁，部分可被局部免疫细胞包围消灭，部分进入肠系膜静脉而达门静脉系统，多数（70%以上）停留在肝，少数在肺，其余可在脑、脾、肾、肌肉等组织内形成囊肿。棘球蚴有内外两囊，内囊的液体是透明的，内含少数蛋白质及大量头节和子囊。外囊为宿主组织的炎症反应和结缔组织增生所形成的一层纤维包膜，两者间仅有轻度粘连。肝棘球蚴囊一般较大，内囊液可达数百至数千毫升，囊液可渗透壁囊吸收入血循环发生过敏反应。

【临床表现】 潜伏期为10～20年，甚至更长时间。病情轻重及临床表现与其寄生部位、囊肿大小及并发症有关。

（一）肝棘球蚴病

最常见，肝棘球蚴囊肿多位于肝右叶并接近于肝表面，表现肝区不适、隐痛或胀痛，可触及无痛性包块。如果肝棘球蚴囊肿位于肝门可引起梗阻性黄疸或门静脉高压症。肝棘球蚴病的并发症主要是继发感染和囊壁破裂，两者常互为因果。破入腹腔、胸腔，可引起弥漫性腹膜炎、胸膜炎及过敏反应，甚至可发生过敏性休克。合并感染时，出现与肝脓肿或膈下脓肿相似的症状。

（二）肺棘球蚴病

多好发于右肺的下中叶。早期多无自觉症状，常于胸透时发现。随着肺棘球蚴囊的不断增大，逐渐出现胸痛、咳嗽以及咯血等症状。当肝棘球蚴囊穿破支气管时，患者表现为突发的阵发性呛咳、呼吸困难、咯血，咳出大量囊液，少数患者可由于大量囊液溢出和堵塞而发生窒息。咯出囊液后可逐渐自愈。若囊液引流不畅还可继发感染，表现为发热、咳脓痰等。

【辅助检查】

（一）血常规

白细胞计数大多正常，嗜酸性粒细胞可有轻度升高。

（二）痰的检查

肺棘球蚴病患者可咯出粉皮样囊壁，痰检可有头节或小钩。

（三）免疫学检查

1. 皮内试验 此试验操作简便、快捷，阳性率可达90%以上，但有假阳性或假阴性反应。结核病、猪囊尾蚴、并殖吸虫病可有假阳性。

2. 血清学检查 可采用间接血凝试验、酶联免疫吸附试验（ELISA）等检测血清抗体。

（四）影像学检查

肝B超检查是诊断肝棘球蚴病的主要方法，可确定其位置、大小以及数目。CT扫描对肝、肺、脑、肾棘球蚴病的诊断有重要意义。

【治疗】

（一）手术治疗

目前以手术切除棘球蚴为主。手术前后应服用阿苯达唑，减低囊内压力，以便手术，同时还可消灭原头蚴，防止播散和复发。术中应避免囊液外溢，以免引起过敏反应。

（二）药物治疗

对有手术禁忌证或术后复发不能进行手术的患者，可进行药物治疗。目前常用药物为阿苯达唑，每次6～7.5 mg/kg或0.4 g，每天2次，4周为一个疗程，必要时可延长至6～10个疗程。对早期肝棘球蚴病的有效率超过80%，不良反应少而轻，因该药有致畸作用，孕妇禁用。

【预防】

（一）管理传染源

宣传养犬的危害性，对流行区的犬进行普查普治，可定期预防服药，如吡喹酮 15～25 mg/kg，1 次顿服。病畜的尸体要深埋或焚毁，防止被犬吞食，避免犬粪中虫卵污染水源。

（二）切断传播途径

注意饮食、饮水卫生和个人防护，避免与犬密切接触。

【常见护理诊断】 潜在并发症：继发感染、过敏性休克、窒息。

【护理措施】

（一）一般护理

1. 休息 症状明显时卧床休息。

2. 饮食 给予高热量、高蛋白及高维生素易消化的饮食。

（二）病情观察

应注意观察：①腹部包块的部位、大小、有无触痛、质地以及表面情况等；②有无发热、肝区疼痛等继发感染的表现；③肺棘球蚴病的表现，如胸痛、咳嗽、咳痰，痰中含有粉皮样物质，以及肺部体征的变化等；④有无呼吸困难、血压下降等过敏性休克表现。

（三）对症护理

根据各型棘球蚴病所表现的症状及时给予相应的护理。

（四）诊疗护理

1. 熟悉常用治疗药物的用法、用量以及疗程。及时观察药物疗效及不良反应。向患者说明早期、足量和足疗程服药的重要性，并指导患者按时服药。

2. 患者可由于囊壁破裂而出现过敏性休克以及窒息等严重的并发症，应事先做好抢救的准备，如床边应备有肾上腺素、吸氧和吸痰装置等。

3. 手术前后的护理 术前主要是药物治疗的护理以及术前的准备工作。术后应做好手术切口的护理，并注意观察有无感染和过敏性休克的表现。

【健康教育】

1. 预防教育，主要是预防犬类的感染；并加强个人卫生、饮水卫生、饮食卫生。

2. 疾病知识教育，做好细粒棘球蚴病的发生、病情进展、治疗以及预后等相关知识的宣传教育，早期发现、早期药物治疗，可避免手术。对不能手术的患者，应教育其按疗程坚持服药。

二、泡型棘球蚴病

泡型棘球蚴病（alveolar echinococcosis）又称泡型包虫病，是人体感染多房棘球绦虫的幼虫（泡球蚴）而引起的疾病。泡球蚴主要寄生于肝，可产生浸润增殖性病变，肺、脑等也可受累。

【病原学】 多房棘球绦虫的形态与生活史和细粒棘球绦虫相似，但泡球蚴生发层位于囊壁外层，为蜂窝状或海绵状多个小囊泡，内含胶冻样液体，在肝内浸润生长而无包膜。人肝病变中罕有原头蚴存在。

【流行病学】 本虫主要以野犬（四川）、红狐（宁夏）、狼、猫等为终宿主，以啮齿动物如田鼠等为中间宿主，人因摄入其虫卵也可成为中间宿主。

本病患者大多为青壮年农牧民以及野外狩猎者，男多于女。通过接触犬、狐等直接感染，或因误食被虫卵污染的食物或水间接感染。

【临床表现】 本型棘球蚴病病情呈缓慢进行性发展，潜伏期一般在20年以上。早期多无自觉症状，晚期患者可有右季肋部隐痛或肿块、食欲下降，腹胀，胆绞痛，消瘦，多有肝大，质地坚硬、表面可扪及结节。也可有黄疸、腹水、脾大和门脉高压征象。肝衰竭和脑转移是死亡的主要原因。

【治疗要点】 泡球蚴病早期应采取手术切除病灶及周围肝组织或肝叶切除。手术不易根治，需联合使用阿苯达唑，每日10 mg/kg，分2次口服。疗程根据病变大小而定，一般为2年或更长。

【护理措施】 同细粒棘球蚴病。

第三节 丝 虫 病

丝虫病（filariasis）是由丝虫通过蚊虫传播的寄生于人体淋巴系统引起的慢性寄生虫病。临床特征在早期主要表现为淋巴管炎与淋巴结炎，晚期表现为淋巴管阻塞及其产生的系列症状。目前已知的寄生于人体的丝虫有8种，我国仅有班氏丝虫及马来丝虫。

【病原学】

（一）成虫

班氏丝虫和马来丝虫成虫形态相似，外形乳白细长，表面光滑，雌雄异体，常缠绕在一起。雌虫的身长和宽度约为雄虫1倍。两种雄虫的结构相似，差别甚微，主要区别为肛孔周围的乳突数目及分布不同，班氏丝虫肛孔两侧有8～10对乳突，马来丝虫仅有4对；在肛孔至尾端班氏丝虫有1～2对乳突，而马来丝虫则无。

（二）微丝蚴

雌虫胎生幼虫，称微丝蚴，常在外周血液呈丝状活动。微丝蚴进入血液循环后，白天大多滞留在肺的微血管内，夜间进入周围血液循环，称为夜现周期性，通常马来丝虫微丝蚴为晚8时至次日晨4时达高峰，班氏丝虫微丝蚴为晚10时至次日晨2时达高峰。微丝蚴在人体内一般可存活2～3个月，长者可达数年。

（三）生活史

班氏和马来丝虫生活史基本相似，分为两个阶段，一个阶段在蚊虫体内发育为幼虫，另一阶段在人体内发育为成虫。

1. 在蚊体内　当蚊虫叮咬人时，含有微丝蚴的人血被蚊虫吸入胃内，经1～7 h微丝蚴脱鞘并移至胸肌，发育为寄生期幼虫，再经过1～3周后发育为感染期幼虫，并移行至蚊下唇，再次叮咬人时侵入人体。

2. 在人体内　感染期幼虫侵入人体后，部分死亡，部分在淋巴管或淋巴结内发育为成虫。班氏丝虫寄生于浅表淋巴系统以及腹腔、阴囊、精索、腹股沟、下肢等处的深部淋巴系统；马来丝虫大多寄生在上、下肢浅表淋巴系统内。两种丝虫的寿命多数为4～10年，个别可达40年。

【流行病学】 丝虫病呈世界性分布，班氏丝虫病主要流行于亚洲、非洲、大洋洲以及美洲的一些地区。马来丝虫病仅流行于亚洲，以东南亚为主。我国内陆班氏丝虫及马来丝虫同时流行于河南、江苏、上海等14个省、市、自治区。

(一) 传染源

主要为血内含微丝蚴的人。猫、犬、猴等哺乳动物可作为马来丝虫的保虫宿主并成为本病可能的传染源。

(二) 传播途径

通过蚊虫叮咬传播。蚊种包括淡色库蚊、致乏库蚊、中华按蚊等。

(三) 易感人群

人群普遍易感，以 20～25 岁的感染率和发病率最高。病后可产生一定的免疫力，但不能阻止再次感染。

(四) 流行特征

在蚊虫孳生季节，每年的 5～10 月本病发病率较高，此时的气候和湿度有利于微丝蚴的发育。而在南方一年四季都可有本病流行。

【发病机制】 丝虫病的发病以及病变主要由成虫引起，其次为感染期幼虫。病变的发展与丝虫的种类、感染的频度以及感染期幼虫进入人体的数量、成虫寄生部位、机体的反应性、继发感染等有关。感染期幼虫在人体发育至成虫的过程中，幼虫和成虫的所产生的代谢产物可引起机体局部淋巴系统的组织反应和全身过敏反应，可表现为周期性的丝虫热、淋巴管炎和淋巴结炎，目前认为是Ⅰ型或Ⅲ型超敏反应所致。晚期表现为继发感染和淋巴管阻塞性病变，与Ⅳ型超敏反应有关。

丝虫病的病变部位主要在淋巴管和淋巴结。急性期的表现是渗出性炎症，淋巴结充血，管壁水肿，嗜酸性粒细胞浸润，蛋白质液的渗出和纤维蛋白的沉积。继之，淋巴管和淋巴结内逐渐出现嗜酸性肉芽肿。严重者，可因组织坏死、液化以及大量嗜酸性粒细胞浸润而形成嗜酸性脓肿。慢性期淋巴管内有息肉或纤维栓子，从而形成闭塞性淋巴管内膜炎，淋巴管和淋巴结的阻塞导致远端淋巴管内压增高，引起淋巴管曲张甚至破裂。淋巴液流入周围组织和器官，刺激局部组织，加速纤维组织的增生，使皮下组织增厚和变硬，形成象皮肿。由于局部血液循环的障碍，常继发细菌感染，使象皮肿加重并恶化，甚至形成局部溃疡。

【临床表现】 班氏和马来丝虫病的潜伏期为 4 个月至 1 年不等。本病的临床表现轻重不一，半数患者为无症状感染者。

(一) 急性期

1. 淋巴结炎和淋巴管炎　为早期较常见的症状，主要出现于四肢，下肢多见。淋巴结炎可以单独发生，淋巴管炎一般都与淋巴结炎相伴发生。临床表现为周期性发作的腹股沟以及腹部淋巴结肿大、疼痛，继之淋巴管肿胀并疼痛，沿大腿内侧形成离心性发展的红线，称“逆行性淋巴管炎”。每月或者数月发作一次，一般 1～3 日自行消退。发作时可有畏寒、发热、全身乏力等症状。当炎症侵犯皮内微细淋巴管时，局部皮肤可出现弥漫性红肿、发亮，并伴有灼热压痛，称为“丹毒样皮炎”，俗称“流火”，持续约 1 周消退。

2. 丝虫热　周期性高热，伴畏寒与寒战，体温可达 40℃，部分患者仅有发热而无寒战，持续 2～3 日消退。多见于班氏丝虫病流行区。

3. 精索炎、附睾炎、睾丸炎　多见于班氏丝虫病。表现为发热同时伴一侧阴囊肿痛，自腹股沟向下蔓延，可向大腿内侧放射。睾丸及附睾肿大伴有压痛，精索上可以触及一个或多个结节，压痛明显，数天内消退但常反复发作。

4. 肺嗜酸性粒细胞浸润综合征　又称“丝虫性嗜酸性粒细泡增多症”。表现发热、畏寒、咳嗽、哮喘以及淋巴结肿大等。肺部有游走性的浸润灶，胸片可见肺纹理增粗以及广泛粟粒样斑点状阴影，痰中可见嗜酸性粒细胞及夏科-莱登晶体。周围血中嗜酸性粒细胞增多。

（二）慢性期

以淋巴系统增生和阻塞引起的临床表现为主。

1. 淋巴结肿大和淋巴管曲张　肿大的淋巴结内淋巴窦扩张，周围的淋巴管向心性曲张并形成肿块，穿刺可得淋巴液，有时可检出微丝蚴。淋巴管曲张多见于精索、阴囊和大腿内侧。精索淋巴管曲张可相互粘连成索状，须与精索静脉曲张相鉴别，两者可并存。

2. 鞘膜积液　常见于班氏丝虫病。由于精索和睾丸淋巴管阻塞，淋巴液滞留于鞘膜腔内所致。积液少时可无症状；积液多时，患者可有下坠感，阴囊体积增大，穿刺液离心沉淀后可找到微丝蚴。

3. 乳糜尿　乳糜尿是班氏丝虫病晚期主要症状之一。乳糜尿患者淋巴管破裂部位常发生在肾盂和输尿管，很少发生在膀胱。常骤然出现，发作前可无症状，也可伴有发热、畏寒以及腰部、盆腔和腹股沟处疼痛，继之出现乳糜尿。乳糜尿凝固后可堵塞尿道导致排尿困难，甚至出现肾绞痛。乳糜尿呈乳白色，乳糜血尿呈粉红色，静置可分三层：上层是脂肪；中层是较清的液体，混有小凝块；下层是红色或粉红色沉淀物，含红、白细胞、淋巴细胞等，偶尔能找到微丝蚴。

4. 淋巴水肿与象皮肿　两者可同时存在，临床上难以鉴别。淋巴水肿可因淋巴液回流改善后自行消退。若淋巴回流不畅持续时间较长，则可发生象皮肿，表现为凹陷性坚实性水肿，皮肤变粗糙、皮皱加深，有苔藓样疣状结节，常继发细菌感染，可形成慢性溃疡。象皮肿多发生于下肢，偶尔也可发生于阴囊、阴茎、乳房等处。

【辅助检查】

（一）血常规

白细胞总数可升至（10～20）×10^9/L，嗜酸性粒细胞显著增多，若继发感染，中性粒细胞也会显著增高。

（二）病原学检查

是确诊丝虫病的主要依据。一般在晚10时至次日晨2时阳性率较高。方法包括涂片法、鲜血法、浓集法等。

（三）免疫学检查

方法有皮内试验、间接荧光抗体检测、补体结合试验以及酶联免疫吸附试验等。但这些方法与其他线虫有交叉反应，因此特异性不高。

（四）分子生物学检查

DNA杂交试验和PCR检查微丝蚴核酸等技术可用于丝虫病的诊断。

【治疗要点】

主要为病原治疗。

1. 乙胺嗪（海群生）　为首选药物，能杀灭微丝蚴和成虫。口服吸收迅速，分布广，毒性低，偶可引起过敏反应。其剂量和疗程取决于丝虫的种类、患者的具体情况和感染度。治疗方法有以下几种：①短程疗法：适用于马来丝虫病患者。成人1.5g顿服，或0.75g 2次/日，连服2日；②中程疗法：适用于班氏丝虫病患者，每日0.6g，分2～3次口服，疗程7日；③间歇疗法：成人每次0.5g，1次/周，连服7周，此法阴转率高，疗效可靠且不良反应小；④流行区全民可食用乙胺嗪药盐：药盐为每千克食盐加3g乙胺嗪，食用6个月，能取得一定疗效。

2. 伊维菌素 对微丝蚴的治疗效果与乙胺嗪相同，但不良反应更小，成人 100～200 ug/kg，顿服或连服 2 日。

3. 呋喃嘧酮 能杀灭班氏丝虫的成虫和微丝蚴。每日 20 mg/kg，分 2～3 次口服，连服 7 日。不良反应与乙胺嗪相仿。

【预防】

在流行区域大力整治卫生环境，消灭蚊虫的孳生地，进行药物灭蚊；对人群采取普查普治，流行区全民食用乙胺嗪药盐；加强个人的防护，切断丝虫病的传播途径。

【常见护理诊断】

1. 体温过高 与丝虫感染有关。

2. 疼痛 与丝虫感染引起淋巴结、淋巴管炎有关。

3. 皮肤完整性受损 与淋巴回流不畅引起象皮肿有关。

4. 潜在并发症：乳糜尿 与肾淋巴管破裂有关。

【护理措施】

（一）一般护理

1. 休息 急性期应严格卧床休息，症状消失后逐渐增加活动量。

2. 饮食 饮食给予高热量、低脂、适量蛋白质、维生素丰富的易消化的流食或半流食，保证患者充足的营养。鼓励其多饮水，以保证足够的液体。

（二）病情观察

应注意观察：①生命体征；②疼痛的部位、性质、持续的时间以及缓解的方法；③淋巴肿胀和曲张的部位，有无睾丸鞘膜积液；④有无象皮肿以及象皮肿的部位。

（三）对症护理

1. 发热的护理 患者体温过高时应给以物理降温，可采用冷敷、温水擦浴、醇浴等方法，必要时使用小剂量退热剂。

2. 疼痛的护理 ①有淋巴结、淋巴管炎伴有疼痛的患者可抬高下肢，局部热敷，每日 2～3 次，但局部灼热感明显者可用冷敷；②鞘膜积液的患者可使用阴囊丁字带固定；③可遵医嘱使用阿司匹林、布洛芬等解热镇痛剂。

3. 皮肤护理 ①象皮肿的患者应抬高患肢，使用绷带自上而下绑扎，或穿弹力袜套，有利于淋巴液回流，绷带绑扎应坚持 2 年；②保持皮肤清洁，经常用温热水或中草药煎汤熏洗局部皮肤，避免皮肤外伤，治疗及护理严格无菌操作，防止继发感染；③如有继发感染应给予有效抗菌药物治疗；④下肢发生严重的象皮肿时可施行皮肤移植术，阴囊象皮肿时可施行整形术。

4. 乳糜尿的护理 ①卧床休息，避免劳累；②鼓励患者应多饮水，给予低脂肪和低蛋白饮食，限制脂肪的摄入；③遵医嘱给予维生素 C 及中医治疗。

（四）诊疗护理

乙胺嗪的不良反应主要是在治疗过程中大量的微丝蚴或成虫死亡可能导致患者过敏反应。对严重心、肝、肾疾病患者以及活动性肺结核，急性传染病，妊娠 3 个月内或 8 个月以上和月经期妇女应缓用或禁用此药，抗阻胺药、泼尼松、阿司匹林等药物可缓解或预防全身过敏反应。

【健康教育】

1. 向流行区群众进行预防教育，讲解丝虫病的预防知识，如感染途径、对人体的危害以及预防的措施，宣传疾病普查、普治的重要意义，重点做好个人防护工作，切断传播途径。

2. 讲述疾病相关知识，如疾病的流行病学特点、临床表现、预防及护理措施，嘱其按医嘱正确服药，指导患者观察药物不良反应，发现异常情况及时就诊。

第四节 钩虫病

钩虫病（ancylostomiasis，hookworm disease）是由钩虫寄生于人体小肠所引起的疾病。临床上以贫血、营养不良、胃肠功能失调、劳动力下降为主要表现。轻者可无症状，严重者可致心功能不全或儿童发育障碍。

【病原学】 钩虫病的病原体有十二指肠钩口线虫（简称十二指肠钩虫）和美洲板口线虫（简称美洲钩虫）两种，成虫呈灰白色，雌虫较雄虫长，十二指肠钩虫呈C形，美洲钩虫呈S形。

钩虫成虫寄生于小肠上段，其虫卵随粪便排出，在温暖、潮湿、疏松土壤中1～2日后孵出杆状蚴，再经1周左右发育为感染性丝状蚴。丝状蚴生命力强，可生存数周，多存在于潮湿泥土中，亦可随雨水或露水爬至植物的茎、叶上，当人体皮肤或黏膜与之接触时，即可侵入人体，经微血管或淋巴管，随血流经右心至肺，穿破肺微血管进入肺泡，沿支气管上移至咽喉部，随宿主吞咽活动经食管进入小肠上部，再经两次蜕皮发育为成虫，成熟后产卵。自丝状蚴钻入皮肤至成虫产卵约需4～7周。

【流行病学】 钩虫感染遍及全球，尤以热带和亚热带地区最普遍。我国华东、华北地区以十二指肠钩虫为主，华南、西南地区以美洲钩虫为主。农村感染率为30%～40%，明显高于城市。

（一）传染源

主要为钩虫病患者及带虫者。

（二）传播途径

钩虫的主要感染方式是丝状蚴从皮肤侵入。农民赤足下田劳作，接触污染的土壤时遭受感染。亦可生食含有丝状蚴的蔬菜经口腔黏膜侵入而感染。

（三）人群易感性

任何年龄与性别均可感染，但以青壮年农民感染率为高，而且可多次重复感染，夏、秋季多见。

【发病机制】

（一）幼虫引起的损害

钩虫丝状蚴钻入皮肤处，可引起钩蚴性皮炎，穿过肺微血管到达肺泡，可引起肺间质和肺泡的点状出血与炎症。严重感染者可产生支气管肺炎。

（二）成虫引起的损害

钩虫成虫以口囊和钩齿、切齿咬附在小肠黏膜上，吸食血液，且不断更换吸附部位，并分泌抗凝血物质，故被钩虫咬吸的黏膜不断渗血，引起慢性失血和血浆蛋白丢失。长期严重贫血和缺氧可引起心肌脂肪变性，心脏扩大，甚至并发心功能不全。组织缺铁与其他营养素的缺乏可引起指甲扁平、反甲、毛发干燥脱落及食管和胃黏膜萎缩。儿童严重感染可引起生长发育障碍。

【临床表现】 钩虫感染后是否出现症状与感染程度、宿主的营养状况和免疫功能有关。

粪便中有钩虫卵而无明显症状的钩虫感染者多见。

（一）幼虫引起的症状

1. 皮炎　丝状蚴侵入部位的皮肤出现丘疹、小出血点或疱疹，奇痒，俗称“粪毒”，常见于手指或足趾间、足缘、下肢皮肤或臀部，如无继发感染可于数日内消失。

2. 呼吸系统症状　感染后 1 周左右，由于大量钩蚴移行至肺部，患者可出现低热、咽喉发痒、声音嘶哑、咳嗽、小量咳痰，有时痰中带血丝。也有的患者可出现哮喘发作。肺部检查可听到干啰音或哮鸣音。呼吸系统症状可持续数周至 1 个月。

（二）成虫引起的症状

1. 消化系统症状　患者大多于感染后 1～2 个月逐渐出现上腹部疼痛、食欲减退、腹泻、消瘦等症状。可有食生米、泥土等异嗜症。

2. 贫血症状　是钩虫病的主要症状。在重度感染后 3～5 个月逐渐出现进行性贫血，表现为头晕、眼花、耳鸣、劳动后心悸与气促、记忆力减退、表情淡漠或脸色蜡黄等症状。长期严重贫血可发生贫血性心脏病，表现为心脏扩大、心率增快、心前区收缩期杂音，甚至发生心功能不全。重症贫血常伴有低蛋白血症，出现下肢或全身水肿。

【辅助检查】

（一）血液检查

1. 血常规　常有不同程度小细胞低色素性贫血。网织红细胞正常或轻度增高，白细胞大多数正常，嗜酸性粒细胞可轻度增多。

2. 血清铁　浓度显著降低，一般在 9 μmol/L 以下。

（二）骨髓象

红细胞系统增生活跃，红细胞发育多停滞于幼红细胞阶段，中幼红细胞显著增多。

（三）粪便检查

粪便隐血试验阳性。直接涂片可查见钩虫卵，用钩虫幼虫培养法可孵出丝状蚴，有确诊意义。

【治疗要点】

（一）病原治疗

常应用苯咪唑类药物，如阿苯达唑（肠虫清），成人剂量为 400 mg，一次顿服，隔 10 日重复一次。该类药物为广谱驱虫药，对多种肠道线虫感染均有效。

（二）局部治疗

钩虫幼虫皮炎在感染后 24 h 内可采用左旋咪唑涂擦剂或 15%噻苯达唑软膏涂擦患处，有止痒、消炎及杀死皮内钩虫幼虫的作用。

（三）对症治疗

补充铁剂可纠正贫血。严重钩虫病贫血患者常伴有营养不良，除补充铁剂外，还应补充蛋白质及维生素等营养物质。

【预防】

（一）管理传染源

在钩虫感染率高的地区定期开展大规模普查、普治工作，及时进行驱虫治疗，以控制传染源。

（二）切断传播途径

加强粪便管理，推广粪便无害化处理。改革施肥与耕作方法，尽量采用机械操作耕种，防止钩虫幼虫从皮肤侵入。

（三）加强个人防护

下田劳动尽可能穿鞋或局部涂擦1.5%左旋咪唑硼酸乙醇液或15%噻苯达唑软膏等，避免赤足与污染土壤密切接触，防止钩虫幼虫从皮肤侵入。

【常见护理诊断】

1. 活动无耐力　与钩虫所致贫血有关。

2. 营养失调：低于机体需要量　与钩虫在肠道寄生引起慢性失血有关。

3. 皮肤完整性受损　与钩虫引起皮肤损伤有关。

【护理措施】

（一）隔离和消毒

采取消化道隔离。患者的呕吐物、排泄物及污染物品应及时消毒后弃去，并对患者内裤及手足进行消毒处理。

（二）一般护理

1. 休息　根据贫血程度决定其活动量，严重贫血者需卧床休息。

2. 饮食　应给以高蛋白、高热量、高维生素、易消化及含铁丰富的饮食。驱虫期间给以半流质饮食，忌用油类及粗纤维食物。

（三）病情观察

应密切观察：①皮疹及皮肤瘙痒情况，有无皮肤破损和继发感染；②患者呼吸系统症状、消化系统症状，有无明显消化道出血所致黑便等；③贫血所引起的症状及体征、治疗效果如血红蛋白增长情况等。

（四）对症护理

1. 对皮肤瘙痒明显者可给以左旋咪唑涂肤剂或阿苯达唑软膏涂擦，有止痒消炎作用。嘱患者避免搔抓，预防继发感染。如继发感染，可局部涂擦抗生素类软膏。

2. 重度贫血患者生活不能自理，应加强生活护理，满足患者基本需要。因患者机体抵抗力差，特别应注意口腔、皮肤护理，以防感染。

（五）诊疗护理

1. 苯咪唑类药物不良反应轻微，少数患者可出现头晕、腹部不适、腹泻等症状，应告知患者上述症状不影响治疗，可自行缓解。

2. 应用铁剂治疗贫血时，应注意：①加服维生素C有利于铁剂吸收；②禁饮茶、咖啡和牛奶；③口服液体铁剂时应用吸管，防止牙齿变黑；④注意胃肠道反应，如饭后30～40 min服用可避免铁剂对消化道的刺激，减轻胃肠道反应；⑤如在服铁剂期间粪便呈黑褐色为正常现象，不必惊慌；⑥贫血纠正后，仍需坚持服药2～3个月，以彻底治疗贫血。

【健康教育】

1. 进行钩虫感染过程及预防措施的知识教育，宣传普查、普治及加强粪便管理的意义，并做好个人防护，防止钩虫幼虫从皮肤侵入。

2. 介绍钩虫病的症状、贫血原因、服用抗钩虫药及铁剂的剂量、疗程，嘱患者坚持服药，并请家属监督。如感染较重者应按医嘱进行重复治疗。本病纠正贫血后患者症状可减轻或消失，预后良好。

3. 驱虫后半个月左右应复查粪便虫卵，以判定疗效。

第五节　肠绦虫病

肠绦虫病（intestinal taeniasis）是由各种绦虫寄生于人体小肠所引起的一类肠道寄生虫病。常见者为猪带绦虫病和牛带绦虫病。人多因进食含活囊尾蚴的猪肉或牛肉而被感染。

【病原学】 在我国肠绦虫病的病原体以猪带绦虫（又称猪肉绦虫）和牛带绦虫（又称牛肉绦虫）最常见。

猪带绦虫由头节、颈节和体节（链体）三部分组成，其链体的妊娠节片中充满虫卵。猪带绦虫的终宿主是人，中间宿主主要是猪，人也可成为其中间宿主。其成虫寄生于人的小肠，虫卵和妊娠节片可随粪便排出人体外。虫卵被猪吞食后，经消化液的作用，在十二指肠内孵出六钩蚴。六钩蚴钻破肠壁，随血液及淋巴循环散布到全身，最后主要在骨骼肌内发育为囊尾蚴。成熟的囊尾蚴约米粒大小，外有乳白色、半透明的囊膜，内含液体及内陷的头节。含囊尾蚴的猪肉俗称“米猪肉”或“豆肉”。当人食入含有活囊尾蚴的猪肉后，经消化液的作用，囊壁被破坏，囊尾蚴伸出头节，吸附于肠壁，经10～12周发育为成虫。

牛带绦虫的形态、结构及生活史与猪绦虫相似。不同的是牛带绦虫的中间宿主是牛，人只能成为其终宿主。

【流行病学】

（一）传染源

患者是猪带绦虫病和牛带绦虫病的唯一传染源。

（二）传播途径

猪带绦虫病和牛带绦虫病主要因食入生或未煮熟的含有囊尾蚴的猪肉或牛肉而感染，亦可经被囊尾蚴污染的食物或手而传播。

（三）人群易感性

人群普遍易感。以青壮年为多，男多于女。

（四）流行特征

呈世界性分布，在我国猪带绦虫病主要见于东北、华北等进食猪肉较多的地区，且多为散发。牛带绦虫病主要见于华北、西北、西南等少数民族地区，常可呈地方性流行。

【发病机制】 囊尾蚴进入人体小肠后，在消化液的作用下，伸出头节，以其小钩和（或）吸盘钩挂和（或）吸附在小肠黏膜上，引起局部损伤及炎症，少数甚至可穿透肠壁引起腹膜炎。虫体可干扰肠管运动，引起腹部不适、腹痛等。虫体扭转或多条绦虫寄生偶可导致不全性肠梗阻。

【临床表现】 潜伏期为2～3个月。因自食入囊尾蚴至成虫发育成熟需2～3个月。

大部分猪带绦虫病与牛带绦虫病患者可无自觉症状，而仅以粪便中发现白色带状妊娠节片为最初的唯一的症状。约有半数患者可有上腹隐痛、恶心、食欲改变等消化道症状，少数患者可有乏力、消瘦、磨牙、失眠、神经过敏等症状。患者也可因虫体扭转或感染多条绦虫而引起肠梗阻，或因虫体寄生而出现营养不良或贫血。猪带绦虫患者因自体感染而同时患有囊虫病者可占2.5％～25％。感染期越长危险性越大。

【辅助检查】

（一）粪便检查

患者粪便中发现白色妊娠节片，对排出的节片进行压片检查可确定绦虫的种类。粪便检查虫卵的阳性率低，直肠或肛门拭子与肛门胶纸粘拭的阳性率较高。

（二）免疫学检查

皮内试验及血清 ELISA 阳性符合率达 73%～95%，但可呈假阳性反应。

【治疗要点】

主要为驱虫治疗，常应用：

1. 吡喹酮　为广谱驱虫药，对各种绦虫病疗效均好，为目前首选。驱虫可按 15～20 mg/kg，一次空腹顿服即可，疗效可达 95%以上。服药后偶有恶心、呕吐、腹痛、头昏、乏力等不适，数日内可自行消失。

2. 甲苯达唑（甲苯咪唑）　每次 300 mg，2 次/日，口服，疗程 3 日，疗效可达 100%，多能使虫体完整排出。该药肠道吸收少，不良反应少，但有致畸作用，孕妇及幼儿禁用。

3. 南瓜子与槟榔联合疗法　成人口服南瓜子仁粉 50～90 g，2 h 后服槟榔煎剂，再过 30 min后服 50%硫酸镁 50～60 ml，一般 3 h 内可排出虫体。用药后可有恶心、呕吐、腹痛等不适。

【预防】

（一）管理传染源

在流行区开展普查普治，对绦虫病患者进行驱虫治疗，加强粪便管理，防止猪与牛感染。

（二）切断传播途径

加强肉类检疫，禁止出售含囊尾蚴的肉类。加强个人饮食卫生，不吃未煮熟的猪肉和牛肉，生熟炊具要分开，生吃的蔬菜、水果等要洗净、消毒，饭前、便后要洗手等。

【常见护理诊断】

1. 疼痛　与绦虫寄生于小肠引起胃肠功能紊乱有关。

2. 营养失调：低于机体需要量　与绦虫长期寄生导致消化、吸收功能障碍有关。

3. 潜在并发症：肠梗阻、阑尾炎。

【护理措施】

（一）隔离

采取消化道隔离。

（二）一般护理

1. 休息　症状明显者需卧床休息。

2. 饮食　鼓励患者多进高热量、高蛋白、营养丰富的饮食，以保证足够的营养摄入。

（三）病情观察

应注意观察：①粪便中有无节片；或有无节片自肛门逸出；②有无恶心、呕吐、腹痛、腹泻等消化道症状；③有无剧烈头痛、癫痫、视力障碍、皮下结节等不同部位囊虫病的表现；④测量身高、体重，注意有无结膜苍白、皮肤弹性下降等营养不良或贫血的表现；⑤及时了解血常规、粪便检查等检查结果。

（四）诊疗护理

本病的主要治疗是驱虫治疗。在驱虫过程中必须做好以下护理：

1. 熟悉不同品种驱绦虫药的作用、不良反应、服用方法，以及驱虫过程中的注意事项等，并向患者做好解释及做好药物疗效、不良反应的观察与记录。

2. 驱猪带绦虫前，应先给予氯丙嗪或多潘立酮，以防止患者恶心、呕吐时将虫卵反流入胃和十二指肠，产生自身感染而导致囊虫病。

3. 驱虫时应保持大便通畅，必要时可用泻药，以利于虫体或虫卵及时排出，当虫体部分排出时切忌拉断，可用温热水坐浴使全部虫体自然排出。

4. 驱虫后应留 24 h 全部粪便，检查有无头节排出。如未找到头节也不一定表示失败，因为头节当天不一定排出或头节已被破坏不易辨认。治疗后半年内仍无节片排出，虫卵转阴，可确定已治愈，否则应复治。

【健康教育】

1. 开展预防绦虫病的卫生宣教，尤其在流行区，宣传教育的重点是改变不良饮食习惯，烹饪生熟食物应分开，不吃生猪肉或牛肉。并教育患者注意卫生，防止虫卵污染水、食物及手而感染自身或他人。

2. 进行疾病知识教育，如疾病的流行病学特征、临床表现、治疗要点及预防等，指导患者配合治疗。

第六节 囊虫病

囊虫病（cysticercosis）又称囊尾蚴病，是由猪带绦虫的幼虫（囊尾蚴）寄生于人体各组织器官所致的疾病，为较常见的人畜共患病。囊虫主要寄生在皮下组织、肌肉和中枢神经系统，因寄生部位不同及感染程度不同，导致其临床表现及病情轻重有明显差异，其中以脑囊虫病最为严重。

【病原学】 猪囊尾蚴在人体寄生引起囊虫病。人经口感染猪带绦虫虫卵后，在胃与小肠经消化液作用，孵出六钩蚴，六钩蚴穿破肠壁，随血液和淋巴循环到达全身各组织器官，在组织内经 3 周可长出头节，再经 9～10 周发育为囊尾蚴。囊尾蚴结节因寄生部位不同而形态各异。在皮下和肌肉内，因受肌纤维挤压而呈椭圆形，脑实质内多呈圆形。

【流行病学】

（一）传染源

猪带绦虫患者是囊虫病的唯一传染源。

（二）传播途径

主要由于含虫卵的粪便污染蔬菜、食物、水及手等而经口感染。亦可因体内有猪带绦虫寄生，肠内虫卵反流入胃或十二指肠而发生自体内感染，或经污染的手食入自体排出的虫卵而发生自体外感染。

（三）人群易感性

普遍易感，青壮年多见。男多于女，农民居多。近年来儿童和城市居民患病率有所增加。

（四）流行特征

散发为主，是我国北方主要的人畜共患的寄生虫病。其分布及流行特征与猪肉绦虫病相同，以东北、华北、河南较多。

【发病机制】 囊尾蚴寄生于人体，引起局部组织的炎症反应，表现为炎症细胞浸润、纤维结缔组织增生，囊尾蚴被纤维组织包裹而形成包囊，囊尾蚴死亡后逐渐钙化。其临床表现和病理变化取决于囊虫寄生的部位、数目、囊虫的死活及组织反应性。

寄生于脑部的囊虫，以大脑皮质最多，多数病例脑内仅有1～2个囊虫。囊虫在脑内主要引起占位性病变及颅内压增高。若累及运动区，可引起癫痫发作；经脑脉络膜丛进入脑室系统及蛛网膜下腔，可引起脑脊液循环阻塞产生脑积水；脑内大量囊尾蚴寄生，可产生广泛脑组织破坏及炎症改变。颅内压增高明显者可引起脑疝。

寄生于皮下组织及肌肉者，主要表现为皮下结节。眼部的囊尾蚴常寄生于玻璃体、眼球肌肉、眼结膜下等处，引起视力障碍。

【临床表现】 潜伏期为3个月至数年，5年内居多。大多数被感染者在临床上无明显症状。

（一）脑囊虫病

约占囊虫病患者总数的2/3，常同时伴有皮下及肌肉囊虫病。按囊虫寄生部位的不同可分为以下几型：

1. 脑实质型 最常见，占脑囊虫病的80%以上。囊虫常寄生于大脑皮质邻近运动中枢区，因而以癫痫最常见。约半数患者表现为单纯大发作，发作频率较低，多在3个月以上，部分患者甚至若干年才发作一次。弥漫性脑实质受累者常引起器质性精神病，亦可因脑组织破坏或皮质萎缩导致痴呆。

2. 脑室型 因囊虫常游离或带蒂附着于脑室壁，导致脑脊液循环受阻，出现活瓣综合征，当患者转头等体位改变时，颅内压突然升高，因而出现剧烈头痛、呕吐、甚至脑疝，并有强迫体位。

3. 软脑膜型 主要为慢性脑膜炎及蛛网膜下腔粘连的表现，如头痛、呕吐、颈项强直等。因颅底粘连，可影响颅神经，表现为视力、听力障碍，耳鸣、眩晕、共济失调、面神经麻痹等。

4. 混合型 以上各型混合存在，以脑实质型与脑室型混合存在最多见。患者精神症状最重。另外，还可因囊虫侵入椎管压迫脊髓而出现截瘫表现。

（二）皮下组织及肌肉囊虫病

约2/3的囊虫患者有皮下或肌肉囊虫病，患者皮下可扪及圆形或椭圆形的结节，为坚韧实体，有弹性，可自由移动，以躯干、头部多见，四肢较少，数目自数个至数百个不等。结节可分批出现，亦可逐渐消失。囊虫数目少时可无症状，或仅有局部酸胀感。大量囊虫寄生于肌肉，可出现假性肌肥大，肌肉体积增加，但活动无力。

（三）眼囊虫病

常寄生于玻璃体和视网膜下。寄生于玻璃体者患者感觉眼前有黑点或黑影晃动，寄生于视网膜者可影响视力。

【辅助检查】

（一）血常规

大多正常，嗜酸性粒细胞多无明显增多。

（二）粪便检查

粪便中发现绦虫卵或妊娠节片，可作为诊断本病的重要参考。

（三）脑脊液

软脑膜型及弥漫性脑部病变者可见脑脊液压力增高，脑膜炎者可有细胞数及蛋白质轻度升高。

（四）免疫学检查

用ELISA法或间接血凝试验法等检测患者血清或脑脊液中特异性IgG抗体，有较高的特异性和敏感性。

（五）影像学检查

X线检查可发现颅内及肢体软组织内的囊虫钙化阴影。颅脑CT扫描及MRI对脑囊虫病有重要的诊断价值。

（六）病原检查

取皮下结节做活检，对脑囊虫病是重要的确诊依据。

【治疗要点】

（一）病原治疗

1. 阿苯达唑（丙硫咪唑）　本药是目前治疗脑囊虫病的首选药物，其疗效确切、作用温和、不良反应轻。每日15～20 mg/kg，分2次服用，10日为一个疗程。严重的脑型患者可改为每日18 mg/kg，14日为一个疗程，可重复2～3个疗程。

2. 吡喹酮　本药作用强、效果好，但杀灭囊虫时引起的组织反应大，适合于单纯皮下肌肉囊虫病患者。每日40～60 mg/kg，分3次口服，连服3日，必要时2～3个月后重复一个疗程。

（二）对症治疗

有颅内压增高者，应先每日静滴20%甘露醇250 ml（内加地塞米松5 mg），连续3日后，再开始病原治疗。疗程中可常规应用地塞米松和甘露醇，以防止颅内压增高的发生或加重。癫痫发作频繁者，可酌情选用安定、苯妥英钠或异戊巴比妥钠等药物。发生过敏性休克者用0.1%肾上腺素1 mg皮下注射（小儿酌减），同时用氢化可的松加入葡萄糖液中静滴。

（三）手术治疗

对眼囊虫病或脑囊虫病者，应先行手术摘除囊尾蚴，再给予杀虫药治疗，以防止杀虫后局部炎症反应加重视力障碍或脑室孔堵塞。

【预防】

（一）管理传染源

彻底根治猪带绦虫病患者。加强粪便管理，提倡生猪圈养。做好猪肉的检疫工作，禁止出售“米猪肉”。

（二）切断传播途径

注意养成良好的饮食卫生习惯，如生吃的蔬菜、水果等要洗净消毒，饭前便后要洗手等。

【常见护理诊断】

1. 有受伤的危险　与囊虫寄生于大脑引起癫痫发作有关。

2. 潜在并发症：颅内压增高、视力下降、失明、痴呆。

【护理措施】

（一）一般护理

囊虫病患者需住院治疗，服药期间应绝对卧床休息。

（二）病情观察

应注意观察：①脑囊虫患者应注意观察有无癫痫先兆及癫痫发作的情况；有无颅内压增

高的表现；②皮下及肌肉囊虫病患者应观察皮下结节的部位、数目及其局部表现；有无肌肉软弱无力等；③了解有关的免疫学、影像学及病原学等辅助检查结果。

（三）对症护理

①有癫痫发作者，可遵医嘱酌情给予镇静剂，并做好患者的安全护理（详见第二章第七节流行性乙型脑炎的护理）；②有颅压增高者，应按医嘱给以脱水治疗，并做好相应护理。

（四）诊疗护理

1. 药物治疗的护理　用药前向患者说明病原治疗药物的用法、疗程及可能出现的不良反应。脑型患者首选药物为阿苯达唑，其不良反应有头痛、皮疹、低热、视力障碍及癫痫等，个别患者可出现过敏性休克及脑疝等严重反应，应加强监护，并做好抢救准备工作，及时发现病情变化并及时处理。

2. 脱水治疗的护理　有颅内压增高者，病原治疗前及治疗中均需进行脱水治疗，应注意脱水药治疗原则及不良反应。

3. 检查及手术治疗的护理　本病在治疗前常需做各种检查，如眼底、脑脊液、X 线、CT、MRI 等，以明确囊虫的部位、数目、有无颅内压增高及其严重程度等。进行各种检查前，应向患者说明检查目的、过程及注意事项，以取得患者的理解与合作，减轻焦虑及恐惧情绪。有脑室梗阻及眼囊虫病者，应先行手术摘除囊尾蚴，然后再给以抗囊虫病药物，以免病情加重，也需向患者说明手术目的。

【健康教育】

1. 宣传预防知识，主要宣传积极根治猪带绦虫病患者、加强家畜及粪便管理、注意饮食卫生的重要性。

2. 进行疾病知识教育，指导患者自我监测，如有头痛、头晕、抽搐等表现，应及时报告医护人员。目前，囊虫病多以实施多疗程驱虫治疗为主，患者应规则治疗，以求根治。

3. 有癫痫发作者，应坚持服用抗癫痫药物，控制症状后逐渐减量，维持 1～2 年才能停药。

小结

蠕虫感染性疾病是由各种蠕虫感染引起的寄生虫疾病。能导致人体损害的蠕虫主要包括吸虫、绦虫和线虫三大类。患者及带虫者为主要传染源，感染对象多为农民和儿童。其临床表现与蠕虫的感染程度密切相关，轻者多无明显临床症状，严重感染者常有不同程度的局部症状、全身症状和并发症表现。晚期血吸虫病可引起肝硬化和门脉高压；棘球蚴病可引起相应的肝和肺部表现；丝虫病可表现为淋巴结炎和淋巴管炎；钩虫病可引起贫血和消化系统症状；绦虫病患者症状多不典型；囊虫病患者可因囊虫的寄生部位不同而表现不一。主要护理措施是加强病情观察，做好对症护理。预防蠕虫感染性疾病的关键是开展群众卫生宣教和家庭护理指导。

思考题

病例分析题

1. 患者，男，30 岁，湖南岳阳人，农民。腹泻反复发作 4 年，每日 3～10 次，量中等、脓血、恶臭。无明显腹痛及里急后重，亦无畏寒、发热，曾连续培养 7 次，均为阴性，且未找到阿米巴原虫。自服小檗碱治疗无效。1 年半前做乙状结肠黏膜活检，发现有血吸虫卵并间断接受治疗。患者生长于岳阳，该地区为血吸虫病流行区，患者爱好游泳，以前经常下水，且有皮疹及皮肤瘙痒史。

身体评估：T 37.1℃，P 76 次/分，R 25 次/分，BP 115/70mmHg，营养中等，发育正常，神志清楚，皮肤无出血点及皮疹，巩膜无黄染，浅表淋巴结不大，颈软，心肺（一）。腹平软，无压痛及腹壁静脉曲张，未扪及包块。肝、脾肋下 1cm，质软，微压痛，无移动性浊音，脊柱四肢无异常。

辅助检查：血常规示 Hb 146g/L，WBC 5.5×10^9/L，N 60%，L 28%，嗜酸性粒细胞 12%。粪便常规示黄色、稀、镜检（一）。尿常规（一）。肝功能正常。直肠黏膜活检示大量新鲜血吸虫卵。

问题

（1）该患者可能的诊断及诊断依据是什么？

（2）存在哪些护理问题？应如何对患者实施护理？

（3）为防止再次发病应对给患者做哪些指导？

2. 患者，女，33 岁，湖南常德人。因发热、腹痛、腹泻 3 天就诊。患者两个月前在水稻田间劳动时，感下肢经常出现红色丘疹并伴有瘙痒。3 天前开始出现午后体温升高，无畏寒、寒战。腹部隐痛，每日排便 3～6 次，初为稀水样便，后带有黏液脓血。偶有咳嗽、咳痰，食欲不佳。

身体评估：T 39.1℃，无黄疸，肝肋下 2.5cm，脾肋下侧位可扪及。

辅助检查：血常规 WBC 13×10^9/L，嗜酸性粒细胞 22%。

问题

（1）该患者可能的诊断及诊断依据是什么？

（2）如何进行治疗？

（3）如何对患者实施护理？

（大庆医学高等专科学校 韩锋玉）

附录1　中华人民共和国传染病防治法

（1989年2月21日第七届全国人民代表大会常务委员会第六次会议通过，2004年8月28日第十届全国人民代表大会常务委员会第十一次会议修订）

第一章　总则

第一条　为了预防、控制和消除传染病的发生与流行，保障人体健康和公共卫生，制定本法。

第二条　国家对传染病防治实行预防为主的方针，防治结合、分类管理、依靠科学、依靠群众。

第三条　本法规定的传染病分为甲类、乙类和丙类。

甲类传染病是指：鼠疫、霍乱。

乙类传染病是指：传染性非典型肺炎、艾滋病、病毒性肝炎、脊髓灰质炎、人感染高致病性禽流感、麻疹、流行性出血热、狂犬病、流行性乙型脑炎、登革热、炭疽、细菌性和阿米巴性痢疾、肺结核、伤寒和副伤寒、流行性脑脊髓膜炎、百日咳、白喉、新生儿破伤风、猩红热、布鲁菌病、淋病、梅毒、钩端螺旋体病、血吸虫病、疟疾。

丙类传染病是指：流行性感冒、流行性腮腺炎、风疹、急性出血性结膜炎、麻风病、流行性和地方性斑疹伤寒、黑热病、包虫病、丝虫病，除霍乱、细菌性和阿米巴性痢疾、伤寒和副伤寒以外的感染性腹泻病。

上述规定以外的其他传染病，根据其暴发、流行情况和危害程度，需要列入乙类、丙类传染病的，由国务院卫生行政部门决定并予以公布。

第四条　对乙类传染病中传染性非典型肺炎、炭疽中的肺炭疽和人感染高致病性禽流感，采取本法所称甲类传染病的预防、控制措施。其他乙类传染病和突发原因不明的传染病需要采取本法所称甲类传染病的预防、控制措施的，由国务院卫生行政部门及时报经国务院批准后予以公布、实施。

省、自治区、直辖市人民政府对本行政区域内常见、多发的其他地方性传染病，可以根据情况决定按照乙类或者丙类传染病管理并予以公布，报国务院卫生行政部门备案。

第五条　各级人民政府领导传染病防治工作。

县级以上人民政府制定传染病防治规划并组织实施，建立健全传染病防治的疾病预防控制、医疗救治和监督管理体系。

第六条　国务院卫生行政部门主管全国传染病防治及其监督管理工作。县级以上地方人民政府卫生行政部门负责本行政区域内的传染病防治及其监督管理工作。

县级以上人民政府其他部门在各自的职责范围内负责传染病防治工作。

军队的传染病防治工作，依照本法和国家有关规定办理，由中国人民解放军卫生主管部门实施监督管理。

第七条　各级疾病预防控制机构承担传染病监测、预测、流行病学调查、疫情报告以及其他预防、控制工作。

医疗机构承担与医疗救治有关的传染病防治工作和责任区域内的传染病预防工作。城市社区和农村基层医疗机构在疾病预防控制机构的指导下，承担城市社区、农村基层相应的传染病防治工作。

第八条　国家发展现代医学和中医药等传统医学，支持和鼓励开展传染病防治的科学研究，提高传染病防治的科学技术水平。

国家支持和鼓励开展传染病防治的国际合作。

第九条　国家支持和鼓励单位和个人参与传染病防治工作。各级人民政府应当完善有关制度，方便单位和个人参与防治传染病的宣传教育、疫情报告、志愿服务和捐赠活动。

居民委员会、村民委员会应当组织居民、村民参与社区、农村的传染病预防与控制活动。

第十条　国家开展预防传染病的健康教育。新闻媒体应当无偿开展传染病防治和公共卫生教育的公益宣传。

各级各类学校应当对学生进行健康知识和传染病预防知识的教育。

医学院校应当加强预防医学教育和科学研究，对在校学生以及其他与传染病防治相关人员进行预防医学教育和培训，为传染病防治工作提供技术支持。

疾病预防控制机构、医疗机构应当定期对其工作人员进行传染病防治知识、技能的培训。

第十一条 对在传染病防治工作中做出显著成绩和贡献的单位和个人，给予表彰和奖励。

对因参与传染病防治工作致病、致残、死亡的人员，按照有关规定给予补助、抚恤。

第十二条 在中华人民共和国领域内的一切单位和个人，必须接受疾病预防控制机构、医疗机构有关传染病的调查、检验、采集样本、隔离治疗等预防、控制措施，如实提供有关情况。疾病预防控制机构、医疗机构不得泄露涉及个人隐私的有关信息、资料。

卫生行政部门以及其他有关部门、疾病预防控制机构和医疗机构因违法实施行政管理或者预防、控制措施，侵犯单位和个人合法权益的，有关单位和个人可以依法申请行政复议或者提起诉讼。

第二章 传染病预防

第十三条 各级人民政府组织开展群众性卫生活动，进行预防传染病的健康教育，倡导文明健康的生活方式，提高公众对传染病的防治意识和应对能力，加强环境卫生建设，消除鼠害和蚊、蝇等病媒生物的危害。

各级人民政府农业、水利、林业行政部门按照职责分工负责指导和组织消除农田、湖区、河流、牧场、林区的鼠害与血吸虫危害，以及其他传播传染病的动物和病媒生物的危害。

铁路、交通、民用航空行政部门负责组织消除交通工具以及相关场所的鼠害和蚊、蝇等病媒生物的危害。

第十四条 地方各级人民政府应当有计划地建设和改造公共卫生设施，改善饮用水卫生条件，对污水、污物、粪便进行无害化处置。

第十五条 国家实行有计划的预防接种制度。国务院卫生行政部门和省、自治区、直辖市人民政府卫生行政部门，根据传染病预防、控制的需要，制定传染病预防接种规划并组织实施。用于预防接种的疫苗必须符合国家质量标准。

国家对儿童实行预防接种证制度。国家免疫规划项目的预防接种实行免费。医疗机构、疾病预防控制机构与儿童的监护人应当相互配合，保证儿童及时接受预防接种。具体办法由国务院制定。

第十六条 国家和社会应当关心、帮助传染病病人、病原携带者和疑似传染病病人，使其得到及时救治。任何单位和个人不得歧视传染病病人、病原携带者和疑似传染病病人。

传染病病人、病原携带者和疑似传染病病人，在治愈前或者在排除传染病嫌疑前，不得从事法律、行政法规和国务院卫生行政部门规定禁止从事的易使该传染病扩散的工作。

第十七条 国家建立传染病监测制度。

国务院卫生行政部门制定国家传染病监测规划和方案。省、自治区、直辖市人民政府卫生行政部门根据国家传染病监测规划和方案，制定本行政区域的传染病监测计划和工作方案。

各级疾病预防控制机构对传染病的发生、流行以及影响其发生、流行的因素，进行监测；对国外发生、国内尚未发生的传染病或者国内新发生的传染病，进行监测。

第十八条 各级疾病预防控制机构在传染病预防控制中履行下列职责：

（一）实施传染病预防控制规划、计划和方案；

（二）收集、分析和报告传染病监测信息，预测传染病的发生、流行趋势；

（三）开展对传染病疫情和突发公共卫生事件的流行病学调查、现场处理及其效果评价；

（四）开展传染病实验室检测、诊断、病原学鉴定；

（五）实施免疫规划，负责预防性生物制品的使用管理；

（六）开展健康教育、咨询，普及传染病防治知识；

（七）指导、培训下级疾病预防控制机构及其工作人员开展传染病监测工作；

（八）开展传染病防治应用性研究和卫生评价，提供技术咨询。

国家、省级疾病预防控制机构负责对传染病发生、流行以及分布进行监测，对重大传染病流行趋势进行预测，提出预防控制对策，参与并指导对暴发的疫情进行调查处理，开展传染病病原学鉴定，建立检测质量控制体系，开展应用性研究和卫生评价。

设区的市和县级疾病预防控制机构负责传染病预防控制规划、方案的落实，组织实施免疫、消毒、控制病媒生物的危害，普及传染病防治知识，负责本地区疫情和突发公共卫生事件监测、报告，开展流行病学调查和常见病原微生物检测。

第十九条　国家建立传染病预警制度。

国务院卫生行政部门和省、自治区、直辖市人民政府根据传染病发生、流行趋势的预测，及时发出传染病预警，根据情况予以公布。

第二十条　县级以上地方人民政府应当制定传染病预防、控制预案，报上一级人民政府备案。

传染病预防、控制预案应当包括以下主要内容：

（一）传染病预防控制指挥部的组成和相关部门的职责；

（二）传染病的监测、信息收集、分析、报告、通报制度；

（三）疾病预防控制机构、医疗机构在发生传染病疫情时的任务与职责；

（四）传染病暴发、流行情况的分级以及相应的应急工作方案；

（五）传染病预防、疫点疫区现场控制，应急设施、设备、救治药品和医疗器械以及其他物资和技术的储备与调用。

地方人民政府和疾病预防控制机构接到国务院卫生行政部门或者省、自治区、直辖市人民政府发出的传染病预警后，应当按照传染病预防、控制预案，采取相应的预防、控制措施。

第二十一条　医疗机构必须严格执行国务院卫生行政部门规定的管理制度、操作规范，防止传染病的医源性感染和医院感染。

医疗机构应当确定专门的部门或者人员，承担传染病疫情报告、本单位的传染病预防、控制以及责任区域内的传染病预防工作；承担医疗活动中与医院感染有关的危险因素监测、安全防护、消毒、隔离和医疗废物处置工作。

疾病预防控制机构应当指定专门人员负责对医疗机构内传染病预防工作进行指导、考核，开展流行病学调查。

第二十二条　疾病预防控制机构、医疗机构的实验室和从事病原微生物实验的单位，应当符合国家规定的条件和技术标准，建立严格的监督管理制度，对传染病病原体样本按照规定的措施实行严格监督管理，严防传染病病原体的实验室感染和病原微生物的扩散。

第二十三条　采供血机构、生物制品生产单位必须严格执行国家有关规定，保证血液、血液制品的质量。禁止非法采集血液或者组织他人出卖血液。

疾病预防控制机构、医疗机构使用血液和血液制品，必须遵守国家有关规定，防止因输入血液、使用血液制品引起经血液传播疾病的发生。

第二十四条　各级人民政府应当加强艾滋病的防治工作，采取预防、控制措施，防止艾滋病的传播。具体办法由国务院制定。

第二十五条　县级以上人民政府农业、林业行政部门以及其他有关部门，依据各自的职责负责与人畜共患传染病有关的动物传染病的防治管理工作。

与人畜共患传染病有关的野生动物、家畜家禽，经检疫合格后，方可出售、运输。

第二十六条　国家建立传染病菌种、毒种库。

对传染病菌种、毒种和传染病检测样本的采集、保藏、携带、运输和使用实行分类管理，建立健全严格的管理制度。

对可能导致甲类传染病传播的以及国务院卫生行政部门规定的菌种、毒种和传染病检测样本，确需采集、保藏、携带、运输和使用的，须经省级以上人民政府卫生行政部门批准。具体办法由国务院制定。

第二十七条　对被传染病病原体污染的污水、污物、场所和物品，有关单位和个人必须在疾病预防控制机构的指导下或者按照其提出的卫生要求，进行严格消毒处理；拒绝消毒处理的，由当地卫生行政部门或者疾病预防控制机构进行强制消毒处理。

第二十八条　在国家确认的自然疫源地计划兴建水利、交通、旅游、能源等大型建设项目的，应当事先由省级以上疾病预防控制机构对施工环境进行卫生调查。建设单位应当根据疾病预防控制机构的意见，采取必要的传染病预防、控制措施。施工期间，建设单位应当设专人负责工地上的卫生防疫工作。工程竣工后，疾病预防控制机构应当对可能发生的传染病进行监测。

第二十九条　用于传染病防治的消毒产品、饮用水供水单位供应的饮用水和涉及饮用水卫生安全的产品，应当符合国家卫生标准和卫生规范。

饮用水供水单位从事生产或者供应活动，应当依法取得卫生许可证。

生产用于传染病防治的消毒产品的单位和生产用于传染病防治的消毒产品，应当经省级以上人民政府卫生行政部门审批。具体办法由国务院制定。

第三章　疫情报告、通报和公布

第三十条　疾病预防控制机构、医疗机构和采供血机构及其执行职务的人员发现本法规定的传染病疫情或者发现其他传染病暴发、流行以及突发原因不明的传染病时，应当遵循疫情报告属地管理原则，按照国务院规定的或者国务院卫生行政部门规定的内容、程序、方式和时限报告。

军队医疗机构向社会公众提供医疗服务，发现前款规定的传染病疫情时，应当按照国务院卫生行政部门的规定报告。

第三十一条　任何单位和个人发现传染病病人或者疑似传染病病人时，应当及时向附近的疾病预防控制机构或者医疗机构报告。

第三十二条　港口、机场、铁路疾病预防控制机构以及国境卫生检疫机关发现甲类传染病病人、病原携带者、疑似传染病病人时，应当按照国家有关规定立即向国境口岸所在地的疾病预防控制机构或者所在地县级以上地方人民政府卫生行政部门报告并互相通报。

第三十三条　疾病预防控制机构应当主动收集、分析、调查、核实传染病疫情信息。接到甲类、乙类传染病疫情报告或者发现传染病暴发、流行时，应当立即报告当地卫生行政部门，由当地卫生行政部门立即报告当地人民政府，同时报告上级卫生行政部门和国务院卫生行政部门。

疾病预防控制机构应当设立或者指定专门的部门、人员负责传染病疫情信息管理工作，及时对疫情报告进行核实、分析。

第三十四条　县级以上地方人民政府卫生行政部门应当及时向本行政区域内的疾病预防控制机构和医疗机构通报传染病疫情以及监测、预警的相关信息。接到通报的疾病预防控制机构和医疗机构应当及时告知本单位的有关人员。

第三十五条　国务院卫生行政部门应当及时向国务院其他有关部门和各省、自治区、直辖市人民政府卫生行政部门通报全国传染病疫情以及监测、预警的相关信息。

毗邻的以及相关的地方人民政府卫生行政部门，应当及时互相通报本行政区域的传染病疫情以及监测、预警的相关信息。

县级以上人民政府有关部门发现传染病疫情时，应当及时向同级人民政府卫生行政部门通报。

中国人民解放军卫生主管部门发现传染病疫情时，应当向国务院卫生行政部门通报。

第三十六条　动物防疫机构和疾病预防控制机构，应当及时互相通报动物间和人间发生的人畜共患传染病疫情以及相关信息。

第三十七条　依照本法的规定负有传染病疫情报告职责的人民政府有关部门、疾病预防控制机构、医疗机构、采供血机构及其工作人员，不得隐瞒、谎报、缓报传染病疫情。

第三十八条　国家建立传染病疫情信息公布制度。

国务院卫生行政部门定期公布全国传染病疫情信息。省、自治区、直辖市人民政府卫生行政部门定期公布本行政区域的传染病疫情信息。

传染病暴发、流行时，国务院卫生行政部门负责向社会公布传染病疫情信息，并可以授权省、自治区、直辖市人民政府卫生行政部门向社会公布本行政区域的传染病疫情信息。

公布传染病疫情信息应当及时、准确。

第四章 疫情控制

第三十九条 医疗机构发现甲类传染病时，应当及时采取下列措施：

（一）对病人、病原携带者，予以隔离治疗，隔离期限根据医学检查结果确定；

（二）对疑似病人，确诊前在指定场所单独隔离治疗；

（三）对医疗机构内的病人、病原携带者、疑似病人的密切接触者，在指定场所进行医学观察和采取其他必要的预防措施。

拒绝隔离治疗或者隔离期未满擅自脱离隔离治疗的，可以由公安机关协助医疗机构采取强制隔离治疗措施。

医疗机构发现乙类或者丙类传染病病人，应当根据病情采取必要的治疗和控制传播措施。

医疗机构对本单位内被传染病病原体污染的场所、物品以及医疗废物，必须依照法律、法规的规定实施消毒和无害化处置。

第四十条 疾病预防控制机构发现传染病疫情或者接到传染病疫情报告时，应当及时采取下列措施：

（一）对传染病疫情进行流行病学调查，根据调查情况提出划定疫点、疫区的建议，对被污染的场所进行卫生处理，对密切接触者，在指定场所进行医学观察和采取其他必要的预防措施，并向卫生行政部门提出疫情控制方案；

（二）传染病暴发、流行时，对疫点、疫区进行卫生处理，向卫生行政部门提出疫情控制方案，并按照卫生行政部门的要求采取措施；

（三）指导下级疾病预防控制机构实施传染病预防、控制措施，组织、指导有关单位对传染病疫情的处理。

第四十一条 对已经发生甲类传染病病例的场所或者该场所内的特定区域的人员，所在地的县级以上地方人民政府可以实施隔离措施，并同时向上一级人民政府报告；接到报告的上级人民政府应当即时做出是否批准的决定。上级人民政府做出不予批准决定的，实施隔离措施的人民政府应当立即解除隔离措施。

在隔离期间，实施隔离措施的人民政府应当对被隔离人员提供生活保障；被隔离人员有工作单位的，所在单位不得停止支付其隔离期间的工作报酬。

隔离措施的解除，由原决定机关决定并宣布。

第四十二条 传染病暴发、流行时，县级以上地方人民政府应当立即组织力量，按照预防、控制预案进行防治，切断传染病的传播途径，必要时，报经上一级人民政府决定，可以采取下列紧急措施并予以公告：

（一）限制或者停止集市、影剧院演出或者其他人群聚集的活动；

（二）停工、停业、停课；

（三）封闭或者封存被传染病病原体污染的公共饮用水源、食品以及相关物品；

（四）控制或者扑杀染疫野生动物、家畜家禽；

（五）封闭可能造成传染病扩散的场所。

上级人民政府接到下级人民政府关于采取前款所列紧急措施的报告时，应当即时做出决定。

紧急措施的解除，由原决定机关决定并宣布。

第四十三条 甲类、乙类传染病暴发、流行时，县级以上地方人民政府报经上一级人民政府决定，可以宣布本行政区域部分或者全部为疫区；国务院可以决定并宣布跨省、自治区、直辖市的疫区。县级以上地方人民政府可以在疫区内采取本法第四十二条规定的紧急措施，并可以对出入疫区的人员、物资和交通工具实施卫生检疫。

省、自治区、直辖市人民政府可以决定对本行政区域内的甲类传染病疫区实施封锁；但是，封锁大、中城市的疫区或者封锁跨省、自治区、直辖市的疫区，以及封锁疫区导致中断干线交通或者封锁国境的，由国务院决定。

疫区封锁的解除，由原决定机关决定并宣布。

第四十四条 发生甲类传染病时，为了防止该传染病通过交通工具及其乘运的人员、物资传播，可以实施交通卫生检疫。具体办法由国务院制定。

第四十五条 传染病暴发、流行时，根据传染病疫情控制的需要，国务院有权在全国范围或者跨省、自治区、直辖市范围内，县级以上地方人民政府有权在本行政区域内紧急调集人员或者调用储备物资，临时征用房屋、交通工具以及相关设施、设备。

紧急调集人员的，应当按照规定给予合理报酬。临时征用房屋、交通工具以及相关设施、设备的，应当依法给予补偿；能返还的，应当及时返还。

第四十六条　患甲类传染病、炭疽死亡的，应当将尸体立即进行卫生处理，就近火化。患其他传染病死亡的，必要时，应当将尸体进行卫生处理后火化或者按照规定深埋。

为了查找传染病病因，医疗机构在必要时可以按照国务院卫生行政部门的规定，对传染病病人尸体或者疑似传染病病人尸体进行解剖查验，并应当告知死者家属。

第四十七条　疫区中被传染病病原体污染或者可能被传染病病原体污染的物品，经消毒可以使用的，应当在当地疾病预防控制机构的指导下，进行消毒处理后，方可使用、出售和运输。

第四十八条　发生传染病疫情时，疾病预防控制机构和省级以上人民政府卫生行政部门指派的其他与传染病有关的专业技术机构，可以进入传染病疫点、疫区进行调查、采集样本、技术分析和检验。

第四十九条　传染病暴发、流行时，药品和医疗器械生产、供应单位应当及时生产、供应防治传染病的药品和医疗器械。铁路、交通、民用航空经营单位必须优先运送处理传染病疫情的人员以及防治传染病的药品和医疗器械。县级以上人民政府有关部门应当做好组织协调工作。

第五章　医疗救治

第五十条　县级以上人民政府应当加强和完善传染病医疗救治服务网络的建设，指定具备传染病救治条件和能力的医疗机构承担传染病救治任务，或者根据传染病救治需要设置传染病医院。

第五十一条　医疗机构的基本标准、建筑设计和服务流程，应当符合预防传染病医院感染的要求。

医疗机构应当按照规定对使用的医疗器械进行消毒；对按照规定一次使用的医疗器具，应当在使用后予以销毁。

医疗机构应当按照国务院卫生行政部门规定的传染病诊断标准和治疗要求，采取相应措施，提高传染病医疗救治能力。

第五十二条　医疗机构应当对传染病病人或者疑似传染病病人提供医疗救护、现场救援和接诊治疗，书写病历记录以及其他有关资料，并妥善保管。

医疗机构应当实行传染病预检、分诊制度；对传染病病人、疑似传染病病人，应当引导至相对隔离的分诊点进行初诊。医疗机构不具备相应救治能力的，应当将患者及其病历记录复印件一并转至具备相应救治能力的医疗机构。具体办法由国务院卫生行政部门规定。

第六章　监督管理

第五十三条　县级以上人民政府卫生行政部门对传染病防治工作履行下列监督检查职责：

（一）对下级人民政府卫生行政部门履行本法规定的传染病防治职责进行监督检查；

（二）对疾病预防控制机构、医疗机构的传染病防治工作进行监督检查；

（三）对采供血机构的采供血活动进行监督检查；

（四）对用于传染病防治的消毒产品及其生产单位进行监督检查，并对饮用水供水单位从事生产或者供应活动以及涉及饮用水卫生安全的产品进行监督检查；

（五）对传染病菌种、毒种和传染病检测样本的采集、保藏、携带、运输、使用进行监督检查；

（六）对公共场所和有关单位的卫生条件和传染病预防、控制措施进行监督检查。

省级以上人民政府卫生行政部门负责组织对传染病防治重大事项的处理。

第五十四条　县级以上人民政府卫生行政部门在履行监督检查职责时，有权进入被检查单位和传染病疫情发生现场调查取证，查阅或者复制有关的资料和采集样本。被检查单位应当予以配合，不得拒绝、阻挠。

第五十五条　县级以上地方人民政府卫生行政部门在履行监督检查职责时，发现被传染病病原体污染的公共饮用水源、食品以及相关物品，如不及时采取控制措施可能导致传染病传播、流行的，可以采取封闭公共饮用水源、封存食品以及相关物品或者暂停销售的临时控制措施，并予以检验或者进行消毒。经检验，属于被污染的食品，应当予以销毁；对未被污染的食品或者经消毒后可以使用的物品，应当解除控制措施。

第五十六条 卫生行政部门工作人员依法执行职务时，应当不少于两人，并出示执法证件，填写卫生执法文书。

卫生执法文书经核对无误后，应当由卫生执法人员和当事人签名。当事人拒绝签名的，卫生执法人员应当注明情况。

第五十七条 卫生行政部门应当依法建立健全内部监督制度，对其工作人员依据法定职权和程序履行职责的情况进行监督。

上级卫生行政部门发现下级卫生行政部门不及时处理职责范围内的事项或者不履行职责的，应当责令纠正或者直接予以处理。

第五十八条 卫生行政部门及其工作人员履行职责，应当自觉接受社会和公民的监督。单位和个人有权向上级人民政府及其卫生行政部门举报违反本法的行为。接到举报的有关人民政府或者其卫生行政部门，应当及时调查处理。

第七章 保障措施

第五十九条 国家将传染病防治工作纳入国民经济和社会发展计划，县级以上地方人民政府将传染病防治工作纳入本行政区域的国民经济和社会发展计划。

第六十条 县级以上地方人民政府按照本级政府职责负责本行政区域内传染病预防、控制、监督工作的日常经费。

国务院卫生行政部门会同国务院有关部门，根据传染病流行趋势，确定全国传染病预防、控制、救治、监测、预测、预警、监督检查等项目。中央财政对困难地区实施重大传染病防治项目给予补助。

省、自治区、直辖市人民政府根据本行政区域内传染病流行趋势，在国务院卫生行政部门确定的项目范围内，确定传染病预防、控制、监督等项目，并保障项目的实施经费。

第六十一条 国家加强基层传染病防治体系建设，扶持贫困地区和少数民族地区的传染病防治工作。

地方各级人民政府应当保障城市社区、农村基层传染病预防工作的经费。

第六十二条 国家对患有特定传染病的困难人群实行医疗救助，减免医疗费用。具体办法由国务院卫生行政部门会同国务院财政部门等部门制定。

第六十三条 县级以上人民政府负责储备防治传染病的药品、医疗器械和其他物资，以备调用。

第六十四条 对从事传染病预防、医疗、科研、教学、现场处理疫情的人员，以及在生产、工作中接触传染病病原体的其他人员，有关单位应当按照国家规定，采取有效的卫生防护措施和医疗保健措施，并给予适当的津贴。

第八章 法律责任

第六十五条 地方各级人民政府未依照本法的规定履行报告职责，或者隐瞒、谎报、缓报传染病疫情，或者在传染病暴发、流行时，未及时组织救治、采取控制措施的，由上级人民政府责令改正，通报批评；造成传染病传播、流行或者其他严重后果的，对负有责任的主管人员，依法给予行政处分；构成犯罪的，依法追究刑事责任。

第六十六条 县级以上人民政府卫生行政部门违反本法规定，有下列情形之一的，由本级人民政府、上级人民政府卫生行政部门责令改正，通报批评；造成传染病传播、流行或者其他严重后果的，对负有责任的主管人员和其他直接责任人员，依法给予行政处分；构成犯罪的，依法追究刑事责任：

（一）未依法履行传染病疫情通报、报告或者公布职责，或者隐瞒、谎报、缓报传染病疫情的；

（二）发生或者可能发生传染病传播时未及时采取预防、控制措施的；

（三）未依法履行监督检查职责，或者发现违法行为不及时查处的；

（四）未及时调查、处理单位和个人对下级卫生行政部门不履行传染病防治职责的举报的；

（五）违反本法的其他失职、渎职行为。

第六十七条 县级以上人民政府有关部门未依照本法的规定履行传染病防治和保障职责的，由本级人民政府或者上级人民政府有关部门责令改正，通报批评；造成传染病传播、流行或者其他严重后果的，对负有责任的主管人员和其他直接责任人员，依法给予行政处分；构成犯罪的，依法追究刑事责任。

第六十八条　疾病预防控制机构违反本法规定，有下列情形之一的，由县级以上人民政府卫生行政部门责令限期改正，通报批评，给予警告；对负有责任的主管人员和其他直接责任人员，依法给予降级、撤职、开除的处分，并可以依法吊销有关责任人员的执业证书；构成犯罪的，依法追究刑事责任：

（一）未依法履行传染病监测职责的；

（二）未依法履行传染病疫情报告、通报职责，或者隐瞒、谎报、缓报传染病疫情的；

（三）未主动收集传染病疫情信息，或者对传染病疫情信息和疫情报告未及时进行分析、调查、核实的；

（四）发现传染病疫情时，未依据职责及时采取本法规定的措施的；

（五）故意泄露传染病病人、病原携带者、疑似传染病病人、密切接触者涉及个人隐私的有关信息、资料的。

第六十九条　医疗机构违反本法规定，有下列情形之一的，由县级以上人民政府卫生行政部门责令改正，通报批评，给予警告；造成传染病传播、流行或者其他严重后果的，对负有责任的主管人员和其他直接责任人员，依法给予降级、撤职、开除的处分，并可以依法吊销有关责任人员的执业证书；构成犯罪的，依法追究刑事责任：

（一）未按照规定承担本单位的传染病预防、控制工作、医院感染控制任务和责任区域内的传染病预防工作的；

（二）未按照规定报告传染病疫情，或者隐瞒、谎报、缓报传染病疫情的；

（三）发现传染病疫情时，未按照规定对传染病病人、疑似传染病病人提供医疗救护、现场救援、接诊、转诊的，或者拒绝接受转诊的；

（四）未按照规定对本单位内被传染病病原体污染的场所、物品以及医疗废物实施消毒或者无害化处置的；

（五）未按照规定对医疗器械进行消毒，或者对按照规定一次使用的医疗器具未予销毁，再次使用的；

（六）在医疗救治过程中未按照规定保管医学记录资料的；

（七）故意泄露传染病病人、病原携带者、疑似传染病病人、密切接触者涉及个人隐私的有关信息、资料的。

第七十条　采供血机构未按照规定报告传染病疫情，或者隐瞒、谎报、缓报传染病疫情，或者未执行国家有关规定，导致因输入血液引起经血液传播疾病发生的，由县级以上人民政府卫生行政部门责令改正，通报批评，给予警告；造成传染病传播、流行或者其他严重后果的，对负有责任的主管人员和其他直接责任人员，依法给予降级、撤职、开除的处分，并可以依法吊销采供血机构的执业许可证；构成犯罪的，依法追究刑事责任。

非法采集血液或者组织他人出卖血液的，由县级以上人民政府卫生行政部门予以取缔，没收违法所得，可以并处十万元以下的罚款；构成犯罪的，依法追究刑事责任。

第七十一条　国境卫生检疫机关、动物防疫机构未依法履行传染病疫情通报职责的，由有关部门在各自职责范围内责令改正，通报批评；造成传染病传播、流行或者其他严重后果的，对负有责任的主管人员和其他直接责任人员，依法给予降级、撤职、开除的处分；构成犯罪的，依法追究刑事责任。

第七十二条　铁路、交通、民用航空经营单位未依照本法的规定优先运送处理传染病疫情的人员以及防治传染病的药品和医疗器械的，由有关部门责令限期改正，给予警告；造成严重后果的，对负有责任的主管人员和其他直接责任人员，依法给予降级、撤职、开除的处分。

第七十三条　违反本法规定，有下列情形之一，导致或者可能导致传染病传播、流行的，由县级以上人民政府卫生行政部门责令限期改正，没收违法所得，可以并处五万元以下的罚款；已取得许可证的，原发证部门可以依法暂扣或者吊销许可证；构成犯罪的，依法追究刑事责任：

（一）饮用水供水单位供应的饮用水不符合国家卫生标准和卫生规范的；

（二）涉及饮用水卫生安全的产品不符合国家卫生标准和卫生规范的；

（三）用于传染病防治的消毒产品不符合国家卫生标准和卫生规范的；

（四）出售、运输疫区中被传染病病原体污染或者可能被传染病病原体污染的物品，未进行消毒处理的；

（五）生物制品生产单位生产的血液制品不符合国家质量标准的。

第七十四条　违反本法规定，有下列情形之一的，由县级以上地方人民政府卫生行政部门责令改正，通报批评，给予警告，已取得许可证的，可以依法暂扣或者吊销许可证；造成传染病传播、流行以及其他严重后果的，对负有责任的主管人员和其他直接责任人员，依法给予降级、撤职、开除的处分，并可以依法吊销有关责任人员的执业证书；构成犯罪的，依法追究刑事责任：

（一）疾病预防控制机构、医疗机构和从事病原微生物实验的单位，不符合国家规定的条件和技术标准，对传染病病原体样本未按照规定进行严格管理，造成实验室感染和病原微生物扩散的；

（二）违反国家有关规定，采集、保藏、携带、运输和使用传染病菌种、毒种和传染病检测样本的；

（三）疾病预防控制机构、医疗机构未执行国家有关规定，导致因输入血液、使用血液制品引起经血液传播疾病发生的。

第七十五条　未经检疫出售、运输与人畜共患传染病有关的野生动物、家畜家禽的，由县级以上地方人民政府畜牧兽医行政部门责令停止违法行为，并依法给予行政处罚。

第七十六条　在国家确认的自然疫源地兴建水利、交通、旅游、能源等大型建设项目，未经卫生调查进行施工的，或者未按照疾病预防控制机构的意见采取必要的传染病预防、控制措施的，由县级以上人民政府卫生行政部门责令限期改正，给予警告，处五千元以上三万元以下的罚款；逾期不改正的，处三万元以上十万元以下的罚款，并可以提请有关人民政府依据职责权限，责令停建、关闭。

第七十七条　单位和个人违反本法规定，导致传染病传播、流行，给他人人身、财产造成损害的，应当依法承担民事责任。

第九章　附则

第七十八条　本法中下列用语的含义：

（一）传染病病人、疑似传染病病人：指根据国务院卫生行政部门发布的《中华人民共和国传染病防治法规定管理的传染病诊断标准》，符合传染病病人和疑似传染病病人诊断标准的人。

（二）病原携带者：指感染病原体无临床症状但能排出病原体的人。

（三）流行病学调查：指对人群中疾病或者健康状况的分布及其决定因素进行调查研究，提出疾病预防控制措施及保健对策。

（四）疫点：指病原体从传染源向周围播散的范围较小或者单个疫源地。

（五）疫区：指传染病在人群中暴发、流行，其病原体向周围播散时所能波及的地区。

（六）人畜共患传染病：指人与脊椎动物共同罹患的传染病，如鼠疫、狂犬病、血吸虫病等。

（七）自然疫源地：指某些可引起人类传染病的病原体在自然界的野生动物中长期存在和循环的地区。

（八）病媒生物：指能够将病原体从人或者其他动物传播给人的生物，如蚊、蝇、蚤类等。

（九）医源性感染：指在医学服务中，因病原体传播引起的感染。

（十）医院感染：指住院病人在医院内获得的感染，包括在住院期间发生的感染和在医院内获得出院后发生的感染，但不包括入院前已开始或者入院时已处于潜伏期的感染。医院工作人员在医院内获得的感染也属医院感染。

（十一）实验室感染：指从事实验室工作时，因接触病原体所致的感染。

（十二）菌种、毒种：指可能引起本法规定的传染病发生的细菌菌种、病毒毒种。

（十三）消毒：指用化学、物理、生物的方法杀灭或者消除环境中的病原微生物。

（十四）疾病预防控制机构：指从事疾病预防控制活动的疾病预防控制中心以及与上述机构业务活动相同的单位。

（十五）医疗机构：指按照《医疗机构管理条例》取得医疗机构执业许可证，从事疾病诊断、治疗活动的机构。

第七十九条　传染病防治中有关食品、药品、血液、水、医疗废物和病原微生物的管理以及动物防疫和国境卫生检疫，本法未规定的，分别适用其他有关法律、行政法规的规定。

第八十条　本法自 2004 年 12 月 1 日起施行。

附录 2　传染病潜伏期、隔离期及接触者观察期

病名	最短、最长潜伏期及常见潜伏期	隔离期限	接触者观察（检疫）时间
病毒性肝炎			
甲型	15～45 d，一般30 d左右	自发病之日起3周	密切接触者检疫45 d，每周检查ALT一次，以便早期发现，观察期间可用丙种球蛋白注射，接触后1周内应用有效
乙型	30～180 d，一般60～90 d	急性期最好隔离至HBsAg阴转。恢复期不阴转者按HBsAg携带者处理。有HBV复制标志的患者，应调离接触食品、自来水或托幼工作，不能献血	急性肝炎密切接触者应医学观察45 d，并进行乙肝疫苗注射，托幼机构发现患者后的观察期间，不办理入托、转托手续。疑诊肝炎的托幼和饮食行业人员，应暂停原工作
丙型	15～180 d，一般40 d左右	急性期隔离至病情稳定。饮食行业及托幼人员病愈后需HCV RNA阴转方能恢复工作	同乙型肝炎
丁型	重叠感染3～4周，混合感染6～12周	同乙型肝炎	同乙型肝炎
戊型	10～75 d，一般40 d左右	自发病之日起3周	密切接触者应医学观察60 d，丙种球蛋白注射无预防效果
脊髓灰质炎	3～35 d，一般5～14 d	不少于发病后40 d，第1周为消化道及呼吸道隔离，第2周以后为消化道隔离	密切接触者应医学观察20 d，观察期可用活疫苗进行快速免疫
流行性出血热	4～46 d，一般7～14 d	隔离期10 d	不检疫
流行性感冒	数小时～4 d，一般1～3 d	退热后2 d	在大流行发生时，集体单位应检疫，出现发热等症状时应早期隔离
传染性非典型肺炎(SARS)	2～21 d，一般4～7 d	隔离期3～4周（待定）	接触者隔离3周。流行期来自疫区的人员医学观察2周
麻疹	6～21 d，一般8～12 d	至出疹后5 d，合并肺炎者至出疹后10 d	易感者医学观察21 d，接触者可肌注丙种球蛋白
水痘	10～24 d，一般14～16 d	至完全结痂为止，但不得少于发病后2周	医学观察3周，免疫力低者可应用丙种球蛋白
流行性腮腺炎	8～30 d，一般14～21 d	隔离至腮腺肿大完全消退	成人一般不检疫，集体儿童检疫21 d

续表

病名	最短、最长潜伏期及常见潜伏期	隔离期限	接触者观察（检疫）时间
流行性乙型脑炎	4～21 d，一般 10～14 d	体温退至正常为止	接触者不检疫
狂犬病	4 d～10 年以上，一般 1～3 个月	病程中隔离、治疗	被狂犬或猫咬伤者应进行医学观察，观察期间应注射免疫血清及狂犬疫苗
艾滋病	9 d～10 年以上，一般 15～60 d	HIV 感染者及患者均应隔离至病毒或 P24 核心蛋白从血液中消失。不能献血	密切接触者或性伴侣应医学观察 2 年
白喉	1～7 d，一般 2～4 d	症状消失后，2 次鼻咽分泌物连续培养阴性	医学观察 7 d
百日咳	2～20 d，一般 7～10 d	发病后 40 d 或出现痉咳后 30 d	医学观察 21 d，观察期间幼儿可用红霉素等预防
猩红热	1～12 d，一般 2～5 d	至症状消失后，咽培养连续 3 次阴性或发病后 7 d	医学观察 7～12 d，可做咽培养
流行性脑脊髓膜炎	1～10 d，一般 2～3 d	症状消失后 3 d，但不少于发病后 7 d	医学观察 7 d，可做咽培养，密切接触的儿童服磺胺或利福平预防
伤寒	7～23 d，一般 8～14 d	症状消失后 5 d 起粪便培养 2 次阴性或症状消失后 15 d	医学观察 23 d
副伤寒甲、乙	2～15 d，一般 6～10 d	同伤寒	医学观察 15 d
副伤寒丙	2～15 d，一般 1～3 d	同伤寒	医学观察 15 d
流行性斑疹伤寒	5～23 d，一般 10～14 d	彻底灭虱后隔离至体温正常后 12 d	灭虱后医学观察 15 d
霍乱	数小时～6 d，一般 1～3 d	症状消失后，隔日粪便培养连续 3 次阴性	密切接触者和疑似患者应检疫 5 d，同时进行粪便培养连续 3 次阴性可解除检疫
细菌性痢疾	数小时～7 d，一般 1～3 d	临床症状消失后 7 d 或 2 次粪便培养阴性	医学观察 7 d。饮食行业人员观察期间应送粪便培养 1 次，阴性者解除观察
腺鼠疫	1～8 d，一般 2～4 d	淋巴结肿大完全消退	医学观察 9 d，可服四环素或 SD 预防，发病地区进行疫区检疫
肺鼠疫	3h～3 d，一般 1～3 d	临床症状消失后痰培养连续 6 次阴性	同腺鼠疫
布氏杆菌病	7 d～1 年以上，一般 14 d 左右	临床症状消失	不检疫
钩端螺旋体病	2～28 d，一般 10 d 左右	隔离至治愈	密切接触者不检疫。疫水接触者检疫 2 周

续表

病名	最短、最长潜伏期及常见潜伏期	隔离期限	接触者观察（检疫）时间
阿米巴痢疾	4 d～1 年，一般 7～14 d	症状消失后连续 3 次粪便查溶组织阿米巴滋养体及包囊阴性	饮食工作者发现溶组织阿米巴滋养体或包囊者应调离工作
疟疾			
间日疟	2 d～1 年，一般 13～15 d	病愈后原虫检查阴性解除隔离	不检疫
三日疟	14～45 d，一般 21～30 d	同间日疟	不检疫
恶性疟	14～45 d，一般 7～12 d	同间日疟	不检疫
卵形疟	7～15 d，一般 13～15 d	同间日疟	不检疫

附录3 扩大国家免疫规划疫苗免疫程序

疫苗	接种对象月（年）龄	接种剂次	接种部位	接种途径	接种剂量/剂次	备注
乙肝疫苗	0、1、6月龄	3	上臂三角肌	肌内注射	酵母苗 5 μg/0.5ml，CHO苗 10 μg/1ml、20 μg/1ml	出生后24小时内接种第1剂次，第1、2剂次间隔≥28天
卡介苗	出生时	1	上臂三角肌中部略下处	皮内注射	0.1ml	
脊髓灰质炎疫苗	2、3、4月龄，4周岁	4		口服	1粒	第1、2剂次，第2、3剂次间隔均≥28天
百白破疫苗	3、4、5月龄，18～24月龄	4	上臂外侧三角肌	肌内注射	0.5ml	第1、2剂次，第2、3剂次间隔均≥28天
白破疫苗	6周岁	1	上臂三角肌	肌内注射	0.5ml	
麻风疫苗（麻疹疫苗）	8月龄	1	上臂外侧三角肌下缘附着处	皮下注射	0.5ml	
麻腮风疫苗（麻腮疫苗、麻疹疫苗）	18～24月龄	1	上臂外侧三角肌下缘附着处	皮下注射	0.5ml	
乙脑减毒活疫苗	8月龄，2周岁	2	上臂外侧三角肌下缘附着处	皮下注射	0.5ml	
乙脑灭活疫苗	8月龄（2剂次），2周岁，6周岁	4	上臂外侧三角肌下缘附着处	皮下注射	0.5ml	第1、2剂次间隔7～10天
A群流脑疫苗	6～18月龄	2	上臂外侧三角肌附着处	皮下注射	30 μg/0.5ml	第1、2剂次间隔3个月
A+C流脑疫苗	3周岁，6周岁	2	上臂外侧三角肌附着处	皮下注射	100 μg/0.5ml	2剂次间隔≥3年；第1剂次与A群流脑疫苗第2剂次间隔≥12个月
甲肝减毒活疫苗	18月龄	1	上臂外侧三角肌附着处	皮下注射	1ml	

续表

疫苗	接种对象月（年）龄	接种剂次	接种部位	接种途径	接种剂量/剂次	备注
甲肝灭活疫苗	18月龄，24～30月龄	2	上臂三角肌附着处	肌内注射	0.5 ml	2剂次间隔≥6个月
出血热疫苗（双价）	16～60周岁	3	上臂外侧三角肌	肌内注射	1 ml	接种第1剂次后14天接种第2剂次，第3剂次在第1剂次接种后6个月接种
炭疽疫苗	炭疽疫情发生时，病例或病畜间接接触者及疫点周围高危人群	1	上臂外侧三角肌附着处	皮上划痕	0.05 ml（2滴）	病例或病畜的直接接触者不能接种
钩体疫苗	流行地区可能接触疫水的7～60岁高危人群	2	上臂外侧三角肌附着处	皮下注射	成人第1剂0.5 ml，第2剂1.0 ml 7～13岁剂量减半，必要时7岁以下儿童依据年龄、体重酌量注射，不超过成人剂量1/4	接种第1剂次后7～10天接种第2剂次

注：1. CHO疫苗用于新生儿母婴阻断的剂量为20μg/ml。

2. 未收入药典的疫苗，其接种部位、途径和剂量参见疫苗使用说明书。

3. 该表摘自中国疾病预防控制中心网。

参考文献

1. 宋诗铎. 传染病学. 2 版. 北京：北京大学医学出版社，2010.
2. 《手足口病诊疗指南（2010 年版）》卫生厅.
3. 吴光煜. 传染病护理学. 2 版. 北京：北京大学医学出版社，2008.
4. 王勤环，郭雁宾. 传染病学. 3 版. 北京：北京大学医学出版社，2009.
5. 杨绍基，任红. 传染病学. 7 版. 北京：人民卫生出版社，2009.
6. 彭文伟. 传染病学. 5 版. 北京：人民卫生出版社，2001.
7. 北京大学医学部专家组. 护理学 2010 年全国卫生专业技术资格考试指导. 北京：人民卫生出版社，2010.
8. 中华医学会肝病学分会，中华医学会感染病学分会. 慢性乙肝防治指南. 医药导报，2006，25（5）：Ⅰ-Ⅴ.
9. 中华医学会感染病学分会肝衰竭与人工肝组和中华医学会肝病学分会重型肝病与人工肝学组. 肝衰竭诊疗指南. 中华肝脏病杂志，2006，14（9）：643-646.
10. 宋诗铎. 传染病学. 2 版. 北京：北京大学医学出版社，2010.
11. 蒋乐龙. 传染病护理学. 长沙：湖南科学技术出版社，2009.
12. 周更苏，李晓莉. 传染病护理学. 西安：世界图书出版公司，2009.
13. 王占国，李金成. 传染病学. 北京：高等教育出版社，2006.
14. 任珍. 传染病护理学. 北京：北京大学医学出版社，2007.
15. 王勤环，郭雁宾. 传染病学学习指导. 3 版. 北京北京大学医学出版社，2008.
16. 李若瑜. 皮肤病学与性病学. 2 版. 北京：北京大学医学出版社，2010.
17. 乐杰. 妇产科学. 6 版. 北京：人民卫生出版社，2006.
18. 郑修霞. 妇产科护理学. 4 版. 北京：人民卫生出版社，2006.
19. 季素珍. 皮肤病学与性病护理学. 北京：北京大学医学出版社，2009.
20. 杨绍基. 传染病学. 北京：人民卫生出版社，2005.
21. 姚景鹏. 内科护理学. 北京：北京大学医学出版社，2009.
22. 丰有吉，沈铿. 妇产科学. 北京：人民卫生出版社，2008.
23. 曹伟新，李乐之. 外科护理学. 北京：人民卫生出版社，2006.
24. 李兰娟. 传染病学. 北京：高等教育出版社，2004.
25. 吴光煜. 传染病护理学学习指导. 2 版. 北京：北京大学医学出版社，2008.

中英文专业词汇对照索引

A

阿米巴病（amebiasis） 170
阿米巴肝病（amebic liver abscess） 174

B

白喉（diphtheria） 122
百日咳（pertussis） 125
丙型肝炎病毒（hepatitis C virus，HCV） 25
病毒性肝炎（viral hepatitis） 24
布氏杆菌病（brucellosis） 136

C

肠阿米巴病（amebiasis） 170
肠绦虫病（intestinal taeniasis） 197
传染病（communicable disease） 1
传染性非典型肺炎（atypical pneumonia） 43

D

登革热（Dengue fever，DF） 76
地方性斑疹伤寒（endemic typhus） 159
丁型肝炎病毒（hepatitis D virus，HDV） 25

F

副伤寒（paratyphoid fever） 100

G

感染（infection） 1
高致病性禽流感（highly pathogenic avian influenza，HPAI） 40
钩虫病（ancylostomiasis，hookworm disease） 194
钩端螺旋体病（leptospirosis） 161

H

获得性免疫缺陷综合征（acquired immunodeficiency syndrome，AIDS） 141
霍乱（cholera） 107

J

棘球蚴病（echinococcosis） 186
脊髓灰质炎（poliomyelitis） 84
甲型肝炎病毒（hepatitis A virus，HAV） 24
尖锐湿疣（condyloma acuminate，CA） 153

K

Koplik 斑 8
狂犬病（rabies） 72

L

莱姆病（Lyme disease，LD） 165
淋病（gonorrhea） 146
流行性斑疹伤寒（epidemic typhus） 156
流行性感冒（influenza） 36
流行性腮腺炎（mumps） 56
流行性乙型脑炎（epidemic encephalitis B） 59

M

梅毒（syphilis） 149
免疫球蛋白（immunoglobulin，Ig） 4

N

囊虫病（cysticercosis） 199
疟疾（malaria） 176

P

泡型棘球蚴病（alveolar echinococcosis） 189

R

人免疫缺陷病毒（human immunodeficiency virus，HIV） 141
日本血吸虫病（schistosomiasis japonica） 181

S

伤寒（typhoid fever） 95
肾综合征出血热（hemorrhagic fever with renal syn-

drome，HFRS） 66
手足口病（hand foot mouth disease，HFMD） 80
鼠疫（plague） 129
水痘（chickenpox） 53
丝虫病（filariasis） 190

T

炭疽（anthrax） 133

W

戊型肝炎病毒（hepatitis E virus，HEV） 25

X

细菌性痢疾（bacillary dysentery） 90
细菌性食物中毒（bacterial food poisoning） 101
细粒棘球蚴病（echinococcosis granulosus） 186
性传播疾病（sexually transmitted diseases，STD） 146
猩红热（scarlet fever） 118

Y

严重急性呼吸综合征（severe acute respiratory syndrome，SARS） 43
乙型肝炎病毒（hepatitis B virus，HBV） 24

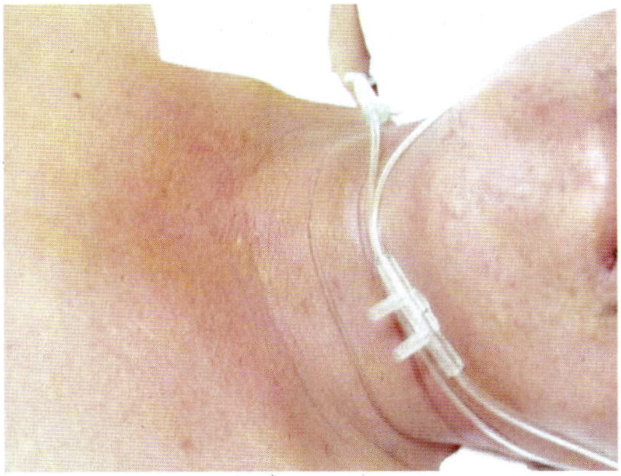

彩图 1　流行性出血热。示前胸充血潮红（首都医科大学北京佑安医院张志远、刘德恭摄）

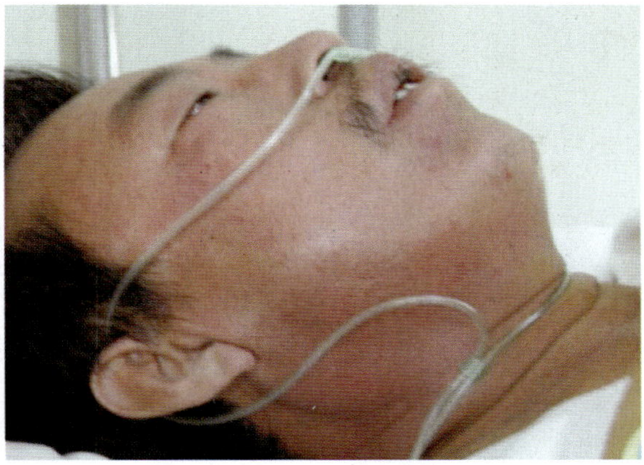

彩图 2　流行性出血热。示面部充血潮红，似酒醉貌（首都医科大学北京佑安医院张志远、刘德恭摄）

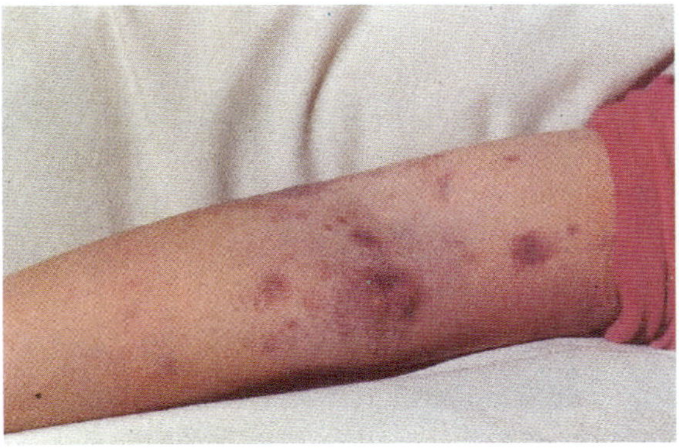

彩图 3　流行性出血热，左上肢明显的融合片状及点状出血（引自洪涛. 流行性出血热图谱. 北京科学出版社，1988. 14. 16. 照片由姜克俭提供）

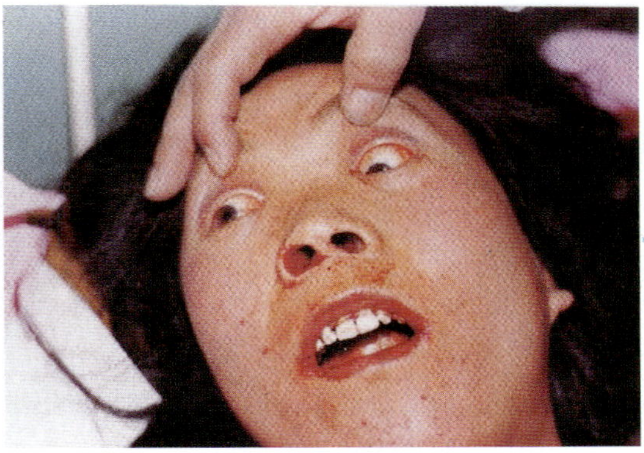

彩图 4　急性期出血热患者的面部图，发病第三天，面部充血，潮红，眼球结膜、鼻黏膜、口腔黏膜和牙龈明显出血（引自洪涛. 流行性出血热图谱. 北京科学出版社，1988. 14. 16. 照片由姜克俭提供）

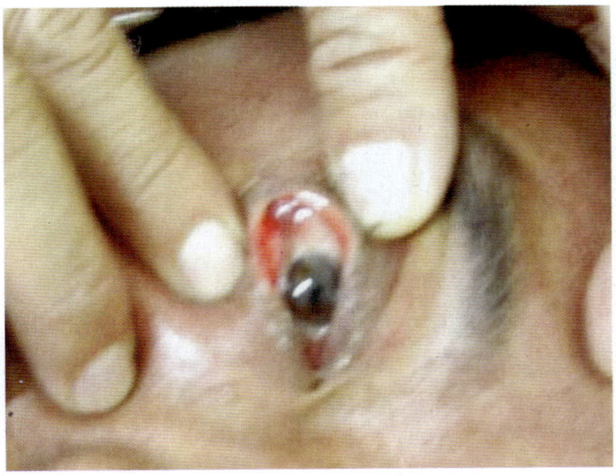

彩图 5　流行性出血热。示右眼球结膜水肿和出血（首都医科大学北京佑安医院张志远、刘德恭摄）

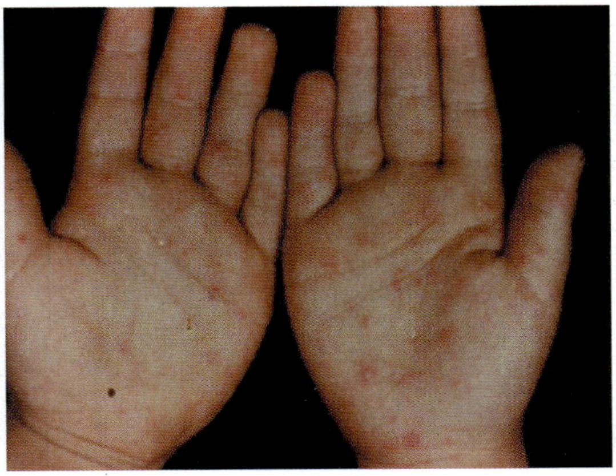

彩图 6　手-足-口病

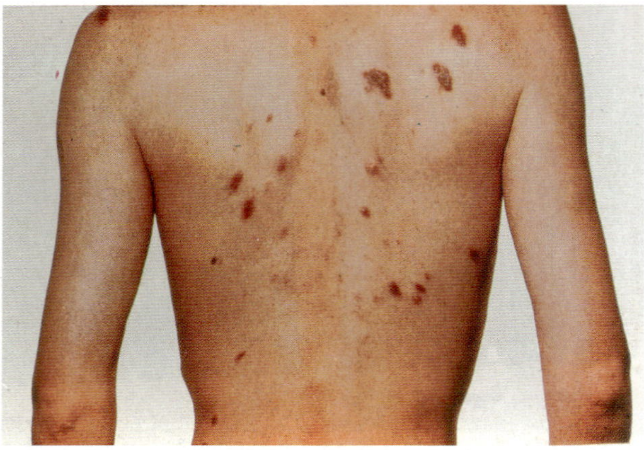
彩图 7　卡波西肉瘤

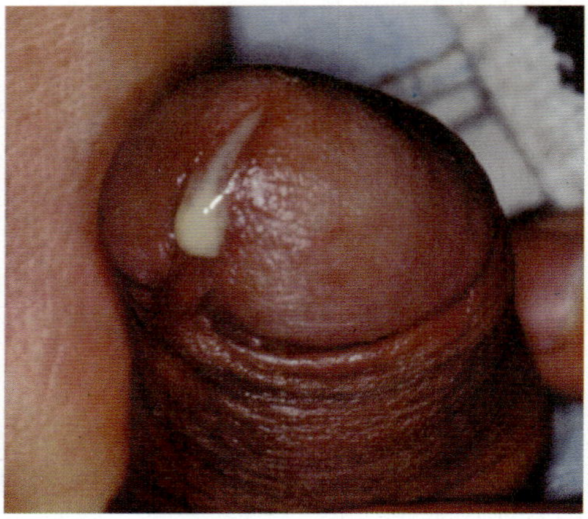
彩图 8　淋病

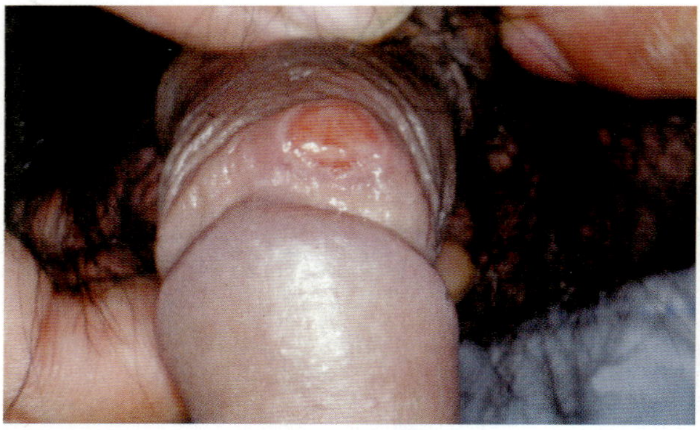
彩图 9　硬下疳

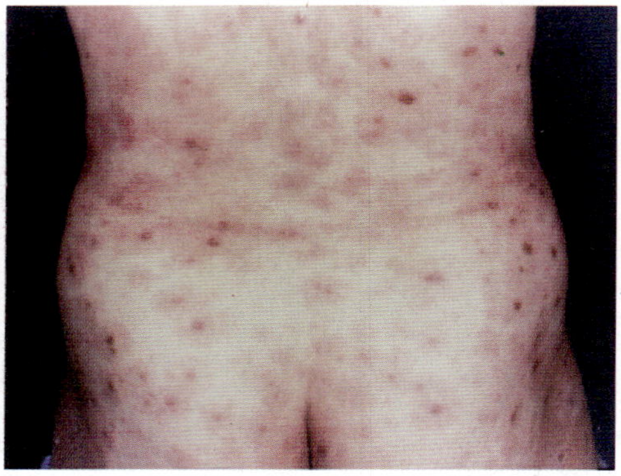
彩图 10　梅毒疹

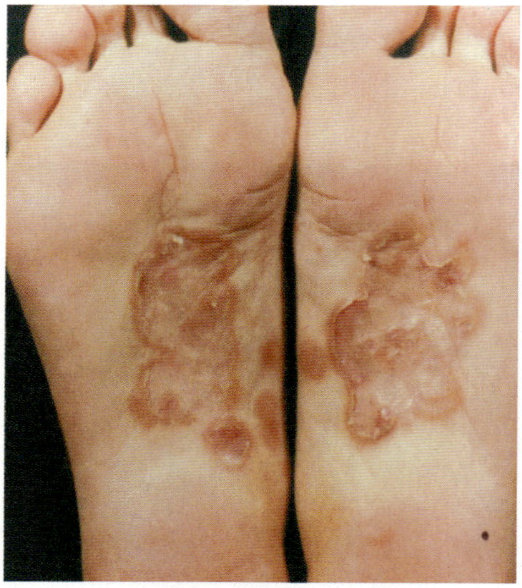
彩图 11　掌跖梅毒疹

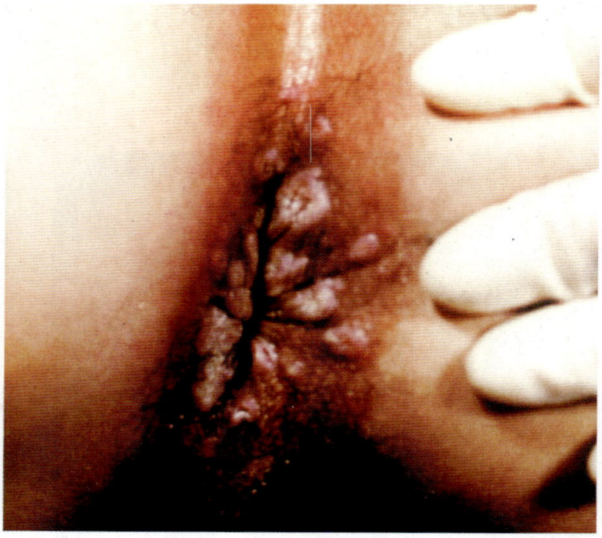
彩图 12　尖锐湿疣